康 养 休 闲 旅 游 服 务 系 列 教 材

专家指导委员会主任｜韩玉灵
总主编｜赵晓鸿

常用养生法

马烈光◎主　审
夏丽娜◎主　编
龙　江　覃　勇◎副主编
邓婷婷　许必芳

北京·旅游教育出版社

系列教材专家指导委员会、编委会

专家指导委员会

主　　任： 韩玉灵

委　　员： 周春林　赵晓鸿　丁海秀　文广轩　董家彪　臧其林　魏　凯

编委会

总 主 编： 赵晓鸿

委　　员： 祝红文　吴越强　韩海军　夏丽娜　梁悦秋　杨红波　沙　莎
石媚山　杨　英　马友惠　谭宏鹰　翦　鑫　孙　超

《常用养生法》
编委会

主　　编： 夏丽娜

副 主 编： 龙　江　覃　勇　邓婷婷　许必芳

编　　委：（按姓氏笔画为序）
邓　娟　刘　宝　刘楠楠　齐路明　余　珊　汪　杰　罗永兵
秦　源　黄斯慧　曹改梅　随阳阳　焦　月　曾良琪　蒲　欢
蔡蕾蕾　熊　雄

文稿整理： 王钧瑶　王雨江

‖ 总　序 ‖

　　当今中国，旅游产业欣欣向荣，新兴旅游方式与新业态如雨后春笋般蓬勃发展。康养休闲旅游作为新兴旅游业态，其市场规模呈快速增长态势。康养旅游中的森林康养旅游、温泉康养旅游、中医药康养旅游、运动康养旅游、康养旅居等更加专业化，休闲旅游中的户外休闲旅游、文化休闲旅游、运动休闲旅游、康乐休闲旅游等层出不穷。

　　中国康养休闲旅游快速发展，产业规模逐年增长，且发展空间巨大，但人才培养严重滞后。为此，四川省旅游学校于2015年创设巴蜀武术养生学院，探索康养旅游专业方向的学历教育，开启了中国康养旅游职业教育的先河；2016年成功申报休闲体育服务与管理专业（康养旅游方向），并于2017年开始招生；2018年以巴蜀武术养生学院为基础，正式成立康养旅游系。2019年5月，由四川省旅游学校主持论证的康养休闲旅游服务专业正式纳入教育部新增专业目录。受教育部和全国旅游职业教育教学指导委员会委托，我们带领团队完成了康养休闲旅游服务专业教学标准和部分专业核心课程标准的研制工作；2020年又完成了全国旅游职业教育教学指导委员会立项的"康养休闲旅游实训基地的规划与建设"课题研究任务。

　　新专业需要新的教材体系做支撑，康养休闲旅游服务专业急需一套与之相适应的专业教材。根据前期积累的教育教学与专业建设经验，我们在旅游教育出版社的大力支持下，开始筹划全国首套康养休闲旅游服务系列教材的编写与出版工作。

　　2020年初，四川省旅游学校牵头组织了一个覆盖全国多行业、多学科的专家团队，开启了艰难的教材研究与编写工作。专家团队涵盖四川大学、四川农业大学等985、211重点高校，成都中医药大学、西南医科大学、成都体育学院等专业院校，云南旅游职业学院、青岛酒店管理职业技术学院、太原旅游职业学院、沈阳市旅游学校、武汉市旅游学校等众多旅游院校，共有40余所院校参与了教材研究与编写工作；此外，我们还邀请了10多家行业企业的专家参与此项工作，专家团队规模达 160 余人。在研究数据缺乏、案例稀少、没有更多可借鉴参考资料的情况下，历时一年多时间，相继完成了系列教材中首批教材的编写，于 2021 年 8 月后陆续出版。

本套教材既可作为中高职职业教育旅游类专业教学用书，也可作为职业本科旅游类专业教育的参考用书，同时可作为工具书供从事旅游服务与管理的企事业单位专业人员借鉴与参考。

作为全国第一套康养休闲旅游服务系列教材，肯定还存在缺陷与不足，恳请读者指正，我们将在再版过程中予以完善与修正。

总主编：

2021 年 8 月

‖ 前 言 ‖

近几年来，随着人们健康意识的增强，大家对养生的关注度逐渐提升。在疾病和健康之间，人们更关注疾病的预防，把重养生治未病提到更高的层次。《常用养生法》就是立足于中医养生治未病思想，在中医养生基本观念和基本原则的指导下，编写的新时代中高职教材，是康养休闲旅游服务系列教材之一，供中高职相关专业师生使用。

本教材对中医养生的起源、理论等基础知识进行了简要介绍，随后重点介绍了康养旅游服务中常用的八大类养生方法，即情志养生法、饮食养生法、起居养生法、运动养生法、雅事养生法、沐浴养生法、药物养生法和灸推养生法。在分章介绍中，对各类养生方法的内涵和功效、具体的操作方法、相关注意事项等进行了详细的阐释，并对其在康养旅游中的使用进行了相应的说明。

本教材的第一章绪论由夏丽娜、罗永兵、曹改梅和齐路明编修；第二章情志养生法由秦源和刘楠楠编修；第三章饮食养生法由曹改梅和邓婷婷编修；第四章起居养生法由许必芳、邓娟和汪杰编修；第五章运动养生法由覃勇、随阳阳和熊雄编修；第六章雅事养生法由邓婷婷、龙江、余珊、蒲欢、曾良琪和蔡蕾蕾编修；第七章沐浴养生法由蒲欢、刘宝和齐路明编修；第八章药物养生法由罗永兵和许必芳编修；第九章灸推养生法由覃勇和刘宝编修。最后主审马烈光审阅了稿件，主编夏丽娜统审定稿。

该教材具有以下特点：

1. 着重方法技术

本教材轻理论，重方法，穿插案例分析，突出实践操作，具有基础性、可读性、可教性、实用性的特点。既可以作为中高职院校养生保健专业、旅游专业的教学用书，又可作为中医养生学本科学生的自学教材，还可作为养生保健机构从业者的课程参考书。

2. 强调实践为主

《国家职业教育改革实施方案》指出，把握好教学正确的改革方向，按照"管好两端、规范中间、书证融通、办学多元"的原则，加强职业技能人才的培养，重视实践操作方法。教材在科学地把握中医养生学科特点的基础上，注重实践教学。

3. 突出专业特色

养生方法起源于中国古代，中医文化是传统养生产生与发展的前提和基础，中医理论是养生方法的基石与依据。本教材在编写过程中，特别突出传统中医在健康养生中的指导作用，并吸收了许多现代医学、营养学、心理学的相关研究成果，使相关养生方法更具针对性、专业性，便于操作和学习。

4. 引入课程思政

作者在编写中加入课程思政的元素，坚持育人为本，重视发挥教材在人才培养中的思想建设作用。

编写《常用养生法》教材，是一项重大而艰巨的任务。尽管历经数月，稿凡屡易，但限于我们的知识水平和认识能力，疏漏与讹误或存，诚冀师生同道及广大读者提出宝贵意见，以利于进一步修订提高。

《常用养生法》编委会

2021 年 12 月

‖ 目 录 ‖

第一章

绪　论

本章介绍了养生和养生方法的基本概念、养生方法的形成与发展史；重点阐述了养生方法的理论基础和四大基石，简要介绍了学习要求和学习方法。

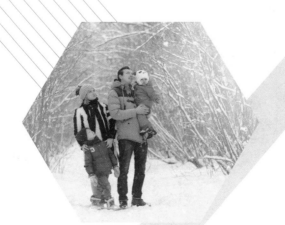

通过本章内容的学习，首先对养生方法的概念及发展史有初步的了解，重点掌握养生方法的理论基础——阴阳五行理论、藏象理论、精气血津液神理论、经络理论、体质辨识理论，掌握养生方法的四大基石——心态、饮食、运动、起居，了解本门课程的学习要求和学习方法，从而对后续具体的养生方法学习打下基础。

本章思维导图

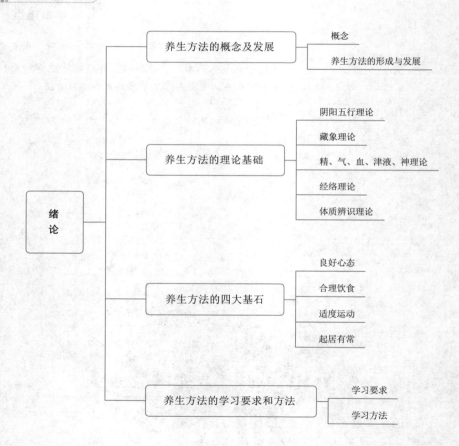

常用养生法以中医养生学理论为指导，结合历代常用养生方法，介绍中医养生基本理论及常用的适宜养生方法，为现代养生提供理论依据和切实可行的养生方法。在"健康中国"的背景下，大众对健康养生保健的需求日益增强，科学地普及养生理论和方法具有重要的现实意义和社会意义。

第一节 养生方法的概念及发展

生命与死亡是世界各民族文化长期思考的问题之一。如何达到长寿与健康，这关系到对生命的认识。养生是中国文化生命观的概念，它以传统医学理论为基础，运用传统医学的方法对形体与精神进行养护。在人类历史进程中，中国传统的养生观念和方法逐渐从萌芽、奠基到发展，不断吸收外来先进养生理念和方法，去粗存精、去伪存真，形成了具有自身特点的养生理论和方法体系。

一、概念

养生即保养生命，是中国文化特有的概念。养生之"养"，有保养、休养、护养等意；养生的"生"，指人的生命。生命有时限，也有过程，故养生在时限上讲是指延长生命，在过程上讲是指提高生命的质量。养生就是人们通过各种方法颐养生命、增强体质、预防疾病，从而达到延长生命、提高生命质量的目的。

养生方法就是人类在几千年的历史长河中，为了自身的生存和发展，在生活与生产实践中总结出的、为了实现长寿与健康而采取的手段与行为方式。

从人类诞生以后，生老病死就一直是人类关注的焦点。养生方法从远古时代发展至今，经历了不断发展、完善的过程。随着科学技术的发展，以及现代医学的融入，中医养生方法得到全面的提升，现代医学对常见养生方法的研究也不断深入，为养生方法向现代化科学化发展奠定了坚实的基础。

二、养生方法的形成与发展

（一）远古起源期

早在上古时代，祖先们在与大自然斗争的过程中逐渐认识了自然界。通过自己的努力，人们懂得了用制造简单的工具来辅助各种活动，选择适宜居住的地方来防湿避寒、躲避野兽。火的发明改变了人们茹毛饮血的习惯，通过烤火取暖，出现了最早的"热熨法"，经过反复实践改进，创造了"灸"的方法。捕鱼打猎活动促进了大脑的思考和身体的运动，在劳动过程中，人们利用砭石、骨针、竹针等，挑破脓疡、刺激某些部位而达到了治疗疾病的目的，从而发明了针刺技术。在农耕活动中，人们逐渐认识到各种植物对人体的益害及治疗作用，"神农尝百草"为中医药学的发展奠定了坚实的基础。

原始时期，人们采集、狩猎于山林之间，听百鸟争鸣，闻山间溪涧，观飞禽走兽，便是音乐、歌、舞、体育养生的发端。古人在日常劳作时发现，当身体疲乏时，宁神静息、舒展肢体或者锤击、捏拿身体，就能恢复体力，于是有了吐纳、导引、按摩术。

（二）秦汉形成期

秦汉时期，人们已十分讲究个人卫生与环境卫生，如饮食卫生方面有公共水井，还有炊事用的灶具、灶台、食具；在洗浴卫生方面有浴池、铁制澡盆等。《汉律》规定："吏五日得一休沐，言休息以洗沐也。"这一时期，佛教传入、道教产生，尤其是中国古代医学四大经典《黄帝内经》《难经》《神农本草经》《伤寒杂病论》的出现，奠定了中医理论与临床的基础，出现了丰富的医疗与养生方法。

《黄帝内经》提出了"天年"的概念，认为"天年"有定数，在"生、长、壮、老、已"各个阶段有不同的养生方法。养生应"法于阴阳，和于术数，食饮有节，起居有常，不妄作劳"，才能"形与神俱，而尽终其天年，度百岁乃去"。书中还强调"治未病"的思想，提倡未病先防，已病防变。《神农本草经》收录了365种药物，记述了药物的名称、性味、药味和主治，在功效方面有很多与养生相关的术语，如轻身、延年、不老、聪耳、明目、益智、好颜色等。《伤寒杂病论》是东汉末年张仲景所著，宋代逐渐分为《伤寒论》和《金匮要略》两本书。《金匮要略》中"禽兽鱼虫禁忌并治"和"果实菜谷禁忌并治"，谈到了非常丰富的食疗知识，如"猪肉落水浮者，不可食""果子落地经宿，虫蚁食之者，人大忌食之""梅多食，坏人齿""梨不可多食，令人寒中，金疮、产妇，亦不宜食"。

西汉刘安所著《淮南子》中谈到不同地区环境、水土造就不同体质，载有："坚土人刚，弱土人肥，垆土人大，沙土人细，息土人美，毛土人丑。"董仲舒《春秋繁露》中提倡天人相应、取法四时，养生要讲循天之道，不仅要节制情绪以"中和"，房事、起居饮食都应顺应天时，否则伤气。

东汉末年名医华佗重视运动，创立了五禽戏，他指出"人体欲得劳动，但不当使极尔。动摇则谷气得消，血脉流通，病不得生，譬犹户枢不朽是也"。五禽戏分别模仿虎的扑动前肢、鹿的伸转头颈、熊的伏倒站起、猿的脚尖纵跳、鸟的展翅飞翔等动作。

（三）魏晋隋唐充实期

魏晋时期，中医学术的发展从理论转向实用，医学日益趋向专科化，针灸、外科、妇科、儿科等传世最早的专科文献问世，多部大型方书产生，如葛洪的《肘后救卒方》，孙思邈的著作《备急千金要方》《千金翼方》，官修本草《新修本草》。医学的进步促进了养生理论和方法的发展，个人卫生、饮食卫生、环境卫生的知识及防病措施都得到提高和普及。

这一时期出现了不少医、道、佛的养生专著，名医如葛洪、孙思邈等既精通医学，又有深厚的养生修为，他们对养生学的贡献巨大。

晋代著名医学家葛洪对养生非常重视，他指出"有尽之物，不能给无已之耗；江河之流，不能盈无底之器也"，而且，养生也非一蹴而就，要持之以恒，即"非长生难也，闻道难也；非闻道难也，行之难也；非行之难也，终之难也"。对于养生方法，他说金丹是最终极的层次，除此以外，还有导引行气、还精补脑、食饮有度、兴居有节、将服药物、思神守一等原则和方法。如《抱朴子》中记载："养生之尽理者，既将服神药，又行气不懈，朝夕导引，以宣动荣卫，使无辍阂，加之以房中之术，节量饮食，不犯风湿，不患所不能，如此可以不病。"《肘后救卒方》收录了一些简、便、廉、验的美容方药，如"又疗面胡粉刺方：捣生菟丝，绞取汁涂之，不过三五上"；还首次记载了一些独特的治疗技术，如捏脊疗法。

孙思邈是隋末唐初著名医药学家，也是我国历史上著名的长寿者，享年102岁。他一生著作甚多，其中《备急千金要方》与《千金翼方》不仅涉及内科、外科、妇科、儿科、五官、皮肤、急救，还有诸多涉及养生保健的内容，如食治、养性、辟谷、退居、补益等篇。孙思邈认为人生如摄养得法，"不服药物，不失一二百岁也"。他指出，养生应重视"养性"，即颐养性情、调摄心性，"性既自善，内外百病自然不生"。具体的养性方法也有一套有理有法的描述，如适度的劳作、运动，但不要过劳伤身；摒弃外界纷扰，不受外邪的影响；精神内守、意志坚定，在起居生活各个方面时刻自省；慎言语，起居饮食行路之时不言语、不出恶语；注意饮食调养及宜忌；起居衣着及时，适应寒温，以免外邪入侵；睡眠的注意事项；顺应时令养生。《备急千金要方·卷二十六食治》是我国现存最早的食物疗法专篇，奠定了我国食疗、食养学的基础。孙思邈认为饮食是生活中最日常的活动，所以掌握饮食的规律非常重要，他主张食治先于药治。除了《备急千金要方》，历代还流传多篇据

拓展知识

说是孙思邈撰写的养生歌诀，如《孙真人养生铭》："怒盛偏伤气，思多太伤神。神疲心易役，气弱病相侵。勿使悲欢极，当令饮食均。再三防夜醉，第一戒晨嗔。夜静鸣天鼓，晨兴漱玉津。妖邪难犯已，精气自全身。若要无百病，常须节五辛。安神宜悦乐，惜气保和纯。寿夭休论命，修行本在人。若能遵此理，平地可朝真。"

（四）宋金元发展期

宋金元时期，科学技术取得了长足发展，印刷术的发明使大量医学著作得以印刷发行，许多外来医学技术在这时进入中国，为养生学增添了新的内容。由于各政权统治者对医学发展较为重视，促进了中医学的发展，校正、整理、出版各种医学书籍，如《太平圣惠方》《圣济总录》。专科理论日趋成熟，具有标志性的成果有《新铸铜人腧穴针灸图经》《针灸资生经》《妇人大全良方》《小儿药证直诀》《洗冤集录》等。各种养生专著的出现推动了养生学的发展，如饮食养生专著《修真秘录》《山家清供》《饮膳正要》《日用本草》《饮食须知》；老年养生专著《养老奉亲书》《寿亲养老新书》。

随着航海技术的进步，中外经济交流更加频繁，许多国外香药大量传入中国，由于香药有益于身体健康，香药的广泛应用也就相当于一种特殊养生手段的普及。宋代，人们把香药用于新生儿的沐浴，以祛除邪秽之气，预防疮疤，令皮肤光泽；还有用香药泡水饮的习俗，亦有用香药泡酒饮，可以和气血、辟外邪。香药芳香醒脑，有祛病消暑的作用，人们于居所焚烧香药，消除浊臭之气，净化空气，清洁居住环境。此外，香药还用于佩戴、制作香药枕，佩戴香囊可以辟绝汗臭气，有利于保持个人卫生和保健。

饮食文化和医药养生文化在宋元时期都相当盛行。各种保健饮食流行起来且呈现商品化态势，南宋周密在《武林旧事》中记载当时市面供应的汤饮有沉香水、雪泡缩脾饮、五冬大顺散、香薷饮、紫苏饮等。饮茶养生在当时也十分风行，元代忽思慧在《饮膳正要》中讲道："凡诸茶，味甘、苦，微寒，无毒。去痰热，止渴，利小便，消食下气，清神少睡。"还有将香药掺于茶中，《陈氏香谱》记载有以白豆蔻、白檀香、麝香、沉香、片龙脑香等多种香药加工制作的"经进龙麝香茶"。苏轼发明了一种不伤身体兼能护齿的饮茶方法，其《漱茶说》载："除烦去腻，世不可缺茶，然暗中损人殆不少。吾有一法，常自珍之。每食已，辄以浓茶漱口，烦腻既去而脾胃不知。"

各类养生著作众多，上有帝王御笔，下有众多文人医家编集，大大丰富了养生学。宋徽宗赵佶的《圣济经》融《黄帝内经·素问》之要义，阐述了养生众术之理，如谈及饮食的重要性，说道："五谷为养，五果为助，五畜为益，五菜为充，无非具阴阳之和。脾胃待此而仓廪实，三焦待此而道路通，荣卫待此以清以浊，筋骨待此以柔以正。"宋代姚称所著《摄生月令》以十二消息卦配以孟春、仲春、季春、孟夏、仲夏、季夏、孟秋、仲秋、季秋、孟冬、仲冬、季冬12个月排序，论述每月的注意事项。道教理论在这一阶段发展深化，其中内丹派影响不断增大，相继出现了内丹派南北宗以及陈抟、张伯端、丘处机等著名道教养生家，各种内丹导引著作非常丰富，传统的气功导引养生方法在这一时期已经趋于成熟。

这一时期，出现了诸多医学流派，如金代以刘完素为代表的河间学派和以张元素为代表的易水学派，展开了学术争鸣，他们对养生学的发展起到了重要的作用。刘完素主张发挥摄养的主观能动性，对于补养的方法，主张用谷畜果蔬进行食养。他认为养生应着重从心、肾角度着手，形神关系最为重要，"饮食者养其形，起居者调其神"，心神不能过劳，要以静为养；心静则肾精能守，才能封藏。张元素对药物学颇有研究，发展了药物归经理论，如羌活为手足太阳引经药，升麻为手足阳明引经药，柴胡为少阳、厥阴引经药，独活为足少阴引经药等。

（五）明清鼎盛期

明清时期，中国的思想文化和社会发展有非常重要的变化，对养生学术也带来很大的影响。一方面明代理学的发展对养生起到了积极的推动作用，陈献章开心学之先，其中养心、养性理论和静坐等方法，均与养生有密切关系；另一方面，明清帝王对养生都非常重视，乾隆寿终时89岁，是最高寿的古代帝王。

这一时期对金元时期发展起来的各种医学理论加以综合、折中、融汇、贯通，促进了养生学术进一步发展，很多名医撰写了养生专著。同时，刻书业繁荣，社会对养生书籍需求旺，各地书商汇集养生著作集中出版丛书，促进了养生知识的普及与传播。

明代胡文焕编有多种丛书，如《格致丛书》《寿养丛书》等。其中，《格致丛书》收录养生及本草学专著17种，包括《类修要诀》《养生食忌》《养生类纂》《养生月览》《寿亲养老书》《三元延寿参赞书》《山居四要》《厚生训纂》《食鉴本草》《保生心鉴》《修真秘要》《锦身机要》《瞿仙神隐》《摄生要义》《摄生集览》《食物本草》《养生导引法》。这些著作，除一部分为前人所著外，也有相当一部分为胡文焕所编校，可见他是很有心的养生家。

明代周履靖编成刊行《夷门广牍》丛书，全书分为艺苑、博雅、尊生、书法、画薮、食品、娱志、杂占、禽兽、草木、招隐、闲适、觞咏13类。如"尊生类"中《赤凤髓》为导引术专著，选录有幻真先生服气法、六字诀、胎息法、五禽戏、坐式八段锦、圣真秘传四十六长生图诀、华山十二睡功图诀。

明代高濂所辑的《遵生八笺》，对历代养生方法收集颇详，也是影响很大的养生著作。该书分为"清修妙论笺""四时调摄笺""起居安乐笺""延年却病笺""饮馔服食笺""燕闲清赏笺""灵秘丹药笺""尘外遐举笺"八笺。其中，"清修妙论笺"收集资料极广，儒、佛、道三家言论均有，强调"养德"与"养生"并重；"燕闲清赏笺"可称为休闲养生专论，论述鉴赏清玩，各种名香及花卉栽培法。《遵生八笺》卷帙浩大，资料丰富，堪称养生大全。

除了综合性养生著作，还有不少养生专论性著作，包括饮食养生、老年养生和日常生活养生等内容。如食物养生专论有《救荒本草》《食物本草》《食品集》《药性全备食物本草》《食物辑要》《上医本草》《山公医旨食物类》《食鉴本草》《食物本草会纂》《食宪鸿秘》《增补食物本草备考》《调疾饮食辩》等。老年养生专著有《老老余编》《安老怀幼书》《食治养老方》《老老恒言》等，尤以《老老恒言》为集大成之作。清代曹庭栋所著《老老恒言》全书共 5 卷，卷一卷二从日常生活起居的衣食住行叙述老人养生的正确方法，主张平和情志、调养心神、慎重起居、适应寒暑；卷三、卷四介绍和养生实践相关的一些日常生活物品，包括物品的制作和使用方法；卷五收录 100 条粥谱，详细介绍各种粥食的营养特色和烹煮方法。

道教内丹术的流行，对养生产生了很大的影响。医学家及养生家吸取内丹炼气的一些方法，发展导引中的静功养生术，成为这一时期养生学术发展的重要特点。医学家或社会人士用内丹功修炼时，不像道士那样为"成仙"，而是重视这一修炼过程对人体身心健康带来的影响，并且注意动静结合。各种导引术广泛流行，出现了不少有重要价值的著作，如《修龄要旨》《摄生三要》《静坐要诀》《修真秘要》《锦身机要》《保生心鉴》《道元一气》《卫生真诀》《万育仙书》《京本江湖博览按摩修养净发须知》《心医集》《茹穹子入道始终》《陆地仙经》《易筋经》《洗髓经》《古法养生十三则阐微》《调气炼外丹图式》等。

（六）近现代弘扬期

近代，随着西方文化广泛传入，西医学在我国迅速传播发展，中国的传统医学受到冲击，中西医两大医学体系并存的局面形成。西方医学书籍翻译为中文，陆续在中国刊行，西方营养学、体育等传入中国，公共卫生思想逐渐普及。康有为在《大同书》中提出，要改变中国社会积贫积弱的局面，需要开展"德教、智教、体教"，认为体育是教育中不可缺少之物。毛泽东在《新青年》发表《体育之研究》一文，对体育的健身意义做了详细研究，他说："体育者，养生之道也……皆先精究生理，详于官体之构造，脉络之运行，何方发达为早，何部较有偏缺，其体育即准此为程序，抑其过而救其所不及。"

随着西式卫生与健康知识的传播，国人对健康的观念有了很大变化，不少人士致力于沟通中西健康理念，于是出现了一些以卫生及营养观念为主，但又不否定传统养生的著作。郑观应精通传统道教养生，著有多种养生专著，又留心新学，吸收西方医药卫生知识，著成《中外卫生要旨》，该书包括中外养生理论和言论选辑，外功按摩导引以及中外饮食卫生知识。丁福保从日本改编翻译了大量西方医药卫生著作，其中《卫生学问答》流传甚广，从人的生理、饮食卫生、起居清洁、运动锻炼、心理卫生等方面阐述健康之道，内容全面。陈果夫所著《卫生之道》具体总结了"浴日光、畅空气、慎饮食、重整洁、勤劳动、善休息"等养生十点要诀。

这一时期，静坐类功法大为盛行，气功已成为独立门类。脱离佛道理论专门讨论静坐与健身功法的一些著作相继出现，意味着气功和导引日益大众化，成为更通俗的养生方法。随着体育纳入国民教育体系，体育健身成为近代社会的新风尚。中国武术发展渊源久远，在近代尚武精神影响下，武术的健身意义受到重视，不少社会人士认为武术健身的作用并不逊于西式体操和体育，促使武术逐渐向健身体育发展。近代出版的各类养生著作数量众多，既有养生经验的总结，也出现了对养生学术的整理研究性著作。此外，专门的养生杂志与报纸出现也是新的特色。

中华人民共和国成立后，大力改善国家公共卫生，发展医疗卫生事业，学习苏联的保健疗养制度，开始建立各种工人疗养院。现代康复医学在20世纪80年代初期引进我国，全国成立了各级康复医疗机构，康复医学成为独立的学科。改革开放以后，随着国民经济迅速发展，人民群众对养身保健的需求日益增长，健康产业逐渐形成。现代科学在衰老和长寿理论方面的各种理论，例如衰老基因、长寿基因、自由基衰老学说、神经内分泌学说、免疫衰老理论等，都得到中国学者的响应并开展相关研究，出现了长寿学、抗衰老学等新学科。

1986年，国家教育委员会批准在高等中医院校设置中医养生康复本科专业，随后组织编写中医养生康复学系列教材，如《中医养生学》《中医饮食营养学》《中医康复学》《中医老年病学》《中医养生康复学概论》等，标志着中医养生学独立成为课程。这一时期养生著作数量极多，包括大量涉及具体养生方法、药食、美容的著作，如《道家养生学概要》《中国古代房事养生学》《中国传统健身养生图说》《中华养生大辞典》《导引养生史论稿》《中国传统心理养生之道》《童心·蚁食·龟欲·猴行——名老中医干祖望养生之道》《易老与养生》《中国古代养生思想研究》《长寿有道——名老中医谈养生》《道教科技与文化养生》《道教与中国养生智慧》《楞严学与人类生命健康之研究》《长寿养生金石录》《中国古代养生史略》《郭子光养生新论》等。中医养生学具体研究领域有老年医学与抗衰老研究，食疗学、药膳学与中药保健食品开发，中医亚健康学，中医体质学，养生保健技术与产业。

21世纪初，我国中医医疗系统开始实施治未病工程。2007年，全国首家中医"治未病"中心在广东省中医院成立，2008年，国家中医药管理局出台了《"治未病"健康工程实施方案（2008—2010年）》，探索完善以"治未病"理念为指导的融健康文化、健康管理、健康保险为一体的中医特色健康保障服务模式。2014年，国家中医药管理局发布《中医医院"治未病"科建设与管理指南（修订版）》，提出了"治未病"科的服务项目包括："一是健康状态辨识及评估项目：中医体质辨识，中医经络、脏腑功能、血气状态评估等。二是健康调养咨询服务：开具健康处方、养生功法示范指导、中药调养咨询指导等。三是中医特色干预技术：包括针刺、灸法、拔罐、推拿、穴位贴敷、埋线、药浴、熏洗、刮痧、砭石、音疗，以及热疗、电疗等其他理疗技术。四是产品类：如膏方、养生调养茶饮等。此外，健康档案建立、慢性病健康管理、健康信息管理，以及管理效果评价等也可纳入'治未病'服务项目。"

第二节　养生方法的理论基础

中医学，博大精深，随着中医学的形成、发展与壮大，作为中医学重要部分的中医养生学随之积累了大量的理论知识，形成了独具特色的理论体系。

一、阴阳五行理论

阴阳五行学说是中医学重要的哲学基础，不仅指导中医认识人体的生理、病理，疾病的诊断、治疗，同时指导养生保健，成为中医养生的重要理论基础。

（一）阴阳理论与中医养生

阴阳是对自然界相互关联的某些事物和现象对立双方属性的概括。阴阳之间存在对立制约、互根互用的基本关系，以及在此基础上形成的阴阳消长平衡、阴阳转化的运动。中医运用阴阳之间的基本关系及阴阳之间的运动来阐述人的生理、病理变化，并指导疾病诊断和防治。在生理情况下，人体内阴阳的一升一降。一出一入、一动一静，都维持着动态的平衡状态，即所谓

"阴平阳秘"。在这种状态下，人体才能处于健康的水平，五脏六腑才能正常发挥生理功能，防止疾病的发生。如果因某种原因导致阴阳失调，出现阴阳偏盛、阴阳偏衰、阴阳互损等情况，就会出现一些病理变化。若不加调节，使阴阳偏颇加剧，致使两者失去相互制约、相互依存的关系，就会出现"阴阳离决"，甚至一蹶不复，导致死亡的后果。因此在治疗疾病的过程中，应先察别病人的阴阳盛衰，正如《黄帝内经》所言："察色按脉，先别阴阳。""和于阴阳，调于四时，春夏养阳，秋冬养阴。"无论传统的中医治疗疾病还是养生康复，都要注重调节阴阳平衡，使患者体内阴阳气机升降归于协调，恢复正常状态。

中国传统养生认为，"人生有形，不离阴阳""成于天地，败于阴阳"。《黄帝内经》认为"阴平阳秘，精神乃治；阴阳离决，精气乃绝。"由此可见，阴阳对于人的寿命长短以及精神状态具有重要作用。故此，唐代养生家孙思邈感叹道："养生不可不察阴阳之宜。"传统养生指出人体"内有阴阳，外亦有阴阳。在内者，五脏为阴，六腑为阳；在外者，筋骨为阴，皮肤为阳"。因此，调和阴阳平衡是传统养生的重要法则。

（二）五行理论与中医养生

五行，是指木、火、土、金、水五种物质及与之分类的五大行类事物之间的排列次序及其运动变化。五行学说通过五行的归类推演和生克制化关系，将人体与自然界各系统连接成一个统一的有机整体，并通过五行之间生克制化维持五个系统之间的相互关系。中医养生就是以五行生克乘侮理论为指导，达到未病先防或既病防变的目的，正如《难经·七十七难》中所载"见肝之病，则知肝当传之于脾，故先实其脾气，无令得受肝之邪"。

五行学说对中医养生发展具有重要的指导和推动作用。传统养生家用五行学说建构了传统养生理论体系，他们将五种属性的物质和人体相对应，阐释其养生机理。如真德秀在《卫生歌》中指出："春月少酸宜食甘，冬月宜苦不宜咸。夏要增辛聊减苦，秋辛可省但加酸。季月少咸甘略戒，逢然五脏保平安。"在传统体育养生中最能体现五行学说思想的是武术养生，"少林八卦五行功"就是根据不同季节和人体内五脏的关系，分别进行各种功法练习；形意拳将五行学说思想融入自己的拳理，形成了形意拳的五行思想，通过练拳来达到"形意合一"，通过形意拳的肢体运动内化人体生理相应脏腑功能，调和脏腑气血，从而达到健身、延年益寿之养生效果。

总之，中医认为人类生命的变化是按照阴阳的对立统一、五行的生克制化原理进行的。自然界的变化、一切事物的变化，包括中医各种养生之道都不能越出阴阳五行的原理。正如《素问·阴阳应象大论》所说："夫五运（即五行）阴阳者，天地之道也，万物之纲纪，变化之父母，生杀之本始，神明之府也。"我们研究中医的养生文化时应以阴阳五行学说为本。

二、藏象理论

藏象，指藏于体内的脏腑器官表现于外的生理、病理表现及与自然界通应的事物和现象。藏象学说，就是通过对人体生理、病理现象的观察，研究人体脏腑组织的生理功能、病理变化及其相互关系的学说，是中医独特的解剖、生理、病理学说，反映了中医以整体、恒动为基本观念的人体生命观。在藏象学说中，五脏不再是五个单纯的脏器，而是以肝、心、脾、肺、肾为中心，内藏精、神，并联系诸腑、经络、形体、官窍，外与五方、五季、五气等相通而形成的五个生理、病理系统，五脏是生化和储藏气血、津液等精微物质的场所，是主持生命活动的主体。中医养生是根据中医理论和生命发展的客观规律，以中医"治未病"等预防医学的思想为指导所进行的能够保养身体、防病治病、增进健康、延年益寿的一切生理活动和精神活动。因此，可以说养生之术，实即养脏之术。

（一）藏象的"整体观"与中医养生

1. 人是一个有机整体

藏象学说认为，人体是以五脏为主心，将六腑、五体、五官、四肢、百骸等组织器官联合而成的有机整体。人体各组成部分之间在形态结构上不可分割、在生理功能上相互协调、病理上相互影响。《素问·灵兰秘典论》中指出："心者，君主之官，神明出焉。肺者，相傅之官……其宗大危，戒之戒之！"说明了人体脏腑之间既分工又合作的协调关系，突出了人体的整体性，同时指出心为五脏六腑主宰的思想，"主明则下安""主不明，则十二官危"，说明人体健康与否与心的功能密切相关。如果心的功能强健，各脏腑在心的统一领导下，功能活动正常，人的抗邪能力也就强，人也就能健康长寿。由此告诫人们养生必须首先养心。历代养生家都非常重视养心，"儒曰正心，佛曰明心，道曰炼心，要皆参修心学一事"。心静则神清，心定则神凝，故养生重在养心，心神清明，则血气和平，有益健康。《素问·上古天真论》指出"恬淡虚无，真气从之，精神内守，病安从来？"这里的"恬淡虚无"即指心神清静，心静而不躁，神安而不乱，精神自可内守，精气自然充足，邪气不能侵犯，疾病自然不能萌生。随着"生物—心理—社会医学模式"的提出，发现许多疾病在发病上不仅与生理病理学的因素有关，还与社会环境、心理因素有关。精神过劳与情志刺激都能明显地影响着身体的健康。而对于病人来说，精神情志的好坏对疾病的转归也有着重要的影响。

2.人与自然相统一

《素问·宝命全形论篇》指出"人生于地，悬命于天……知万物者，谓之天子"，即人是自然界的产物，在自然界中生存，人的生命活动必然受到自然环境的影响，只有顺应自然环境的影响，才能保持生命活动的稳定与协调。基于这种天人相应的思想，藏象学说将自然界的五方、五时、五气、五化、五味、五色等与人体五大功能系统构建成一个"天地人"同构系统，使人体的生理活动与自然界形成一个不可分割的整体。此同构系统在中医养生中主要体现在以下方面：一是顺应自然，对应脏腑的调养，如季节不同，饮食、起居、锻炼、精神调养的方法不同。这是养生学中"因时摄生"的理论基础。如《千金食治·序论》中云："春七十二日，省酸增甘，以养脾气……季月各十八日，省甘增咸，以养肾气。"说明古人饮食养生非常重视因时制宜。二是利用自然，即利用自然万物为"我相关脏腑"所用。如对中药的使用，太子参，归脾、肺经，功能益气生津润肺，用于燥邪或热邪客肺，气阴被伤而致的咳嗽、气短、痰少；也用于脾气虚、胃阴不足而致的倦怠乏力、饮食减少、汗多口渴等。

3.人与社会的统一性

人生活在特定的社会环境中，必然受到社会因素的影响，故人与社会环境既相互统一又相互联系。人不单纯是生物个体，而且是社会的一员，具备社会属性。政治、经济、文化、宗教、法律、人际关系、婚姻等社会因素，必然通过与人的信息交换影响着人体的各种生理、心理和病变，而人也在与社会环境的交流中，维持着生命活动的稳定有序与协调平衡。一般而言，良好的社会环境、和谐的人际关系，可使人精神振奋，勇于进取，有利于心身健康；而动荡的社会环境、纠结的人际关系，可使人精神压抑或紧张、焦虑，从而影响心身功能，危害心身健康。养生防病时，尽可能地创造有利的社会环境，获得有力的社会支持，并通过精神调摄提高对社会环境的适应能力，以维持心身健康，预防疾病的发生，促进疾病好转。

（二）藏象的"恒动观"与中医养生

藏象学说不仅重视人体内环境的平衡及人与自然界的协调性，同时更强调生命活动的恒动性，认为人体是一个恒动不息的有机体。《素问·六微旨大论篇》指出"出入废，则神机化灭；升降息，则气立孤危……故无不出入，无不升降"。其中，升降出入是物质运动的基本形式，而物质运动也就是"气"的运动。只有运动，才能化生万物。不仅脏腑气机升降不停、出入不息，气血津液在人体中也周流不息，作为生命活动的整体的"神"也处于运动不息的状态中。如肺的宣发与胃的降浊，心肾的水火相济，都是气机升降出入运动的具体表现。机体内在运动的协调是保证人体健康的基本要素。当脏腑升降出入的功能失常，可使机体产生种种病变，这时，就必须调节脏腑的气机升降使之通畅，达到平衡的目的。在预防疾病上，同样要顺应脏腑气机的变化，保持人体气机升降正常，以抗御邪气侵犯而少生疾病。如肝脏性喜条达最怕抑郁，肝气升发条达，则疏泄功能正常，气机调畅，气血平和，诸脏腑功能活动正常。若肝之升发受到抑郁，则疏泄功能障碍，进而引起一系列气机不畅的病变。针对肝主升发，喜条达而恶抑郁的特点，临床对肝病的治疗，特别强调疏肝治法的运用。在预防上也同样如此，要注意保持良好的心态，不急不躁；防止药物伤肝；坚持锻炼身体，增强肝脏功能；注意饮食卫生，防止病从口入；限酸忌酒，保护肝脏；早睡早醒，宽衣缓行，推肝经、敲胆经，提高肝胆经络的通畅程度。

综上所述，中医养生学与藏象学说无论在理论基础上还是在实践应用中都有着不可分割的联系。藏象学说不仅在整体性、恒动性等方面与中医养生做到理论与实践相结合，更是将中医养生针对不同脏腑、不同个体、不同环境所使用的方法和目的做了进一步的精细化，进一步完善和充实了中医养生学的理论和方法。

三、精、气、血、津液、神理论

精气血津液学说是研究人体精、气、血、津液各自的生成、运行、功能以及相互关系的理论，是中医学理论的重要组成部分。精气血津液是脏腑正常生理活动的产物，受脏腑支配，同时它们又是人体生命活动的物质基础。精气血津液旺盛，全身的脏腑经络、四肢百骸、皮毛筋骨都能得到充养，化神之物质基础充足，如此则形神健康。中国传统养生理论和方法是建立在传统文化的基础之上，它是以中医精气血津液等学说为其理论基础，并融入各种养生方法中构成的传统养生体系。

（一）精、气、神理论与中医养生

精、气、神是人体生命存在的三大要素，《灵枢·本脏》篇曰："人之血气精神者，所以奉生而周于性命者也。"因此，精、气、神是生命存亡的关键因素，也是养生学所要注重的生命基础，被称为"人身三宝"。

精、气、神三者的关系是最初禀受于父母之精，继而化气成形。精是构成和维持人体生命活动的基本物质，在生命活动中起着十分重要的作用。《素问·金匮真言论》指出"夫精者，身之本也"。人的生命根源于先天之精，但又必须依靠后天水谷精微的滋养培育，才能不断化气生神，以维持正常的生命活动。因此，精是气和神产生的基础。《内经》提出保精全神以预防疾病，延长寿命的观点。《类经》卷一明确指出："善养生者，必保其精，精盈则气盛，气盛则神全，神全则体健，体健则病少，神气坚强，老而益壮，皆本乎精也。"气是人体内活力很强的、运行不息的极细微的物质，是构成人体和维持人体生命活动的基本物质，是生命活动的动力。气为生化之根，精和神亦赖气的运行而生。因此，养生必须以调气为重点。神虽然由精、气而化生，但反过来又能支配精、气的活动。神是生命活动的主宰因素，是养生的根本，因此，《灵枢·天年》篇曰："失神者死，得神者生。"总之，精、气、神三者对于养生非常重要。保精、益气、全神，是始终贯穿于养生全过程的三大原则。

（二）"血"理论与中医养生

血是指行于脉中，循环流注于全身，具有营养和滋润作用的营养物质，也是构成人体的基本物质之一，故《素问·金匮真言论》曰："人之所有者，血与气耳。"脾胃所化生的水谷精微以及肾中所藏之精气是化生血液的物质基础，在心主血脉、肺朝百脉、肝藏血等脏腑共同作用下，促进了血液的生成并保证了血液在脉内的正常运行，以发挥其正常的功能。血具有营养和滋润全身的生理功能。《难经·二十二难》说："血主濡之。"《素问·五能生成》说："肝受血而能视，足受血面能步，掌受血而能握，指受血而能摄。"说明全身各个部分的生理功能，无一不是在血液的濡养作用下得以正常发挥的。血的濡养作用，反映在面色、肌肉、皮肤、毛发、感觉和运动等方面。血液充盈，濡养功能正常，则面色红润，肌肉壮实，皮肤和毛发润泽，感觉灵敏，运动自如。如若血虚，或濡养功能减弱，则可出现脏腑功能低下，面色萎黄，肌肉瘦削，皮肤干涩，毛发不荣，肢体麻木或运动无力等。同时血是机体精神活动的主要物质基础。《素问·人正神明论》说："血气者，人之神，不可不谨养。"《灵枢·平人绝谷》说："血脉和利，精神乃居。"说明人体的精神活动有赖于血液的营养。血液充盈，则精力充沛，神志清晰，感觉灵敏，思维敏捷。反之，血液亏耗，血行异常，则可出现不同程度的精神、情志方面的病证，如神疲、失眠、健忘、多梦、惊悸、烦躁，甚至神志恍惚、谵妄、昏迷等。总之，血液在人体生命活动中有着极其重要的作用。因此，在养生保健中，特别要重视保证血液充盈，血行通畅。如太极拳练习时特别强调"心静用"，指的是在运动时，思想集中，心神专一，意识不断地指导动作，并且灵活变换，使任何动作都有一定的指向，没有顾此失彼的乱动。心神安定，不受外界的干扰，使心气运行流畅，能更好发挥其统辖血液循环的功能，减少和消除体内淤血，血液通畅充盈，其脸色自然细润。练太极拳时要求腹式呼吸，既锻炼了肺的通气功能和换气功能，又由于横膈运动幅度加大，促进了血液循环，加强了对腹腔脏器的按摩，使三焦气机通畅，脾胃升降和顺，有助于消除肝脏瘀血。脾气旺盛，营血充盈，统血功能亦必正常。行拳时"心为令，气沉丹田"，使心肾相交，水火既济，这样就加强了两肾和命门的功能，从而使肾精充实，阳气时盛，行动轻捷，二便调和，骨强齿坚，发泽耳聪。其他养生方法，无不以此为其理论基础。

（三）津液理论与中医养生

津液是人体内一切正常水液的总称，包括唾液、胃液、肠液以及泪、涕、汗、尿等。人体津液的生成、输布及排泄有赖于肺脾肾等多个脏腑器官相互作用而完成。津液代谢失常，一方面可形成津液生成不足，导致其滋润濡养或化生血液功能障碍，另一方面也可形成津液排泄障碍，导致水湿痰饮等病理产物集聚，形成新的病症，影响机体健康，因此养生防病，要保证津液代谢正常。几千年前我们的祖先就创造出了不少加强和保持津液的练功方法，各式各样养阴、生津、吞津的功法。比如近年来较为流行的"八段锦"功法中，就有这样一套练习的方法：微摆撼天柱，赤龙搅水津，漱津三十六，神水满口匀，一口分三咽，龙行虎自奔……意思是用舌头顶住上腭，嘴里含一口水鼓漱三十六次后吞下，这样的动作做三次，古代练功功法中这一方法被称为"练津成精"。古人称津多指唾液，唾液排在众多津液的首位。多数的养生功法和传统的武术功法要求练功时微闭口唇，舌抵上腭，当嘴里的唾液增加到一定量时，随意念将其缓慢吞下，即搭鹊桥，其意义之一就是刺激唾液腺，使唾液分泌增加。

中医与养生有着共同的历史渊源，都属于中华优秀传统文化的结晶，其中，中医的精气血津液神学说对中医养生理论和实践产生了重大影响。精、气、血、津液均为构成人体和维持人体生命活动的最基本物质，都离不开脾胃运化的水谷精气，因而精和气、气和血、气和津液、血和津液在生理上相互依存、相互制约、相互为用，病理上相互影响、互为因果。中医养生在很多地方直接吸收了中医的精气血津液学说，采用各种养生方法，以固精、养气、调血，从而达到全面养生防病目的。

四、经络理论

经络是人体经脉和络脉的总称，也是构成人体的重要组成部分。经络沟通于脏腑与体表之间，在内连属于脏腑，在外则连属于筋肉、皮肤、肢节，将人体脏腑、组织、器官连接成一个有机的整体，并通过经络之气调节全身各部的功能，运行气血，协调阴阳，从而使整个机体保持协调平衡，因此经络在养生防病上具有重要的意义。对此，在《内经》时代就已有非常明确的认识。《灵枢·经脉》指出："经脉者，所以能决死生，处百病，调虚实，不可不通。"《灵枢·经别》亦云："夫十二经脉者，人之所以生，病之所以成，人之所以治，病之所以起，学之所始，工之所止也。"针灸、按摩、药物等疗法，都是在经络理论的指导下进行的，因此经络理论是中医养生重要的理论基础，主要体现在以下方面。

（一）经络运行气血是养生之物质基础

气血是构成人体的两大类基本物质，是人体生命活动的动力源泉，气血与人体健康长寿密切相关，正如明代《景岳全书·血证》曰："人有阴阳，即为血气。阳主气，故气全则神旺；阴主血，故血盛则形强。人生所赖，惟斯而已。"《黄帝内经》也说"血气者，人之神，不可不谨养"。

中医认为，脾胃为后天之本，气血生化之源，但脾胃所化生的气血必须依靠经络运行功能才能被输送到人体各部。《灵枢·本藏》篇中说"经脉者，所以行血气而营阴阳，濡筋骨，利关节者也"。《灵枢·营卫生会》篇也说"人受气于谷，谷入于胃，以传于肺，五脏六腑，皆以受气，其清者为营，浊者为卫，营在脉中，卫在脉外，营周不休，五十而复大会"。《灵枢·脉度》篇更明确地指出了十二经脉是气血流注的主干，它们内溉脏腑，外濡腠理，循环往复，如环无端。经别则协助经脉将气血渗灌到脏腑、五官九窍。络脉、经筋、皮部则将气血分流到肌肉、骨骼、皮肤。奇经八脉对气血运行起着溢蓄和调节作用，从而使得气血周流上下内外而营养全身。人体各脏腑组织器官在气血的温养濡润后才能发挥其正常的生理功能，使人体处于"阴平阳秘，精神乃治"的状态。经络通过运行气血，实现其协调阴阳的作用，保证人体正常生理功能活动的有序进行，为人体的健康长寿提供良好的物质基础。

（二）经络与脏腑的密切关系是养生之关键

《黄帝内经》把人体看作一个以五脏为中心的有机整体，脏腑之间相互联系，相互制约，使人体的功能活动保持相对的稳定，并与外部环境保持统一和平衡，而脏腑之间和人体各部位之间的功能联系及其动态平衡的保持，则是通过经络实现的。《素问·调经论》曰："五脏之道，皆出于经隧。"《灵枢·玉版》说"经隧者，五脏六腑之大络也"。王冰注："隧，潜道也。经脉伏行而不见，故谓之经隧焉。"强调经络是脏腑协调的主要通道。《灵枢·海论》说："夫十二经脉者，内属于腑脏，外络于肢节。"《类经》对此解释有"经脉者，脏腑之枝叶；脏腑者，经脉之根本"。由此，经络把人体脏腑、形体诸窍构成一个完整的有机体。《灵枢·经脉》中则详细论述了十二经分别属络相应脏腑，以及其他脏腑和五官之间的联系，强调了经络与脏腑间的密切相关性。以心为例，心为人体的最高司令官，主神明，心神如君主一样至高无上，人体的一切生命现象都围绕它进行活动。如同《素问·灵兰秘典论》所说："心者，君主之官，神明出焉……以此养生则寿，殁世不殆，以为天下则大昌。"《灵枢·邪客》篇："心者，五脏六腑之大主，精神之所舍也。"从养生方面来说，可以说心为养生之大主，"心动则五脏六腑皆摇"，但从经络系统的角度而言，心发挥君主之官的作用，体现养生之大主的作用则是通过经络与其他脏腑器官的联系。《灵枢·经脉》篇记载，手少阴心经"复从心系，却上肺"；手太阳小肠经"络心，抵胃，属小肠"；足太阴脾经"其支者，复从胃，别上膈，注心中"；足少阴肾经"从肺出络心"。另外，心包乃心之外卫，代君行令，代心受邪，手厥阴心包经"属心包"；手少阳三焦经"散络心包，下膈，遍属三焦"。通过经脉的沟通联络，使得心与脾、胃、肾、膀胱、小肠、肺、三焦等脏腑发生了联系。此外，手少阴心经还"起于心中，出属心系"，通过心系加强与其他脏腑的联系。心系是指心与肺、脾、肝、肾相联系的脉络。《类经》有注："心当五椎之下，其系有五：上系连肺，肺下系心，心下三系连脾、肝、肾，故心通五脏之气而为主也。"心的君主地位还通过经别的联系体现出来，足三阳经别进入体内后，均联系同名经脉属络的脏腑，然后上行到心。其中，足阳明经别"上通于心"；足少阳经别"上贯心"；足太阳经别"当心入散"。足三阴经别中，足太阴合足阳明，足厥阴合足少阳，足少阴合于足太阳经别，也"上达于心"。此外，手少阴经别"入于心中"，手太阳经别"内注于手少阴心经"。心通过经脉、心系、经别，联系其他脏腑，从而为脏腑之主，行君主之令，调节人体的生命活动，发挥养生之大主的作用。由于经络和脏腑密切相关，协同合一，共同连接成一个有机的整体，因而通过调理经络可以达到调理脏腑的功能，从而达到养生的目的。

（三）经络畅通是养生之根本

经络是脏腑相互联系的重要通道，如各种原因导致经络不通，脏腑失去正常联络，脏腑的功能不能正常发挥，则气血阴阳失调，这是疾病产生的常见原因和内在依据。故《医论三十篇》强调"人之经络不通，则转输不捷"。《素问·灵兰秘典论》则说："使道闭塞而不通，形乃大伤。"这里所说的"使道"就是经络。经络运行气血，《素问·生气通天论》谓"气血以流，腠理以密……长有天命"。强调气血运行流畅对人体健康长寿的重要性。气作为构成和维持人体生命活动的最基本物质，具有活力强劲且不断运动的特性。循经络运行之气，简称经气，是一身之气分布于经络的部分，是经络自身的生命活动。《素问·离合真邪论》谓"真气者，经气也"，指出真气是经气。真气的组成，在《灵枢·刺节真邪论》中作了解释："真气者，所受于天，与谷气并而充身也。"这里的"天"即指先天之气；"谷气"即指后天饮食水谷所化生的精微之气。两气合并而能充养身体则是真气，也就是经气。经气的正常运行，实现其网络周身，联通整体；运行气血，协调阴阳；抗御病邪，反映病症；传导感应，调整虚实的基本功能。如果经络不畅，则经气运行紊乱，严重者甚至达到《素问·示从容论》所说："经气不为使，真脏坏决"的程度，导致生命危殆。疏通人体经络，使全身气血运行流畅，阴阳协调平衡，则"阴平阳秘，精神乃治。"中医治病历来重视通调经络，《素问·调经论》曰："以通其经，神气乃平"，唐大烈《吴医汇讲》曰："用针通其外，由外及内，以和气血；用药通其里，由内及外，以和气血。其理一而已矣。"《医论三十篇》也说"庶络通而病解"。临床实践中，中医针灸用药选穴、气功运气，推拿按摩均非常重视保持经络畅通。因此，经络畅通是养生之根本。

在养生实践中，中医总结出养生防病要顺应自然界四时阴阳气候变化规律、保持乐观开朗心情、注意饮食和生活起居、适当进行劳动和体育锻炼，其中特别强调动静结合、劳逸结合，其原因就在于促进和保持气机通畅，经络通达，这是养生防病、延年益寿的根本。

五、体质辨识理论

辨体养生是中医养生的重要原则。中医学的体质辨别思想为中医辨体养生提供了重要的理论依据，《内经》对体质的认识是中医体质思想的开端，并形成了中医体质学说的雏形，内经之后，历代医家继承和发展了辨别体质的思想，在此基础上，中医辨体养生也随之得到了相应的发展。

体质是人体享赋于先天，受后天多种因素影响，并在其生长发育和衰老过程中，所形成的形态和心理、生理功能上相对稳定的特征。中医学很早就观察到了体质现象，如《灵枢·天年》曰"人之寿夭各不同"，《灵枢·论痛》亦云"筋骨之强弱，肌肉之坚脆，皮肤之厚薄，腠理之疏密，各不同……肠胃之厚薄坚脆亦不等"。体质还决定着机体对某些致病因素的易感性和病变过程的倾向性。因此，养生也须是基于不同体质的养生。

具体选择养生方法，制订养生方案，实施养生计划要以个体体质为基础。在中医辨证论治中，《素问·三部九候论》曰"必先度其形之肥瘦，以调其气之虚实"。《灵枢·大惑论》说"盛者泻之，虚则补之，必先明知其形志苦乐"。《灵枢·通天》亦云，"调阴阳，别五态之人"。《素问·微四失论》认为"不适贫富贵贱之居，坐之薄厚，形之寒温，不适饮食之宜，不别人之勇怯……此治之三失也"，皆强调了辨体质施治的重要性。同理，在养生中也应重视体质，进行辨体施养，依据不同体质来确定相应的养生法则，选择合适的养生方法，在辨体养生中调节偏颇体质，促进健康，平和体质，维护人体的阴阳平衡。

中医养生学历史悠久，且随着时代的前进，养生理论得到不断的创新和发展，到如今已经形成了深厚的理论基础，完善的理论体系。阴阳五行、脏腑经络、体质等理论在养生中的应用与实践，使中医养生学不但丰富了理论结构，还使其在实际操作中疗效更高，越来越受到大众的推崇。在时代的新起点上，我们更应开拓创新，博采众长，给中医养生学注入新活力，新理念，不断发展壮大其理论体系，以便进一步提高养生疗效。

第三节　养生方法的四大基石

健康长寿是我们每个人都渴望的，养生是一个永恒的话题。如果我们注重养生，优化自己的体能、体质，养成良好的生活方式，符合天人合一，遵守自然规律，了解一切可能导致疾病的元素，并采取积极措施，消除或减弱这些因素对健康的影响，努力提高健康水平，那么人的自然寿命应当在百岁以上。真正的健康源于自我对本性的觉悟，养生方法的四大基石是良好心态、合理饮食、适度运动、起居有常。

一、良好心态

健康，是人生最重要的事情。一个健康的人，不仅要身体健康，还要心理健康，要有自我控制的能力，并且处于内心平衡的满足状态，也就是我们经常说的要知足常乐。临床统计显示，由于心理情绪因素而造成的身心疾病，高达就诊病人总数的80%~90%。可见，调心、养心之重要。养生方法中最重要的就是要拥有一个良好的心态。

现代社会人们吃得都挺好，很多人也非常注重保养，可是吃得再好，保养得再好，如果没有一个好的心态，经常生气、悲伤、郁闷，这些负面情绪会给人体带来非常大的伤害，就好像一颗定时炸弹一样，随时可能毁掉身体。

我们经常会说"七情六欲"，其实，人的七情（喜、怒、忧、思、悲、恐、惊）影响面是非常广的，这些精神因素完全能够影响人的感情和人际关系，可谓"牵一发而动全身"。中医理论的奠基著作《黄帝内经》认为：不良情绪直接导致人体内的气机紊乱，并能直接伤及脏腑。

人每产生一种情绪，其肌肉、血管、神经、内脏、内分泌腺，甚至细胞的生理活动，就会发生变化，免疫系统迅速被调节。愤怒、焦虑、悲伤的情绪使大脑皮层的调节功能减弱，破坏内脏各器官和肌体的活动，人体代谢紊乱引起疾病；相反，乐观向上的性格使人身心健康，内分泌平衡，有利于延年益寿。

《素问·上古天真论》说："恬淡虚无，真气从之；精神内守，病安从来？"如果我们真的能够做到精神恬淡，经常保持愉悦、娴静、淡泊的心态，不过多地去追求身外的声色犬马、钱财名利，保持一颗平常心，那么我们自己身体内的真气就能够很好地发挥保护健康的作用，疾病怎么还能够产生呢？

好的心态，是养生的第一步。当情绪不好时，再多养生都是徒劳；当情绪不好时，用再多的护肤品都留不住年轻的容颜；当情绪不好时，用再好的保健品都难保健康的身体。

养生，首要是养心，养心首要是控制情绪。人有情绪是本能，人能控制情绪是本领，人人都要认识本能，又应当不断提高本领。

现代社会竞争日趋激烈，人们经常处于一种紧张压抑的生活状态中，这种时刻绷着的状态很容易造成身体内的瘀血。中医认为，人的疾病跟气血相关，气血不畅就会得病。

所谓"气生百病"。在人的一生中，不可能都是一帆风顺，当我们遇到不顺心、不开心的事情时，退一步海阔天空，不开心的时候，可以多敲一敲胆经，喝点玫瑰花茶或者加味逍遥丸，都有利于疏肝解郁。遇到事情情绪过激的时候，不妨先做深呼吸，让自己平静下来，保持一种淡定的心态、乐观的心态，理智地去面对，最重要的是自己要打开心结，心结打开了，心的气血就会通畅，气血通，则百病不生。

凡遇到想不开的事情了，不妨多与人沟通交流，在跟别人的交流中，能够释放和缓解压力，很多纠结的事情通过跟别人的交流能够得到很好的帮助和释放。另外可以多做换位思考，让自己慢慢平和下来。

自古以来，我们发现身边的长寿老人都是心态好的，笑口常开的。

2017年12月，由山东省老龄办、山东省老年学会等单位联合开展的山东省百岁寿星排行榜发布，这些老寿星的长寿秘诀共同点、排在首位的，就是性情开朗，心胸开阔。

四川成都市老龄委曾对全市 720 名百岁老人进行调查，结果显示，百岁老人中 89.17% 都是乐天派，心态好是他们的显著共性。

其实，很多惹得我们情绪波动的事情，回过头来看，都是小事，学会有个好心态，尽量让自己处在轻松、愉悦的生活环境中，这比什么都重要。俗话说喜由心生，当人的心态一变，对事物常存新鲜感，看世界的角度就不会像以前那样消极，心气顺了，心中自然就会回漾起喜悦。而喜悦之心又会波及眼界，使我们发现更多喜悦的人与事，一直良性循环，生生不息。

学会放松，学会舒畅情志，我们可以外出旅游，在大自然的美景中疗愈自己。到附近的公园散散步、打打拳，去登山、去远眺，哪怕什么都不做，就是发发呆、喝喝茶、晒晒太阳，也可以给我们的心灵补补钙，养足精、气、神，拿出最好的状态。

人一定要懂得知足常乐。平常多培养一些兴趣爱好，可以根据自己的个人具体情况去选择，比如听古典音乐，学习琴棋书画；养养花、种种草、外出垂钓；练练瑜伽、跑跑步等。这些都是很好的放松方式，通过这样的方法来放空自己，这样精神有所寄托，就可去除烦恼，陶冶性情，抒情畅志，心怀喜悦，保持健康的心理状态，促进养生长寿。

二、合理饮食

合理饮食对人体的健康有着非常大的作用，"饮食者人之命脉也"。现在人们的生活水平越来越高，食品的种类和数量也越来越丰富，但是吃得好了，不代表我们吃得对。近年来，饮食不当导致社会上流行一个非常时髦的词——"富贵病"。吃无禁忌，膳食结构不合理，口味偏重吃得咸，爱吃油腻的，吃完饭又不愿意多活动身体，进食量过多而活动量过少，多余的能量就会在体内以脂肪的形式储存，不仅体重增加，还造成营养过剩，久而久之，就形成了肥胖。肥胖直接或间接地又会引起其他一系列的疾病，比如三高、动脉硬化、呼吸暂停综合征、变形性膝关节症等，另外饮食与人体许多癌症的发生及发展有着密切的关系，这向人们敲响了警钟。

《黄帝内经》认为，饮食应该"法地道"。这里的"地道"指的就是我们平常所说的节气。"法地道"也就是指人的饮食应该遵循节气的变化。人应该按照节气规律去吃东西，吃应季食品，这样才是最合理的养生之道。比如，西瓜本在夏季成熟，草莓本是春季的应季水果，但是现如今，科学技术日新月异，我们在寒冷的冬天也可以吃到美味的西瓜和草莓，而西瓜和草莓都属于寒凉之品，按节气规律不应该在冬季食用，但生活中偏偏有人就喜欢在冬季食用，这样一来，就给本来寒冷的环境更增添了几分寒意，寒上加寒，就会对人体造成伤害，就不是传统文化所提倡的"法地道"。现在好多女孩儿有痛经的毛病，很大原因就是饮食上不注意造成的。

俗话说，"药补不如食补""脾胃为后天之本，气血生化之源"，所以要想气血充沛，必须要先把脾胃调养好才行。

另外在选购食物时，要选择符合卫生标准的，没有污染、杂质、变色、变味的、外观好的食物，尽可能吃天然的蔬菜、水果、肉类和谷物，少吃加工过度的食物，比如各种看起来精致却含着大量反式脂肪酸的糕点，一些糖分超标的碳酸饮料，各种含有致癌成分的烤制食物等。另外，要多在家吃，少下餐馆。最好的饭菜一定是来自家里的厨房，自己在家烹饪营养、美味又健康的食物，从中还能得到乐趣和满足感，何乐而不为呢？

三、适度运动

运动是健康生活方式里不可或缺的一环。生活中有一些人总是不爱运动，人如果老不运动的话，皮肤腠理的开泄功能就会削弱，会造成经脉的不通畅，就会损耗元气。反之，如果经常进行有规律的运动，尤其是阳光下的运动可以把我们身体内的湿气化掉，让血液循环更加通畅。

运动不仅能强身健体，提高身体的免疫力，还能够塑形，尤其对于爱美的女孩子来说还能保持美好的体型。此外，运动还能锻炼人体各组织器官的功能，能促进新陈代谢以增强体质。

2003 年世界卫生组织号召大家一生要坚持锻炼，因为强度适量的运动可以增加血液系统中的白细胞，而人体的免疫力主要依靠白细胞，所以每天运动 30~45 分钟，免疫细胞数目就会增加，抵抗力也会相对增强，进而提高人体的免疫力。可见，适当的运动，科学的锻炼，再加上良好的生活习惯就会使我们远离某些疾病的困扰。

运动不是药，但是它对生命影响的全面性，是所有的药物不能代替的。

（一）运动能减肥，改善三高，降低癌症发生率

运动能有效减肥，运动方式推荐有氧运动和无氧运动相结合。在经过一段时间运动后，当体重得到控制，就可以很好地控制血压，进而调节血脂和控制糖尿病，有效改善身体状况。

另外，据调查发现，运动多的人平均患癌几率降低 7%。常运动还能减少患结肠癌、胆囊癌、直肠癌和乳腺癌的概率，可将烟民患肺癌的概率减少26%。

（二）运动能改善心肺功能，远离心血管病

有氧运动是提高心肺功能的首选，如快走、慢跑、登山、游泳等，建议每周至少 3 次，每次 30~45 分钟，就能有效改善心肺功能。2016 年，《英国体育医学杂志》刊登的一项国际研究显示，羽毛球、网球、乒乓球等挥拍类运动能保护心血管，第二是游泳，第三为有氧运动。这些运动可以让人远离健康的"头号杀手"——心血管疾病。

（三）运动能延缓衰老，让人更聪明

规律运动是对抗衰老最好的选择。经常运动的人，其肌肉含量和力量都非常强，和那些不经常运动的人群相比，身体脂肪和胆固醇水平也没有增加，更重要的是免疫系统和年轻人一样强健。运动不仅能延缓衰老，经常运动还可以改变运动皮层，增强神经活动，让人更聪明，并且能改善学习记忆能力，持续锻炼可以取得更好的效果。

（四）运动能改善睡眠，改善抑郁情绪

当代人普遍睡眠质量差，失眠是目前困扰很多人的一个问题，失眠的原因有很多，其中一个便是身体缺乏运动。失眠患者若能坚持健步走、慢跑、做操、打太极拳等，会对神经系统的兴奋和抑制过程起到良好的调节作用，经过一段时间的体育运动，就能建立良好的循环，从而有效调理失眠。运动还能改善抑郁情绪。酣畅淋漓的运动，会让人感觉神清气爽，心情很好。在运动中，人们往往只关注运动本身，运动时周身血流通畅，身体会感觉非常放松。

虽说生命在于运动，但一定要注意运动量的控制，运动如果太过激烈，短时间内人体能量消耗过多，很容易造成抽搐、头晕，甚至猝死；运动时间如果过长，身体反而会制造出一些激素，抑制免疫系统的活动。因此，一定要科学、合理、适度地运动，根据自己的身体情况，量力而行。运动量合适与否，主要看两点：第一，一般情况下，运动结束后 10 分钟内，心跳恢复正常；第二，运动后的第二天身体状态佳，不疲劳。

运动养生，方法多种多样，在日常锻炼中，可以骑自行车、游泳、慢跑、打球、舞蹈、瑜伽、抗阻运动等，不管有多少种运动方式，适合自己的就是最好的！大道至简，最简单的运动就是走路，因为走路需要全身大量肌群的参与，可以促进血液循环。现在提倡每天走 6000 步，大家可以利用碎片时间，少坐电梯，少开车，迈开腿，多走走路，既能释放压力，还能健身减肥。

要养成良好的运动习惯，这不仅可以使我们享受运动的快乐，体验它带给我们的好处，同时还能让我们更轻松。首先运动前要热身，给身体一个适应的过程，运动后要拉伸，能帮助我们更好地加强运动的效果。其次运动要从力量、速度、耐力、柔韧、灵敏等多方面进行锻炼。在这里要提一下肌肉力量锻炼，随着年龄的增长，人体的肌肉含量在下降，而肌肉量对我们的骨骼有非常好的保护作用，因此加强肌肉力量锻炼非常重要。

四、起居有常

起居有常是身体健康的根本。根据"天人相应"的思想，人与自然要协调一致，无论是起居作息还是日常生活的各个方面，都要符合自然界规律，顺应天时，顺应四季更替的规律，道法自然，这是强身健体、延年益寿的重要原则。

《黄帝内经》说"居处法天道"，所谓天道，也就是昼夜，随着太阳的升起、降落，阴阳之气交互消长。"居处法天道"，是说人与天地阴阳要保持协调统一的关系，人的起居应该顺应天地运转的自然规律，起卧有时。到了夜晚天黑了，阴气隆盛，人就应该睡觉，天亮了，阳气始生，人就该起床，让身体的阳气和天地的阳气一起生发。不要贪睡，人如果老睡懒觉的话，第二天起来就会没精神。起床后坚持锻炼身体，做一些力所能及的体力劳动。以前人们日出而作日落而息，跟着太阳去养生，今天的人们喜欢夜生活，一些人甚至在深夜的欢娱中透支了生命，作息方式打乱了身体的生物节律，引发了包括胃病、关节痛、肌肉痛和睡眠障碍等很多病。所以古人有"一夕不卧，百日不复"的说法。所以我们不要贪恋夜生活，不要经常熬夜，熬夜对人身体影响极大。人体最重要的解毒器官肝脏，它的特点是：人卧则血归于肝，坐立则向外供血，就是人只要一躺下，肝主藏血的功能才能发挥。只有肝能藏住血，身体才能正常运转，因此一定要好好睡觉，来养护肝脏。这样才能使阳气得以潜藏，用阴气来养阳气。这就是"居处法天道"，要求我们遵循着阴阳四季和昼夜寒暑来合理安排个人的起居生活。

另外，生活水平的提高，也让很多人过着一种恒温的生活。夏天气候炎热，人们经常待在空调房里，常年与空调相伴，这样我们就很容易得居处病（空调病）。现在很多人夏天有浑身不舒服的感觉，睡一觉起来腿和胳膊都疼，就是因为经常待在空调下。到了冬天，天气虽冷却有暖气，就这样，无论夏天还是冬天，人们很少有机会出汗或感受寒冷，这样我们违背自然规律就会出现相应的疾病。我们现在长期生活在钢筋水泥的城市中，高楼大厦林立，很多人居住的房子都很高，这样对身体也不好。于是我们都很向往在地面带院子的房子，于是很多人在节假日或周末去郊外享受大自然，到农庄从事一些体力活动，以减缓不健康的生活方式带给自己的危害。因为在接近地气的环境中，人能更好地与大自然和谐统一，一打开窗户就可以呼吸清新的空气，一推开门就可以走到院子里去晒晒太阳，享受日光浴，这样非常舒服，这都是一种顺应自然、顺应天道的有意行为。

在物欲横流的现代社会，我们更应该好好地养护自己的身体，要做到顺应时节，合理起居。春为四时之首，万物更新之始，春天，自然界欣欣向荣。在起居上，人们应该早点起床，穿着宽松的衣服到外面散散步，让我们的身体适应春天的生发之机而充满生机；夏季烈日炎炎，自然界一片繁荣秀丽，此时阳气最盛，在作息起居上，也宜晚睡早起，中午可小睡一会儿，这样能使阳气充分宣泄，以顺应自然界阳盛阴衰的变化。秋季气候由热转寒，秋高气爽，是阳气渐收、阴气渐长、由阳盛转为阴盛的关键时期，在作息上，早上不宜起得过早，晚上也要早点睡觉。精神情绪要保持安定平静，以缓解秋凉对人体的伤害。冬季是一年最寒冷的季节，自然界草木凋零，万物伏藏。在起居上，要早睡晚起，日出而作，以保证充足的睡眠时间。人们这时要减少活动，以利阳气闭藏，养精蓄锐。

起居有常是调养神气的重要法则。只有作息合理，才能提高人体对环境的适应能力，才能保养神气，人才能精力充沛，生命力旺盛。人的寿命长短与能否合理安排起居作息有着密切的关系，所以起居有常要求人们建立一套科学、合理、规律的日常生活作息制度，日出而作、日落而息、晨起活动、睡前渐静、饭后要走、午后将息，并要持之以恒，只有这样生活下去，我们才能远离疾患，使身体始终保持健康状态。

第四节　养生方法的学习要求和方法

正确的养生方法是在科学的理论指导下进行的，因此在学习各种养生方法之前，需要对中医养生学的指导理论有一定的认识。通过不断地实践去掌握各种养生方法的操作要点，理解各种养生方法的作用原理，并且能够将养生方法正确地加以实施和运用。

一、学习要求

正确的养生方法也是不断发展的。纵观中医养生学的发展史，养生理论和养生方法总是在不断地继承精华、弃除糟粕，并且不断吸收外来的养生方法和科学的理论知识。这就要求我们在学习常用养生方法时，能够在了解基本的理论基础上，运用自身专业知识，与时俱进，不断接受新观念和新方法，学会在众多的养生方法中判断真伪，运用正确的养生方法指导实践。这就要求不同文化背景的同学通过基础的理论学习，将中医对人体认识的基本理论融会贯通，运用于具体的养生方法中。

养生方法涉及日常生活各个方面，不同专业背景的同学，可以结合自身的专业特色，在掌握正确养生理论的指导下，探索符合自身专业特点的养生方法。

另外，常用养生方法都是实践性非常强的内容，在学习过程中除了掌握基本的理论知识，以及各种养生方法的适用范围、具体操作、注意事项等，还需要将理论知识运用于实践生活中，指导自己和他人进行养生实践。只有在正确的理论指导下通过不断的实践，才能将各种养生方法领会于心，并且在实践中去发现问题、反思问题，真正掌握养生的真谛和方法。

二、学习方法

《常用养生法》教材不仅有理论指导，还着重方法学习，穿插案例分析，突出实践操作，使教材具有基础性、可读性、可教性、实用性的特点。因此在学习时应注重各种养生方法的实践与运用，从自身做起，身体力行，将养生知识付诸实践，持之以恒开展养生，并在实践中去思考养生基础理论。教材的内容毕竟是有限的，因此，学习本门课程，在掌握教材内容的同时，应不断充实养生知识，结合自身专业特点，融合正确的养生方法。

中医养生的内容非常丰富，养生理论是从养生实践中不断总结、概括和提炼出来的，养生实践又要依靠理论具体分析来确立养生方法。因此在学习时要将本书的知识前后联系，前面的理论部分略显枯燥难懂，可以在学到后面具体的养生方法时再结合前面的理论知识来分析、思考，了解中医对人体的各种理论知识，还可进一步阅读后面的参考文献进行拓展学习，真正做到理论与实践相结合。

当今社会，有诸多的养生伪论，总结其主要来源有三：一是自创，二是歪曲，三是夸大。这些伪论，在当前养生新形势下，需要加以小心甄别，运用科学的理论知识辩证分析，在批判的基础上去鉴别真伪。遇到一些新颖的养生方法，首先要用自身学习的理论知识去思考和甄别，判断其真伪，而不是人云亦云，不假思索地直接拿来用。

最后，养生贵在坚持。在选择适合自身正确的养生方法之后，就要专注于该方法的锻炼，就要专一、精练，切忌见异思迁、朝秦暮楚。养生方法要有益健康，就得遵循各种方法自身的规律，循序渐进，坚持不懈。因此，学习和实践养生方法需要树立正确的态度，掌握正确的方法，勤学苦练，细心体会。

本章小结

　　本章主要介绍了养生和养生方法的概念，养生方法的形成和发展史，养生理论中的阴阳五行理论、藏象理论、精气血津液理论、经络理论、体质辨识理论，养生方法的四大基石：心态、饮食、运动、起居，以及学习本门课程的要求和方法。其中难点是养生的理论，要理解阴阳和五行的概念，以及它们之间的关系，掌握藏象理论的内涵，明白五脏六腑各自的生理功能，对精、气、血、津、液、神的概念有初步的认识，对人体的经络系统有初步的了解，能够运用体质辨识理论对自身的体质进行初步的判断。

思考与练习

一、单项选择题

1. 五禽戏最早是由谁创立的？（　　　）

A. 扁鹊　　　　　　B. 华佗　　　　　　C. 张仲景　　　　　D. 孙思邈

2. 下面哪本著作是孙思邈所著？（　　　）

A.《伤寒杂病论》　　　　　　　　B.《备急千金要方》

C.《神农本草经》　　　　　　　　D.《诸病源候论》

二、思考讨论题

1. 如何理解藏象与养生之间的关系。

2. 从哪些方面理解经络理论是中医养生的理论基础。

参考答案

第二章

情志养生法

本章重点 |||

　　本章介绍了情志养生的具体方法，第一节阐述了如何通过修德调神以保持愉悦开朗的精神、心理状态；第二节阐述了如何用怡情摄神的方法排解不良情绪；第三节阐述了如何运用五行制约规律，通过情志养神转移不良情绪，恢复健康的精神状态。本章主要针对情志养生的各种方法进行阐述与总结，提出行之有效的情志调节措施和应对方法，具有较强的操作性，是常用养生方法中的重要部分。

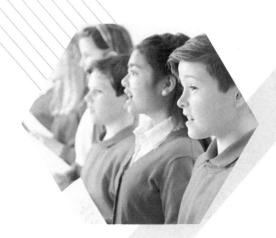

通过本章内容的学习，学习者需要了解恬淡修德、情志养神的具体内容；熟悉坦荡修德的具体内容，熟悉怡情摄神中的暗示、调气方法；掌握仁爱修德的内容及培养方法，掌握怡情摄神的疏泄、转移、节制不良情绪的方法。通过学习本章内容，能够通过调节情志以达到养生的目的。

本章思维导图

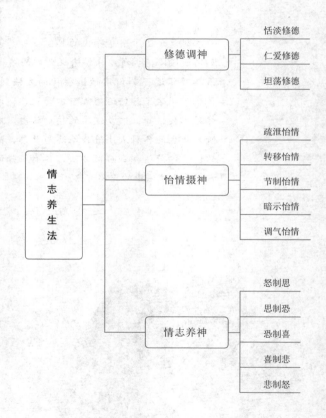

情志养生法是在中医理论指导下，通过主动地修德调神、怡情摄神、情志养神的方法，保护和增强人的精神、心理健康；通过疏泄、转移、节制、暗示、调气等措施及时排解不良情绪，恢复心理平衡，达到情志和调、心安神怡的养生方法。

中医学认为神是人体生命活动的主宰和外在总体表现的统称。情志是神的表现之一，包含思维、情感、意识及其他各种心理活动。人体正常的情感表达，中医将其统称为"七情（即喜、怒、忧、思、悲、恐、惊七种正常的情感表现）"，如果七情表现过激就会发展为疾病。因此，如何调节情志，是维持健康，实现延年益寿的重要方法之一。

第一节　修德调神

修德调神，即通过主动提高自身道德品质的修养，以减少外界各种刺激对精神情绪的不良影响，长久保持开朗、乐观、愉悦的精神心理状态。道德修养，源自不断的自我提升及正确的培养方式。明代王文禄在《医先》中就有"养德，养生，无二术"的观点，认为修德即是养生，养生也必须修德。道德高尚之人性情多豁达，行事光明磊落，遇事心态积极乐观，且多具有高雅的生活情趣。孙思邈在《千金要方·养性》篇中指出"德行不充，纵服玉液金丹，未能延寿"。中国历代养生家均将修德养性列为养生之首要。纵观有记载的长寿之人，多是性情开朗、德行高尚之人。可见，养德与养生息息相关，修德调神是情志养生的重要方法之一。德行兼备之人，内心清静安宁，不易受外物所扰，不被欲望支配，才能达到"恬淡虚无，精神内守"的身心合一状态，实现健康长寿的养生目标。

从中医学角度来看，修德与五脏阴阳协调具有密切联系。《素问·脉论》篇提出"修身为德，则阴阳气和"。此处的"阴阳气和"就是指脏腑阴阳和谐，即是健康状态。德行高尚之人能够健康长寿，其秘诀在于修德能使人心态安好、情志调畅，故脏腑阴阳之气和谐，如此才能延年益寿。

因此，情志养生应以修德为首要目的，修德调神可通过恬淡修德、仁爱修德、坦荡修德的方式，使人与社会和谐统一，在互动过程中心理与情绪达到和谐稳定的状态，是情志养生的重要组成部分。

一、恬淡修德

（一）恬淡修德的定义

恬淡是一种心境，"夫虚静恬淡，寂寞无为者，天地之平而道德之至也"（《庄子·天道》），指的就是这种安静、淡泊、不慕名利、与世无争的内心状态。修德指修炼自己的内心，使其清净没有杂念，豁达平和，心胸宽广。恬淡修德，即是追求内心平和，精神内守的精神心理状态，可通过高雅的兴趣爱好，提升自我修养，以追求内心清静，维持脏腑阴阳的协调平衡，有益于身心健康，最终实现延年益寿、养生防病的目的。

（二）恬淡修德的培养方法

恬淡修德一定先要养心，使心清净、无欲、无我，感悟超凡脱俗的虚无境界。立志修德者，首先要恬淡而寡欲，无欲以观其妙，不以得喜、不以失忧。恬淡修德之法需内外兼修，一是向内求于心，通过静息凝神，减少内心杂念的方式，体察自然平衡之理，感悟社会协调之法，寻求内心清净平和之道；一是向外求于形，通过各种富有情趣的娱乐活动，如琴棋书画、旅游观光、高雅艺术欣赏等方式，在高雅的情趣活动中，舒畅情志、怡养心神、寄情于景，提升精神境界，以达到修身养性的目的。

现代人的生活节奏紧张，对物质的欲望越来越强烈，但精神上却越来越空虚贫乏，内心浮躁，性格急躁，心胸狭窄，难以达到内心平和的精神状态。而恬淡修德的养生方式就是通过引导人们关注内心的清静，减少过度的欲望，淡泊名利，行善养性。无论是选择静息凝神的内求于心方式，还是选择高雅活动外求于形的方式，目的均是用于辅助我们的内心进入清静平和的心理状态，减少外物对我们精神世界的侵扰。恬淡修德追求内心的清静，重视精神层面的调节，而不强调用何种方式才能达到这样的精神状态。因此，无论选择用什么方式来实现恬淡修德的目的，内心的恬淡虚无，清净平和，才是精神养生所追求的最终目标。

二、仁爱修德

（一）仁爱修德的定义

儒家代表人物孔子，在《论语·雍也》篇中提出"仁者寿"，指出当人怀有仁爱之心就会长寿。作为"仁"思想的提出者孔子享年 73 岁，"仁"思想的传承者孟子享年 84 岁，两者都是其生活时代当之无愧的长寿之星。孔子与孟子将"仁"总结为"爱人"，即人的爱心，对他人要有仁义慈爱之心，仁慈、宽容、包容之心。董仲舒在《春秋繁露·循天之道》中提出："故仁人之所以多寿者，外无贪而内清净，心和平而不失中正，取天地之美以养其身。"

《礼记·中庸》中也对仁爱与德行修养有论述，以仁爱之心，日行大德，则"大德，……必得其寿"。这里的"德"，就是道德品质的意思，而具有仁爱之心的人往往兼具高尚道德品质。

《大学》中有"德者，本也"之说，提出追求高尚的道德品质才是人立身的根基，而良好的道德品质应当以仁德为根本。因此，养生应从培养和提高道德品质为出发点。只有重视品德修养、长存仁爱之心的人，才能始终与他人保持和谐的人际关系，心神无所扰，精神愉悦才有益于健康长寿。

（二）仁爱修德的培养方法

仁爱修德可以通过一定方式的培养而得到提高。

1. 恻隐之心

仁爱之心源于恻隐之心，人人与生俱来都有恻隐之心。《孟子·公孙丑上》有"恻隐之心，仁之端也"的见解。当我们见到他人或者他物遭遇不幸时，心中自然而然地产生怜悯之情，不禁生出保护、救助他人或他物的想法，这就是恻隐之心。纵观历史，具有高尚品德之人，往往也是最易触动恻隐之心的仁者。仁爱修德尤其要注意对恻隐之心的培养。

2. 换位思考

仁爱之心需要常作换位思考。譬如唐代养生家孙思邈在《大医精诚》中提出，当医者具备恻隐之心时，会对患者进行换位思考，推己及人，不断提高自己的专业技能，以帮助患者恢复健康。而养生的换位思考，更强调时常，要时时、事事多进行换位思考。当见到不幸之人或不幸之事，换位思考可以激发我们的救助心理，仁爱之心便由此而发。

反之，当遇到美好的事物时，换位思考可以更好地激发我们"发现美的眼睛"，体会美好事物不仅给我们自身带来愉悦感，还能使我们精神得以放松，而良好的心情有利于健康长寿。同时，当人感受到他人的爱心或见到他人的善行，若能以之为榜样，换位思考以提醒自己多学习他人的善举；或当见到他人不道德的行为，应劝诫其制止不良行为并予以改正，同时换位思考以警醒自己，不要做出同样的不良行为。这都是我们对仁爱之心的培养。

3. 感化他人

仁爱之心还可以间接地通过自身的行为感染他人，以营造仁爱的环境。但要注意，这种行为必须是通过感染或感化的方式，而不能通过强迫或干预他人的生活，更不能触犯法律法规及道德准则。以自身行为感染他人，是一种"被动"的仁爱修德方式，不能因为自己具有良好的行为，就要求他人必须做出改变，而是需要关注于自我的行为，期待良好的行为方式可以逐渐感化他人做出积极的改变，以仁爱之心感染他人。

4. 树立理想，坚定信念

现实社会中，诸多因素会干扰或影响我们对仁爱之心的维持和培养。如遇此种情况，树立一个积极向上并愿意为之奋斗始终的理想或信念目标，对我们坚定仁爱之心、坚持仁爱之行，是十分有必要的。从养生角度而言，这类信念可以是"健康长寿"，或者"人人有爱"等。

同时要意识到，仁爱之心虽然不会完全泯灭，但如若不善加培养，是会"萎缩"的。仁爱之心"萎缩"至一定程度，就会对事物表现出冷漠甚至无情的反应。这对情志养生是非常不利，甚至会影响身体健康。因此，在面对生活中的种种不平之事或不善之言，善养生者应仁爱修德，保持平常心，积极乐观地面对生活中的各种逆境。

5. 豁达处事

常怀仁爱之心，常做仁爱之事，是仁爱修德的关键。需要我们秉持良善之意，不断提高道德修养，同时注意培养豁达的心境。豁达是一个人在为人处世中所表现出来的宽宏度量。豁达之人必是开朗之人，也是胸怀博大之人，这样的人鲜有烦恼、忧愁、厌恶等不良情绪，喜悦之情常存，不会因计较个人得失而整天愁容满面。俗话说"笑一笑十年少"，《素问·举痛论》解释为："喜则气和志达，营卫通利。"在现实生活中，"人生不如意事，十常八九"。但当人拥有了豁达的心境，心情就能保持愉快畅达，故而气血调和，身心健康，也就能活得轻松、潇洒，倍觉年轻，恰如清代王静庄《冷眼观》所述之"心宽出少年"。凡事从宽处想，从大处想，不拘泥于一时一事的得失，是精神养生的具体方法之一，能使人常葆青春。反之，如果心胸狭窄，遇事斤斤计较，意气用事，则徒增气恼，更伤自身，当为养生之戒。

三、坦荡修德

（一）坦荡修德的定义

情志养生，应具有坦荡的胸怀，处事光明磊落，不做损人利己之事，不贪不义之财，才能心安理得，心神安宁，自可健康长寿。清代程文囿提出人欲养生，若能胸襟坦荡，宁静淡泊，正如春气之和融，必能气血畅达，阴阳和调，自可益寿延年。拥有坦荡的胸怀，无论是面对顺境或是逆境，都能积极应对各种冲突与挑战。胸怀坦荡之人不会执着于欲望与执念，能果断地放下心中的执念，转而追求对自身品德提高更有益处之事；即便遇到重大变故也能保持清醒的头脑，能做到泰然处之，以不变应万变。

君子多为坦荡之人，孔子云："君子泰而不骄，小人骄而不泰"（《论语·子路》），又云："君子坦荡荡，小人长戚戚"（《论语·述而》）。君子与小人，区别于品德的分化，因而具有完全不同的心理活动。不注重道德修养之人，往往在获得权力、地位以及财富之后，就会变得傲慢狂妄，飞扬跋扈；稍有成绩，便会抑制不住地沾沾自喜，骄傲自大；每当看到好的东西，便会欲壑难平，妄起贪念；如若得到了，又唯恐失去，甚至会整天提心吊胆，平添种种烦恼与忧愁。像这般患得患失，宠辱皆惊的心态，没有一点泰然之象，必然有损自己的寿限。而胸怀坦荡、不骄不躁的君子，无论面对任何境遇，都能保持内心平和，荣辱不惊，泰然处之，故能气血条达，五脏调和，实现康寿延年的养生目标。

由此可见，坦荡的胸怀气度，有益于道德修养的提升；而在道德培养的过程中，胸襟坦荡也是君子的处事态度。

（二）坦荡修德的培养方法

坦荡修德可以通过省身修德的方式进行培养。

1. 省身修德

《急救广生集》中曰："凡人平日饮食，男女之间，能自节爱，便是省身修德。"可见，省身是修德必不可缺的环节，通过不断地对自身行为进行反省，发现自我的不足，才能成就更好的自己。俗话说："人非圣贤孰能无过，过而能改，善莫大焉。"人人都会犯错误，但只有坦荡地承认自己的不足，并勇于承担因自我的过失所导致的后果，才能坦荡做人。对错误进行自我反省，从失败中总结经验教训，方能得到成长。反之则容易骄傲自满，毫无长进。《医灯续焰·尊生十二鉴》曰："所谓修德者何？即忏悔改过也。要在扫除旧习，顿悟昨非，束步绳趋，兢时惕日，如此不辍，如此终身，是之谓真忏悔，真改过也。"所以，坦荡修德提倡"省身"，即通过自我反省，改过自新，提升自我的素质修养，以健全人格。

2. 省身与寡欲

坦荡修德可以通过省身、寡欲的方式，不断获得提升。

省身，指在日常生活中，时常对自我思想及行为进行反省与自律，不断提升自我的道德修养，令自己的行为更符合道德标准，如此也更有益于养生。曾子的"吾日三省吾身"（《论语·学而》）告诫我们，善养生者可通过每日的自省，审视自我的行为是否符合道德规范，通过省身，逐渐培养良好的品格，健全人格，不被贪婪、嫉妒或怨恨的心态包围，能够正确地认识自我以及处理各种复杂的社会关系，调整个人对环境的适应能力，有益于身心健康。

寡欲，指尽量减少过度地索求或过分的欲望。当我们困于欲望深渊时，内心就离坦荡渐行渐远。因此对外物要寡欲，寡欲方可恬淡，恬淡则心清气顺，精神内守，五脏六腑气机和调，精充气旺，形体健壮，自可却病延寿。老子在《道德经》中提出为人处世要"见素抱朴，少私寡欲"。无休止的欲望，使人的心神始终处于混乱之中，各脏腑组织气机紊乱，长久便会造成功能失调，导致疾病丛生。因此，不断地修德调神，以理性和意志节制人的过度欲望，合理认识和处理个人私欲（如权欲、钱欲等），才能避免精神受到纷扰，有益于养生长寿。

修德调神的方法除以上所述的恬淡修德、仁爱修德、坦荡修德之法外，还有很多。值得注意的是无论采用何种方法用以提高道德修养，都要对欲望具有客观的认知。必要合理的生理欲望应该得到满足，但是过度的心理欲望就需要节制。

第二节　怡情摄神

怡情摄神，即是在人的精神将要或已经失于清静、发生异常时，采取适当的方法，使情志回归正常的精神养生法。

人的情志也称情感，中医学概称为"七情""五志"，是人在接受各种刺激后的精神与心理活动的综合反应。人的情感表达正常且有节制，是机体各脏腑组织生理功能正常的外在表现。现代研究也表明：正常且有节制的情感表达有助于人体新陈代谢的平衡，能提高人的免疫功能和抗病能力。

人的情志是不断变化的，外界环境的变化、人体生理或病理改变，都有可能激发人的情志变化，表现为人的情绪状态总是起伏不定。正常人会对外界刺激做出适度且恰当的情绪反应，例如愉快、满意等正面情绪占比较多，这是人类积极情绪的表现。但若因内、外因素影响，导致人的情志出现抑郁、偏激等消极的情绪，一旦超过机体的承受能力，就会影响人体脏腑气机的正常运行，轻则脏腑功能失调，重则导致疾病发生，甚至危及生命，对人体的健康会带来极大危害。《素问·举痛论》里也指出"怒则气上，喜则气缓，悲则气消，恐则气下""惊则气乱""思则气结"。过激的情志，会损伤相应脏腑的功能，对我们的健康产生不利的影响。因此，当情志过激时，应及时通过主动的控制和调节，怡情摄神，避免不良情绪对人体的进一步损害。"心病还需心药医"，当过激情志产生时，可酌情选择运用以下方法。

一、疏泄怡情

（一）疏泄怡情的定义

疏泄怡情法就是指将积聚、压抑在心中的负面情绪，通过适当的方法发泄出去，以尽快恢复心理平衡。中医认为五脏中肝主疏泄，主管人的精神情志表达，肝的疏泄功能正常，人的情志和调，即便有不良情绪，也能很快地自行调节，恢复平和的心态。因此，对情绪的调养，就要注重对肝的保养，尤其要重视肝疏泄功能的调养。

古人有"不如人意常八九，如人之意一二分"之言。人生中的逆境远多于顺境。当面临较大压力时，应及时适当地宣泄不良情绪，可以采用疏泄怡情之法用以缓解压力，达到调节情志稳定情绪的目的。反之，不良情绪郁积不宣，就会影响脏腑功能，积累过多必然使机体气血失和变成疾病。疏泄怡情法来自中医学"郁则发之""结则散之"的防治思想。通过及时地疏泄不良情绪，可使人在压力中得到缓解，能够更好、更快地面对生活中的逆境。

（二）疏泄怡情的运用方法

需要疏泄的情志以不良情绪居多，所以宣泄时方法要适当，同时还要注意适度，否则同样会损伤脏腑气血而为病，此所谓"悲哀喜乐，勿令过情，可以延年"。疏泄情志可以采用直接疏泄法，例如哭泣就是最直接的疏泄方法。《素问·宣明五气》认为，流泪是肝气疏泄的表现形式，哭泣后肝气得以条达，可缓解不良情绪对机体的影响。现代研究表明，因感情变化而流出的泪液中含有两种神经传导物质，随眼泪排出体外后，悲伤、痛苦的情绪也会随之得到缓解。此外，通过放声歌唱、开怀大笑等情绪释放方式，都可以达到疏泄怡情的目的。还可以通过找人倾诉以排忧解难，或寄情于诗词之间，或挥洒于书画之上，这些间接疏泄形式，也可将心中的不良情绪宣达出去。

疏泄怡情还可以通过运动、旅游、歌唱等方式来实现。倾诉者通过交谈方式疏泄心中积郁的情感，以减轻或消除心理压力，避免因不良情绪持续堆积引起的精神崩溃，使其调整好心态，能够适应环境带来的压力。在进行倾诉或交谈时，倾听者应采取同情、关怀与耐心的态度，同时要为讲述者保守秘密，让讲述者能够无所顾虑地畅所欲言。在疏泄达到一定效果后，再给予温和的正确指导。切忌采用讲大道理或者过度批评的方式。如果不良情绪已无法通过倾诉方式得到宣泄，可以选择心理医生进行专业的指导。

旅行散心

莉莉最近很不开心。由于工作上与客户有点小矛盾，加上对上司处理本次事件的结果很不满意，莉莉一气之下决定辞职。辞职后的数日，莉莉终于有机会把囤积在家的零食毫无顾忌地享受一番，不用顾忌体型而抑制食欲；以前没时间追的剧也能爽快地一口气刷完；终于有时间呼唤好友们出外聚餐。

一周过后，莉莉并没有因此感到心情舒畅，家人与好友对莉莉的辞职一事态度不一，有劝慰的，也有反对的。莉莉因为众人的建议而苦恼不已，放纵后更多感到空虚与迷茫，不知道未来该怎么办。

好友安娜得知此事后，建议莉莉选择一次放松心灵的旅行。莉莉想想，觉得这个主意很不错，于是开始在各大旅游平台以及旅行社的实体店中咨询旅行计划。很多旅行线路都让莉莉感到欣喜，选择困难症发作的莉莉挠头不已。面对有限的预算应该如何选择旅行计划呢？安娜再次建议莉莉挑选自己最喜欢的旅行目的地。挑选的时候重点选择山川或海边，气候宜人、物价适中的目的地可以作为首选目标。莉莉欣然接受了安娜的推荐意见，最终选择了心中一直向往的庐山为本次旅行的目的地。

旅行途中，莉莉见到了庐山的瀑布，感受到"飞流直下三千尺"的壮观气势，沉浸在大自然的怀抱中，体会着来自风中的自然气息。莉莉顿时感到心灵都得以升华，郁闷的心情在此刻荡然无存。愉快的旅行不仅让莉莉结识了新朋友，还在旅行参观途中游览了名家真迹，导游的解说也让莉莉感受到：原来我不是最不幸的人，还有这么多名人雅士也曾经遭遇了命运的不公，但他们也在旅行中感受到了山川之美、自然之美。眼前的困境也不是无法翻越的高山，这只是人生的一次挫折，没什么过不去的，人生的美好怎能被挫折替代。

旅行归来的途中，莉莉在心底怀揣着对未来的美好憧憬，伴着微笑入眠，莉莉期待着与明日的朝阳相遇。

【案例点评】

从这则案例可以看出，莉莉遭遇挫折后，虽然也曾尝试自我调节，可是所用的调节方式并不是正确的疏泄方法，虽能让莉莉感到一时痛快，但并没有达到莉莉的心理预期，反而让莉莉陷入迷茫与空虚的情绪。而好友安娜的旅行建议，却让莉莉在本次旅行过程中疏泄了不良情绪，同时在旅行中收获了许多感悟，重新建立起自信心，对未来充满期待。

通过这则案例，请同学们思考：为什么莉莉通过本次旅行达到了疏泄不良情绪的目的？从安娜给莉莉的旅行地的选择建议中，你学到了什么？请同学们结合本节内容，谈谈自己的看法。

二、转移怡情

（一）转移怡情的定义

转移怡情，即通过一定的方法和措施以转移消极情绪和意志，通过改变周围环境，使人脱离不良刺激因素，从消极状态中解脱出来。转移怡情是中医怡情摄神的方法之一，也是最易被大众所运用的情志调养方法。

中医认为五脏化生人的各种情感，而情绪堆积日久又会影响相应脏腑的正常生理功能。因此，及时转移不良情绪，有利于生理健康。《续名医类案》中记载，用投其所好的方式转移人的不良情绪，疾病很快就能痊愈。转移不良情绪，可以恢复积极的心态，有利于身心健康。

（二）转移怡情的运用方法

转移怡情法的运用与不良情绪的类型相关。生活中往往有人将关注点过度地聚焦于某一事件，导致整日胡思乱想，甚至产生苦闷、烦恼、忧愁、紧张、恐惧等不良情绪和意志。此种情况，可采用多种怡情方式用以分散注意力，转移焦虑点，或通过改变周围环境，使人脱离不良因素的影响。移情的方法有很多，应用时应根据不同人的心理、环境和客观条件，采取不同的措施灵活运用；也可根据需要，将多种怡情方法配合使用，达到排解不良情绪的目的。以下我们将介绍几种常用的转移怡情法。

1. 琴棋书画怡情

琴棋书画怡情法是自古以来颇受读书人喜爱的一种兴趣怡情法。古人在烦闷不安、情绪不佳时，偏好选择能够转移情绪的音乐或戏曲，可使紧张、苦闷等情绪随之转移。现代人也可根据自己的兴趣爱好，从事自己喜欢的活动，诸如书法、绘画、音乐、舞蹈等，可借由兴趣爱好来放松精神，以排解愁绪，舒畅气机，颐养心神，有益于身心健康。

但要注意，运用琴棋书画之乐事以转移不良情绪，应有开阔的心境，而不宜带有市侩的目的性，如《福寿丹书·清语摘奇》所述："书画赏鉴是雅事，稍一贪痴，则亦商贾。"

现代兴起的各种娱乐方式，只要能够舒缓心情，又能引发人积极向上，都是很好的转移怡情法。同时要注意适度原则，不能沉溺于娱乐，沉迷于游戏，这样的放纵方式，是无法达到转移消极情绪和意志的目的。

2. 运动怡情

运动也是最常见的怡情法之一。通过运动不仅可以锻炼形体，保持机体健康状态，以增强生命的活力；同时在运动过程中，还能有效地发泄不良情绪，使机体重新恢复平衡。研究表明：人在运动时，大脑会释放内啡肽，这是一种能引起精神愉快的化学物质，使人产生欣快感、放松感。通过适度的运动能增加内啡肽的生成，显著地缓解紧张感，甚至能达到消除失望、沮丧情绪的目的。

如果遇有情绪紧张、郁闷时，不妨选择一项自己喜欢的运动，通过运动的过程以转移注意力，缓解不良情绪。可以选择参加体育活动，或参与适当的体力劳动，以形体的紧张来消除精神的紧张，既强健了体魄，又愉悦了心神。要注意运动中的安全防护，才能在尽享运动带给我们愉悦感的同时，又能达到运动怡情的目的。

中国传统的体育运动，主张动静结合，形神一体，身心并用，使机体各脏腑达到阴阳平衡状态。锻炼时强调凝神调息，一切不良情绪也会随之转移。特别要提出的是长期患病的人，尤为需要运动怡情以疏解积郁的情绪，可有助于身体恢复健康。

3. 升华怡情

升华，就是用顽强的意志战胜不良情绪的干扰，用理智化作行动力，不被一时的失意所击倒，志存高远，投身于更伟大的事业中去。

譬如两汉时期的司马迁虽惨受宫刑，但其以坚强不屈的毅力全力投入到《史记》的撰写之中，把身心创伤这一不良刺激变为奋发努力的行动力，以抒志解愁，调整缓解心理矛盾，转移不幸遭遇所带来的痛苦心境。又比如战国时期的著名军事家孙膑，因受庞涓的嫉妒和谋算，受膑刑被人挖去了膝盖骨，但他并未一蹶不振，而是靠顽强的意志力活了下来，帮助齐国建功立业，很快誉满天下，晚年隐居山林，潜心研究军事理论，其所著的《孙膑兵法》成为流芳千古的军事名篇。

因此，一时的失败不是放弃的理由，只要志存高远，坚定信念，坚持奋斗，胜利终将属于永不言弃之人。升华怡情好似登高望远，转变视角的高度，从更高的境界看待现在的困境，困难就会变小，苦难也只是人生的一部分，并不是人生的全部。升华心境，努力成就精彩的人生。

4. 超脱怡情

超脱，就是在思想上把事情看淡，在行动上主动脱离导致不良情绪的环境。例如高考落榜，有的考生灰心丧气，感到前途无望，更有甚者竟想轻生。此时应冷静思考，上大学并不是唯一的出路，振作精神，勇敢地面对现实，脚踏实地去寻找适合自己的道路，前途总是光明的。或者选择换个环境，如外出旅行等，暂时脱离现有的环境换个心情，这也是恢复精神、心理平衡的方法之一。

音乐巨匠贝多芬，25 岁时患耳疾，45 岁时失聪，一生都在和贫困、疾病、失意、孤独等各种磨难作斗争。为了艺术，他牺牲了平庸的私欲，战胜了一切不幸，在困境中大声疾呼："我要扼住命运的咽喉，绝不向命运完全屈服！"于是便有了响彻中外的《命运交响曲》。一个失聪之人，将生活的磨难转化为自立的动力，将每一次挫折当成个人成长的磨刀石，并在不断的奋斗中获得精神上的满足，向人类想象力所能触及的最高领域翱翔，一再创造出辉煌无比的音乐篇章。

现在的失意不代表人生的失败，换个心情，换个环境，人生具有无限的可能性。

◀◀◀ 案例 2-2 ▶▶▶ ·······················

音乐的作用

音乐是无国界的语言。无论处在世界的哪个角落，无论你说何种语言，唯有音乐可以跨越一切语言障碍，让人沉浸在音乐的美妙中，通过音乐来表达情感，抒发情怀。无论是演奏者还是听众，无论跨越多少个世纪，音乐总能给人带来共情。音乐承载着我们的喜怒哀乐，我们在音乐中感受世界、感悟人生。

人类喜欢聆听音乐，演奏音乐。通过演奏音乐表达我们的情感，在不同类型的音乐中，我们的情感得以向更多人进行传递；听者也会在欣赏音乐的过程中与作者进行共情，体会作者心中的情感。

音乐可以影响人的情绪和心理。悦耳动听的音乐总会使人心中充满能量；积极动感的音乐使人心潮澎湃；悠扬舒缓的音乐使人感到轻松惬意；悲伤的音乐也会让人感同身受，在音符之间得以释放情感，达到平和的心态。

音乐伴随着我们生活的方方面面。轻松愉悦的小调会促进食欲，因此，好的就餐地点往往会配上悠扬的乐曲。舒缓的乐曲会有一定的安眠效果，伴随《小夜曲》入眠也是不少人的选择。旅行中的音乐往往带有特别的记忆，即使结束旅行，再次聆听相同的音乐也会不时勾起我们美妙的旅行回忆。

因此，当我们有不良情绪时，试着播放一些让我们感到心情愉悦的曲子，或能亲自弹奏乐器，抒情于曲，转移我们的不良情绪。换个心情再面对困境，也许现实并没有我们现象中的那么糟糕，打起精神，困难会很快过去。不经风雨，怎么见彩虹？

【案例点评】

从这则案例可以看出，音乐可以舒缓人的情绪，也是人们情感表达的方式之一。我们的生活中总是伴随着不同的音乐，音乐也会影响我们的情绪。学会在不同的情景下选择合适的音乐，可以有效地调节不良情绪，平复感情。

通过这则案例，请同学们思考：旅途中适合选择什么样的音乐陪伴我们旅行呢？当你身边的朋友感到心情不佳时，你可以运用哪些方法，改善他（她）的心情呢？请同学们结合本节内容，谈谈自己的看法。

三、节制怡情

（一）节制怡情的定义

节制即通过克制、约束情感，防止七情过激，以达到心理平衡的方法。中医认为肝能调节人的情志活动，肝气调畅，则人的气机通畅，气血顺和，有益于延年益寿；而怒气最易伤肝，轻则肝气郁滞，重则伤身损命。因此，节制怡情，首要节制生气、发怒等伤肝的情绪。节制怡情，一方面需要克制情绪过度，另一方面还需要适度抒发不良情绪。

七情压制太过或释放无度，会直接伤及脏腑，引起气机升降失调，气血逆乱，还可能损伤人体正气，使机体的自我调节能力减退。所以情绪既不能太过压抑，也不可释放无度，贵在有节适度。节制怡情法正是基于各脏腑的生理特点，将情绪控制在一定的限度内，机体的生理活动不受情绪波动的影响。若情绪堆积日久，又会变生他病，所以节制怡情法还包含适度且有节制地疏泄不良情绪这一方面。

（二）节制怡情的运用方法

节制怡情，首先要节制自己的情感，除思虑、戒嗔怒，才能维持心理的协调平衡。现代医学认为，机体内环境的稳定状态受神经系统和内分泌系统（体液）调节，而情绪则可直接作用于神经系统影响内环境。

《老老恒言·燕居》中说："人借气以充其身，故平日在乎善养，所忌最是怒，怒心一发，则气逆而不顺，窒而不舒，伤我气，即足以伤我身。"喜怒之情，人皆有之，情绪贵于调和，而怒气对人体健康的危害最大。譬如暴怒不止，可致精神失常，甚至疯狂。因此，节制调节过激情绪首当节制怒气。《素问·生气通天论》说："大怒则形气绝，而血菀于上，使人薄厥。"《医学心悟》归纳了"保生四要"，其中"戒嗔怒"即为一要。

戒怒最重要的是用理智节制怒气，一旦发怒或将要发怒，应先想到怒气伤身，通过理智分析思考，从而节制怒气的发作；或选择冷静片刻，深呼吸以缓冲情绪，消解怒气；或转移注意力，使怒气不妄发。戒怒的方式可以凭借自我的理性控制，也可以由他人进行疏导，以转移怒意，达到节制怒气伤身的后果。

此外，郁郁寡欢的情绪，中医认为"思则气结"，最易致气滞神伤，应尽量避免抑郁、悲伤等消极情绪，使心情处于怡然自得的乐观状态。正如民间俗语所言："身宽不如心宽，宽心者能容天下难容之事，"如此自然气顺血畅，健康恬愉。故节制怡情法还应包含节制抑郁、离愁这类不良情绪。

四、暗示怡情

（一）暗示怡情的定义

暗示怡情就是采用含蓄、间接的方法，对他人的心理或行为进行影响，使其直接接受被灌输的观念，或主动树立被暗示的某种信念，或通过暗示改变原有的情绪行为，达到缓解不良情绪的目的。最常见的方式是运用语言进行暗示，也可通过手势、表情，或运用药物及其他暗号来进行暗示。

暗示不仅影响人的心理行为，也影响人的生理功能。例如"望梅止渴"的故事，即是暗示怡情的实例。《黄帝内经》中就记载了运用暗示法的范例。如《素问·调经论》说："按摩勿释，出针视之，曰我将深之，适人必革，精气自伏，邪气散乱。"意思是说医生在患者针刺的地方先不停地进行按摩，并拿出针给患者看，然后告诉患者即将把针扎得很深，这样患者必然会集中注意力，使精气深伏于内，邪气散乱而外泄，从而提高针刺的疗效。

（二）暗示怡情的运用方法

暗示怡情的方法和手段很多，最常见的是通过语言诱导进行暗示。要注意使用暗示法时，不同的人受到暗示后的结果各不相同，这与个人的心理特征及大脑的思维特点密切相关，亦与年龄有关，而人的智力水平及文化程度在能否接受暗示方面并不起到决定性作用。使用暗示怡情法之前，必须要取得对象的充分信任与合作，注意每次暗示过程应尽量取得成功。如不成功，就容易动摇受暗示对象的信心，影响下一次进行暗示的效果，成功的希望也就相对较小。如若难以取得对方的信任，就应该考虑其他的情志疏导方法，不宜强行采用暗示怡情的方法。对于已有精神性疾病的患者，应该由专业人士施以暗示，以避免产生不良后果。

五、调气怡情

（一）调气怡情的定义

调气法是指通过适当的方法调养人体之气，畅行脏腑气机，以增强五脏气化功能，进而和调五脏之神。调气怡神法以调理脏腑的气机为指导，运用调息、调气的方法，使形体、意志、脏腑气机三者合一，五脏和调故能气顺血和，延年益寿。

人体健康无不与脏腑生理功能、精神活动密切相关。孙思邈在《千金要方·养性》中有调气法专篇，论述如何通过调气来调养精神，和畅情志。调气就是通过调整呼吸，吐故纳新，吸入天地之精气，呼出身中浊气，通过气息锻炼，使气聚精充神旺，形体、精神处于健康状态，从而有益于实现健康长寿的目标。

（二）调气怡情的运用方法

调息首要养气，即是通过呼吸调整以调动内息，使之聚集、储存于身体某一部位，同时循经络运行。通过调气可疏通经络气血。经络气血和调，则神自化生。调息行气在中医传统功法中体现得最为充分。例如太极拳、八段锦、易筋经、五禽戏等，功法虽异，但都强调形、意（心）、气三者的结合，通过运动肢体以锻炼形体，通过调整呼吸以调整脏腑气机运行，通过凝神以调和心神，以此达到调身、调息、调心的目的。而调息实乃调身、调心之基础。通过调息，人体经络畅通，气机升降有序，神行气行，形神合一，达到调气安神，神旺体健之目的。

第三节　情志养神

中医认为五脏藏神，脏腑之间又具有五行生克制化的内在联系。当某一脏腑出现异常时，受制约的脏腑也会出现异常。而五志分属于五脏，因此当不良情绪产生时，又可根据五脏所藏情志的五行生克制化规律，用互相制约、互相克制的情志，转移或干扰原来对机体有害的情志，从而恢复或重建精神平和的状态。

情志养神，即是通过五行制约的关系，转移和干扰对机体有害的情志，使情绪恢复正常的调节方法。《类经·祝由》称为："因其情志之胜，而更求其胜以制之之法也"。

在运用情志养神法调节患者的异常情绪时，必须要注意刺激的强度，即治疗的情志刺激要超过致病的情志刺激，或是采用突然强大的刺激，或是采用持续不断的强化性刺激。总之，后者要超过前者，才能达到以情治情的目的。

还要注意对象的性情特征，要对刺激情绪具有一定的承受能力，并且不能具有极端性格。对于已经有明确精神类疾病诊断的患者，应由专业医生进行治疗，不适用当前的方法调节情绪，以避免意外的发生。另外，情志相胜法对对象造成的情志转换冲击往往较大，因此，不适宜作为怡情摄神养生的首选方法，在实际应用中需加以注意。

一、怒制思

（一）适用情绪

本法适用于长期思虑不解，脾气郁结，情绪异常低沉之人。

（二）作用机理

五行生克关系，木克土。脾属土，思为脾志，长期或过度思虑会导致脾气郁结，脾气运化失常；肝属木，怒为肝志，木克土，故发怒会令肝气升发，郁结之气可得宣散。

<<< 案例 2-3 >>> ···

思伤脾者，以怒胜之

清代《续名医类案》中记载着一则病案：有一位有钱人家的夫人，因常年思虑太过，已经失眠两年有余。名医张子和诊脉后认为，女子两手皆为缓脉，是因思虑伤脾所致。故与该女子的丈夫暗中约定，用情志刺激法来治疗这种疾病。于是张子和每次上门给该女子看病时，只是一味地要求主人家用好酒好菜招待，但从不开具处方，每次还要收取重金。经过几次这般的诊疗后，该女子果然大发雷霆，发怒同时还伴有汗出，当天晚上女子就感到疲倦，十分想睡。此次发怒后又过了八九天，该女子的食欲逐渐转好，脉象转为平和，疾病获得痊愈。

【案例点评】

此病例说明了思虑过度会导致人的行为和脾的调节功能发生障碍，脾气郁滞日久，机体阴阳失调，最终造成失眠。当用情志刺激法引起患者发怒，肝气怒则上逆，冲开了结聚的脾气，机体的阴阳之气发生调整，汗出而泄，阴阳之气再次平衡后疾病自愈。这就是"怒胜思"的运用案例。

通过这则案例，请同学们思考：长期思虑过度或抑郁的情绪，可以通过一定的外界刺激达到调整情绪的目的，这种方法使用时需要注意什么？什么情况下才可使用这类情志养神法呢？请同学们结合本节内容，谈谈自己的看法。

二、思制恐

（一）适用情绪

本法适用于因受到惊吓或感到恐惧，出现坐卧不宁，多疑善惊的情况。

（二）作用机理

五行生克关系，土克水。肾属水，恐为肾志，恐则气下，惊则气乱，神气惮散不能敛藏；脾属土，思为脾志，思则气结，土克水，故思考可以收敛因惊吓而导致涣散的神气，通过思考可以使患者自行排解某些不良情绪的困扰，达到康复的目的。

<<< 案例2-4 >>>

杯弓蛇影

"杯弓蛇影"这个故事说的是乐广的朋友误认为因自己在宴席上饮用了有蛇的酒后，终日恐惧不已，最终担忧成病。当乐广知道这个情况后找到这位朋友，再次邀请他来家中，还选择当日宴席就座的地方，同时再斟来一杯酒，放在同样的位置后，请朋友仔细观察。宴席当日墙上挂有一张角弓，当朋友端起酒杯后，发现杯子的"蛇影"原来只是墙上角弓的倒影，顿时明白了原因，病自然就好了。

【案例点评】

"杯弓蛇影"这个成语说明因恐惧引起的疾病可以用"深思"的方法来解

除其恐惧、紧张的心理状态，从而消除疾病，恢复健康。此即"思胜恐"。

通过这则案例，请同学们思考：运用"思胜恐"的方法时需要注意什么？什么情况下才可使用这类情志养神法呢？请同学们结合本节内容，谈谈自己的看法。

三、恐制喜

（一）适用情绪

本法适用于因听到令人高兴的消息，造成神情过度兴奋甚至狂躁的情况。

（二）作用机理

五行生克关系，水克火。心属火，喜为心志，过喜则心气涣散不收，神不守舍，严重者表现为精神恍惚，嬉笑不休；肾属水，恐为肾志，水克火。骤然听到令人惊恐的消息，能收敛涣散的心气，以达到调节情志的作用。

◀◀◀ **案例 2-5** ▶▶▶

喜伤心者，以恐胜之

《儒门事亲》一书中记载着一则医案：一位姓庄的医生曾医治一位因开心过度而生病的患者。庄医生在给患者诊脉时故意装作非常惊讶的样子，开药时故意说缺少几味药，必须亲自回去取药。但是离开后就一去不返。病人渐渐开始怀疑："医生不回来了，是不是因为自己患了重病？"于是从开始怀疑，逐渐转为担心，甚至感到恐惧，认为自己患的是绝症将要不久于人世，甚至开始为自己感到悲伤而痛哭流涕。庄医生听到这个消息后，知道患者的疾病很快就能痊愈，于是登门拜访，告知患者生病的原因，以及他所用的情志治疗方法，再好言安慰病人。不久后病人就痊愈了。

【案例点评】

这一病例就是用恐惧的情绪，调节因过度兴奋造成的心神涣散不收的情志疾病。此即"恐胜喜"。通过这则案例，请同学们思考：运用"恐胜喜"的方法时需要注意什么？什么情况下才可使用这类情志养神法呢？请同学们结合本节内容，谈谈自己的看法。

四、喜制悲

（一）适用情绪

本法适用于因悲伤过度，表现为情绪抑郁低沉者。

（二）作用机理

五行生克关系，火克金。肺属金，悲为肺志，过度悲伤会导致肺气不敛、制节失职；心属火，喜为心志，火克金。心气喜好和缓散达，可以制约失于清肃的肺气，使肺气收敛，得以恢复正常宣降。

<<< **案例2-6** >>> ···

悲伤肺者，以喜胜之

《医苑典故趣拾》一书中曾有一个医案：清代有位巡抚大人，整日愁眉苦脸，郁郁寡欢。家人担忧他的身体，于是请一名医上门诊治。名医问完病因后，又诊脉许久，最后竟然给巡抚大人下了"月经不调"诊断。大人听后大笑不止，连声说道："我是堂堂男子，怎么可能生妇人的疾病。还诊断为月经不调，这简直是荒唐至极。"以至于每次想到这个经历就大笑一番。郁郁寡欢的情绪不药自解了。

【案例点评】

这位名医治病十分高明，故意犯常识性错误引得患者大笑不止，从而用兴奋的情绪达到了治疗的目的。此即"喜胜悲"。通过这则案例，请同学们思考：运用"喜胜悲"的方法时需要注意什么？什么情况下才可使用这类情志养神法呢？请同学们结合本节内容，谈谈自己的看法。

···

五、悲制怒

（一）适用情绪

本法适用于因情绪抑郁，导致气机郁结患者；或因愤怒，导致情绪亢奋不宁患者，尤其适用于时常自我感觉总想痛哭为快之人。

（二）作用机理

五行生克关系，金克木。肝属木，怒为肝志，暴怒会导致人体气血逆乱，严重时会出现神志不清，甚至昏厥不治；肺属金，悲忧为肺志，金克木。肺气收敛，悲伤情绪会消耗怒气，因而随肝气上逆的血气得肺气收敛后，怒气消散，情绪就会恢复正常。

<<< 案例2-7 >>> ···

怒伤肝者，以悲胜之

《儒门事亲》中有一个病例：名医张子和曾治疗一个病情复杂的女子，该女子的病情经由多位医生诊治后仍未痊愈。张子和根据四诊的结果推测出此女得的是"少阳病"，为了确定诊断，张子和又问女子是否时常无故总想大哭一场。女子肯定了张子和的推测，的确有上述症状。张子和分析女子的病因是由于肝火灼伤肺金。肺主悲忧，肺金受损，故总想通过哭泣的方式排解抑郁的肝气。于是张子和鼓励女子尽量痛哭一场，借助哭泣排解抑郁的情绪。女子接受了张子和的建议，大哭后病情得以康复。此即"悲胜怒"。

【案例点评】

张子和分析该女子的病因后，认为肝胆气郁是此病的原因。因此鼓励女子通过哭泣的方式舒缓郁结的肝气，达到了治疗此病的目的。此即"悲胜怒"。通过这则案例，请同学们思考：运用"悲胜怒"的方法时需要注意什么？什么情况下才可使用这类情志养神法呢？请同学们结合本节内容，谈谈自己的看法。

···

本章小结

本章介绍了情志养生的具体方法，阐述了如何通过修德调神以保持愉悦开朗的精神、心理状态；如何用怡情摄神的方法排解不良情绪；如何运用五行的制约规律，通过情志养神法转移不良情绪，恢复健康的精神状态。本章主要针对情志养生的各种方法进行阐述与总结，提出行之有效的情志调节措施和应对方法，具有较强的操作性，是常用养生方法中的重要部分。通过本章内容的学习，需要掌握仁爱修德的内容及培养方法，掌握怡情摄神的疏泄、转移、节制不良情绪的方法；熟悉坦荡修德的具体内容，熟悉怡情摄神中的暗示、调气方法；了解恬淡修德、情志养神的具体内容，从而能够通过调节情志以达到养生的目的。

思考与练习

一、单项选择题

1. 运用节制怡情法调节过激情绪时，应当首先节制以下哪种情绪？
（　　）

A. 怒　　　B. 喜　　　C. 思虑　　　D. 恐惧

2. 下列哪个选项不属于调气怡情的目的？（　　）

A. 调身　　　　　B. 调气　　　　　C. 调息　　　　　D. 调心

3. 下列哪个选项不属于仁爱修德的培养方法？（　　）

A. 恻隐之心　　　B. 换位思考　　　C. 省身修德　　　D. 树立信念

二、多项选择题

1. 以下哪些方法属于怡情摄神法？（　　）

A. 疏泄怡情　　　B. 转移怡情　　　C. 暗示怡情　　　D. 节制怡情

2. 下列有关情志养神法的描述正确的是（　　）。

A. 怒制思　　　B. 恐制喜　　　C. 喜制恐　　　D. 悲制怒

3. 恬淡修德可以通过以下哪种方式进行培养？（　　）

A. 摈除杂念　　　B. 淡泊名利　　　C. 畅调情志　　　D. 少欲

三、思考讨论题

1. 世人皆羡慕长寿之人，学习完本章内容，你觉得什么样的人能长寿？

2. "人生不如意事，十常八九"，当你遇到不如意之事，该如何排解消极情绪呢？

参考答案

3. 生活中时常会有令人感到生气，甚至发怒的事情，如果你遇到这样的事情，会如何疏泄怒气呢？

第三章

饮食养生法

本章重点 ▌▌▌

　　本章主要讲述食物的"四性五味"，以及食养的一些操作方法。重点是食养操作法：合理搭配、三因施膳、食饮有节。通过调整饮食结构，注意饮食宜忌，改变不良的饮食习惯，从而能合理地摄取食物。

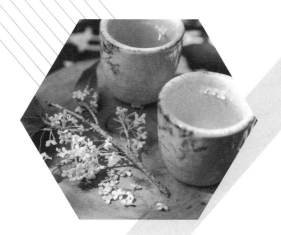

　　通过本章内容的学习，学习者能够了解日常食物的寒热温凉性质，熟悉五味入五脏，五味调和的重要性，明白食物的性味需要综合看待；通过学习掌握日常饮食合理搭配的具体方法，明白日常饮食不仅要有所节制，还要定时定量、有规律，并进一步熟悉三因施膳的具体内容，真正学会运用饮食的方法，通过合理而适度地补充营养来增进健康。

■ 本章思维导图

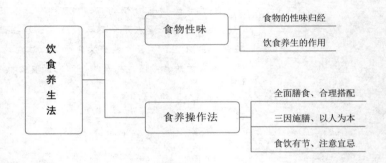

饮食养生，即食养，是在中医理论的指导下，利用食物的特性，合理地摄取食物，以达到强身健体、延年益寿的养生方法。

饮食是人体赖以生存和维持健康必不可缺的物质之一。先人们早就认识到了饮食的重要性，如《汉书·郦食其传》曰："民以食为天。"《素问·平人气象论》指出："人以水谷为本，故人绝水谷则死。"我国人民在长期的饮食实践和探索中，积累了丰富的知识和宝贵的经验，逐步形成了一套独特的饮食养生的理论和方法。

第一节 食物性味

古有"药食同源"之说，药物和食物皆属天然之品，二者在性能上有相通之处。食物和中药一样也具有"四性""五味""升降浮沉""归经""功效"等属性。饮食养生侧重于利用食物的性能来滋养五脏六腑、调节人体阴阳和预防疾病。

一、食物的性味归经

（一）食物的四性

四性又称四气，即寒、热、温、凉四种不同的食物性质。寒凉属阴，故具有寒性或凉性的食物大多具有清热、解毒、泻火、凉血、滋阴等作用。温热属阳，故具有温性或热性的食物大多具有散寒、助阳、温经、通络等作用。此外，还有一些平性食物，是指寒热之性不甚明显的食物。它们的性质虽为平性，但其中也有偏温、偏凉之分，并未超出四性的范畴，所以平性是指相对的属性，而不是绝对性的概念。平性食物的作用比较缓和。

（二）食物的五味

五味，即酸、苦、甘、辛、咸五种不同的食物滋味，也是食物效用的抽象归纳。实际上有些食物还具有淡味或涩味，但中医认为"淡附于甘""涩乃酸之变味"，所以仍然称为五味。至于五味的阴阳属性，《素问·阴阳应象大论》总结为："辛甘发散为阳，酸苦涌泄为阴。"即辛、甘、淡味为阳，酸（涩）、苦、咸味为阴。一般而言，酸（涩）味食物具有收敛、固涩的作用；苦味食物具有泻热坚阴、燥湿降逆的作用；甘味食物具有补益、和中、缓急的作用；辛味食物具有发散、行气、行血的作用；咸味食物具有软坚散结、泻下的作用；淡味食物具有渗湿、利尿作用。《素问·脏气法时论》对五味的作用进行了归纳："辛散、酸收、甘缓、苦坚、咸软。"

（三）食物的升降沉浮

食物的升降浮沉性质中，升表示上升，降表示下降，浮表示发散，沉表示泄利。食物升降浮沉的性能与食物本身的性味有不可分割的关系。具有温、热性和辛、甘味的食物，大多具有升、浮的性能；具有寒、凉性和酸、苦、咸、涩味的食物，大多具有沉、降的性能。

（四）食物的归经与功效

归经，指食物对于机体某一部分的选择性作用，即主要对某经或某几经发生明显的作用，而对其他经的作用较小或没有作用。如同为补益之品，就有补肝、补心、补脾、补肺、补肾的区分。

在饮食养生中应将食物的四性、五味、升降浮沉、归经、功效等多种性能结合起来，综合应用，才会取得良好的效果。

二、饮食养生的作用

（一）滋养调整作用

饮食养生的滋养调整作用主要体现在三个方面。首先，中医学认为构成和维系人体生命活动的基础是精、气、神，统称"人身三宝"。人体的精、气、神离不开饮食的滋养。合理的饮食能使精、气充足，神自健旺，正如《寿亲养老新书》所说："主身者神，养气者精，益精者气，资气者食。食者，生民之天，活人之本也。"当人体出现精、气、神的不足时，可以通过饮食进行有目的的滋养。《素问·阴阳应象大论》云："形不足者，温之以气；精不足者，补之以味。"气虚者，可用粳米、糯米、小米、山药、大枣、蜂蜜甘温或甘平的食物进行补气。精不足者可进食血肉有情之品以填精，或根据中医学"精血同源"的理论补血以养精，可食用海参、紫河车、猪肝、菠菜等。神不足者根据中医学"精气化神"或"心主神志"等理论，辨证进食。清心安神常用莲子心、百合等；养心安神常用猪心、龙眼肉等。其次，中医学理论体系核心部分的藏象学说，特别强调五脏在人体生理和病理活动中的中心地位。而五脏能够正常发挥其功能，也离不开饮食的滋养。根据食物的五味不同，对五脏的营养作用也有所不同。如《素问·至真要大论》指出："夫五味入胃，各归所喜，故酸先入肝，苦先入心，甘先入脾，辛先入肺，咸先入肾，久而增气，物化之常也。"食物的归经不同，对脏腑的滋养作用也有所侧重。如茶入肝经，粳米入脾、胃经，梨入肺经，黑豆入肾经等。至于六腑、筋骨、肌肤、皮毛等皆需饮食营养。再者，中医学认为人体的脏腑、气血等物质或功能必须保持相对的稳定和协调，才能达到"阴平阳秘，精神乃治"（《素问·生气通天论》）的正常生理状态。《素问·至真要大论》云："谨察阴阳所在而调之，以平为期。"当人体因阴阳失调而出现生理功能失调时，可通过饮食进行调整，从而恢复正常。阳虚者，可用羊肉、狗肉、牛肉、核桃仁、韭菜、干姜等甘温、辛热的食物温补阳气；阴虚者，可用甲鱼、银耳、黑木耳、枸杞子、桑葚等甘凉、咸寒的食物滋阴生津；体质偏阳者，可用梨汁、西瓜、绿豆等甘凉或甘寒之品；体质偏阴者，可用生姜、胡椒、芫荽等温热性的食物。

饮食养生主要通过上述三个方面的作用达到气血充足，五脏六腑功能旺盛的目的。反之如果缺乏了食物的滋养则"谷不入，半日则气衰，一日则气少矣"（《灵枢·五味》）。

（二）抗衰益寿作用

饮食养生是抗衰益寿的重要环节。历代医家都十分重视通过饮食养生达到抗衰防老、延年益寿的目的。特别是老年人，充分发挥饮食的抗衰益寿作用尤为重要。《养老奉亲书》说："高年之人真气耗竭，五脏衰弱，全仰饮食以资气血。"

在人体的精微物质精、气、血、津液中，特别强调精在抗衰益寿中的作用。《素问·金匮真言论》说："夫精者，身之本也。"精是构成人体的最基本物质。先天之精是生命产生的本源；后天之精能够濡养全身的脏腑组织和关窍，并有化气、化血、化神的功能。脏腑之中特别强调肾和脾胃功能在抗衰益寿中的作用。肾乃先天之本，肾虚则会出现腰膝酸软，小便失常，耳鸣耳聋，牙齿松动，须发早白、脱落，生殖功能下降，健忘等衰老的征象；脾胃乃后天之本，脾胃虚弱则会出现食欲不振、倦怠乏力、消化不良、消瘦等身体衰弱的表现。因此，在饮食养生中应注重选用具有补精益肾、健脾益胃的食品。

根据现代研究，很多食物都具有防老抗衰作用。例如蜂王浆、牛奶、甲鱼、芝麻、桑葚、枸杞子、龙眼肉、胡桃、山药等，都含有抗衰老物质成分，有一定的抗衰益寿作用，适当服用这些食品，有利于健康和长寿。

（三）御邪防病作用

疾病是健康的重要危害因素。中医学认为邪气是疾病产生的重要条件。邪气或由内或由外侵害人体，导致生理机能失调、脏腑组织的形质损害等，对健康造成极大的损害。许多食物都具有抗御邪气的功效。如生姜、大蒜等具有辛温解表的功效；豆豉、茶叶等具有辛凉解表的功效；苦瓜、芦根等具有清热泻火的功效；马齿苋、荞麦等具有清热燥湿的功效；苦瓜、赤小豆等具有清热解毒的功效；西瓜、绿豆等具有清热解暑的功效；罗汉果、青果等具有清热利咽的功效；藕节、黑木耳等具有清热凉血的功效；香蕉、蜂蜜等具有通便的功效；薏苡仁、鳝鱼等具有祛风湿的功效；扁豆、蚕豆等具有健脾和中化湿的功效；玉米须、冬瓜皮等具有利水的功效；肉桂、羊肉等具有温里的功效；佛手、玫瑰花等具有行气的功效；萝卜、橘络等具有化痰的功效；杏仁、白果等具有止咳平喘的功效；等等。

中医学历来重视疾病的预防，在《内经》中已经提出了治未病的预防思想。中医学发病观认为正气是决定发病的主导因素，因此在未病先防中，特别强调饮食养生在扶助正气中的作用。饮食养生首先通过营养调整作用，达到扶助正气的目的。另外，注重在日常生活中发挥某些食物的特殊功效，可直接用于疾病的预防。如食用动物的肝脏预防夜盲症；食用海带预防甲状腺肿大；食用麦麸、谷皮预防脚气病；食用蔬菜、水果预防维生素缺乏病；食用甜菜汁、樱桃汁预防麻疹；煎服鲜白萝卜、鲜橄榄预防白喉；食用大蒜预防痢疾；夏季食用绿豆汤预防中暑；食用葱白、生姜、芫荽、豆豉等预防感冒；食用荔枝预防口腔炎、胃炎引起的口臭；食用红萝卜预防头晕；等等。

第二节　食养操作法

一、全面膳食、合理搭配

食物的种类繁多，所含的营养成分也各不相同，只有做到全面膳食、合理搭配，才能满足生命活动和健康长寿的需求。

（一）全面膳食

全面膳食就是全面摄取人体所必需的各种营养成分。两千多年前，在《素问·脏气法时论》中就提出了"五谷为养，五果为助，五畜为益，五菜为充，气味合而服之，以补精益气"全面膳食、合理搭配的饮食养生原则。主张人们的饮食以谷类为主食，肉类为副食，蔬菜、水果以辅助。现代研究表明，蛋白质、脂类、糖类、维生素、矿物质、水和纤维素这七大类是人体所需的主要营养素。其中谷类食物含有丰富的糖类、蛋白质、单不饱和脂肪酸；肉类食物含有大量的优质蛋白质和饱和脂肪酸、类脂；蔬菜和水果中含有大量的维生素、矿物质、水和纤维素。《内经》中的这一饮食养生原则与现代提倡的"平衡膳食宝塔"思想是一致的，都是强调全面膳食的重要性。没有单一食物能够完全满足人体需要的全部营养，必须食用多种食物，才能保证人体的正常需要。

（二）合理搭配

合理搭配就是在全面膳食的基础上注意各类食物所占的比例。首先，饮食的合理搭配应是荤素搭配、以素食为主。《素问·脏气法时论》中所述五谷、五果、五菜都是素食，只有五畜是荤腥。中国古代养生家一贯主张"薄滋味，去肥浓"的素食原则。元代的朱丹溪还专门著有《茹淡论》，提倡荤素搭配，素食为主，少吃肉食。在《中国居民膳食指南》（2007）中也提出：每人每天应吃谷类、薯类及杂豆类 250~400 克，并饮水约 1200 毫升；蔬菜 300~500 克，水果 200~400 克；鱼、禽、肉、蛋等动物性食物 125~225 克（鱼虾类 50~100 克，畜禽肉类 50~75 克，蛋类 25~50 克）；奶类及奶制品 300 克，大豆坚果类食物 30~50 克；油脂每天不超过 25 克，盐控制在每天 6 克以内。

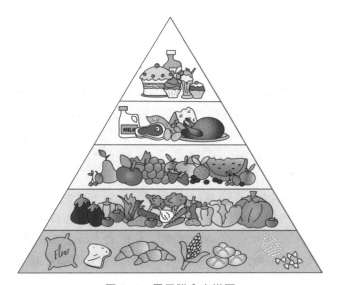

图 3-1 居民膳食宝塔图

其次，合理搭配应是"谨和五味"。食物有酸、苦、甘、辛、咸五味之分，五味与五脏的生理功能密切相关。《素问·至真要大论》曰："夫五味入胃，各归所喜。故酸先入肝，苦先入心，甘先入脾，辛先入肺，咸先入肾。久而增气，物化之常也，气增而久，夭之由也。"所谓"谨和五味"，就是根据人体的生理需要，合理地摄取食物，达到营养全身、健康长寿的目的，即《素问·生气通天论》所说："是故谨和五味，骨正筋柔，气血以流，腠理以密，如是则骨气以精，谨道如法，长有天命。"如果五味过偏，则不利于人体的健康，甚至可以导致疾病。《灵枢·五味论》说："五味入于口也，各有所走，各有所病。酸走筋，多食之，令人癃；咸走血，多食之，令人渴；辛走气，多食之，令人洞心；苦走骨，多食之，令人变呕；甘走肉，多食之，令人悗心。"现代研究发现，肥胖病、糖尿病等疾病的发生与偏嗜甜食有关；高血脂、动脉硬化症等疾病的发生与偏嗜食盐有关。

最后，合理搭配应是寒热适宜。寒热适宜，一方面指食物的寒热属性应相互协调；另一方面指食物入口时的温度要适宜。《灵枢·师传》云："食饮者，热无灼灼，寒无沧沧。寒温中适，故气将持，乃不致邪僻也。"唐代养生家孙思邈也曾指出："热无灼唇，冷无冰齿。"过食温热食物，容易损伤脾胃阴液；过食寒凉食物，容易损伤脾胃阳气。脾胃乃后天之本，损伤日久则人体阴阳失调，变生各种病症。现代研究发现，当食物的温度与人体的温度大致相同时，体内的各种消化酶才能充分发挥作用；否则，不利于食物营养成分的消化和吸收。

二、三因施膳、以人为本

三因施膳是饮食养生的原则之一，即因时、因地、因人制宜地合理选择膳食。时有四季的不同，昼夜的交替等；地有地势的高低，气候的寒热，水土的不同等；人有年龄、性别、体质的差异等。在三者中，人是最积极主动的因素，所以又以人为本。

（一）因人制宜

因人制宜就是根据个人的年龄、性别、体质等生理特点进行饮食养生。首先，应根据各年龄段的生理特点进行饮食养生。小儿具有脏腑娇嫩、发育迅速的生理特点，因此饮食应保证营养全面充足、易于消化，特别是要保证蛋白质的供给和丰富的维生素和矿物质。另外，在此基础上应慎食肥腻厚味，防止损伤脾胃或形成肥胖。中青年人发育成熟，气血旺盛，但消耗较大，饮食应荤素搭配、营养充足。老年人脏腑功能衰退，气血化源不足，故食宜熟软，易消化而多补益，忌食生冷和不易消化的食物。正如《寿亲养老新书》所云："老人之食，大抵宜其温热熟软，忌其粘硬生冷。"其次，性别不同，饮食有别。妇女需要经历经、带、胎、产、乳等特殊时期。平素易伤血，故应多食补血的食品；孕、产、乳期易致气血虚弱，更宜进食补气养血的食物，加强营养的摄入，可适当增加偏于温补的血肉有情之品。最后，人的体质有阴阳虚实的不同，故饮食养生需根据体质的不同而有所不同。阳虚之体宜食温补之品；阴虚之体宜食寒凉养阴之品；气虚者宜食补气之品；血虚者宜食补血之品；体弱者应食易消化而又营养充足之品；体胖者多痰湿，宜食清淡化痰之品；体瘦者多阴虚，宜食滋阴生津之品；等等。

（二）因时制宜

因时制宜主要是根据四时季节和昼夜晨昏的时序规律来进行饮食养生。古代医家在四季顺时食养方面积累了丰富的经验，如《饮膳正要》中说："春气温，宜食麦以凉之……夏气热，宜食菽以寒之……秋气燥，宜食麻以润其燥……冬气寒，宜食黍以热性治其寒。"概括地阐明了四时食养的原则。至于一日之内顺时食养，民间有"晨吃三片姜，如喝人参汤"的具体运用。

（三）因地制宜

因地制宜主要是根据地域环境特点进行饮食养生。我国地域辽阔，地势有高下之别、气候有寒热湿燥之分、水土性质各异，因此饮食养生必须坚持因地制宜的原则。我国东南地势较低，气候温暖潮湿，宜食清淡通利或甘凉之品；西北地势较高，气候寒冷干燥，宜食温热滋润之品。由于各地水土性质不同，有些地方容易形成地方病，如地方性甲状腺肿、克山病、大骨节病等，更应因地制宜进行食养以预防。

三、食饮有节、注意宜忌

食饮有节，主要包括饮食要适时、适量。注意宜忌主要包括注意饮食卫生、食宜清淡、饮食禁忌。

（一）食饮有节

食饮有节就是饮食要有节制，适时、适量的意思。《吕氏春秋·季春纪》说："食能以时，身必无灾，凡食之道，无饥无饱，是之谓五脏之葆。"

饮食适时，就是按照一定的时间，有规律地进食。一般的饮食习惯是一日三餐，即早餐、午餐、晚餐，间隔时间为4~6小时。一般情况下，早餐应安排在6:30~8:30，午餐应在11:30~13:30，晚餐应在18:00~20:00进行为宜。这种时间安排与饮食物在胃肠中消化和吸收的时间比较吻合，因此符合饮食养生的要求。《文端集·饭有十二合说》中指出："人所最重者，食也。食所最重者，时也……当饱而食，曰非时；当饥而不食，曰非时；适当其可，谓之时。"强调了按时进食的重要性。如果饮食不适时，或忍饥不食、或零食不断，均可导致胃肠功能紊乱，影响营养的吸收，长此以往则诸病变生。

饮食适量，就是按照一定的量进食。一日三餐中，早餐要保证其营养充足，午餐要吃好，晚餐要适量。比较合理的三餐分配是：早餐占全天总热能的25%~30%、午餐占40%、晚餐占30%~35%。饮食适量还包括不饥饱无度。

过饥，则化源不足，精气匮乏；过饱，则胃肠负担过重，影响运化功能。《备急千金要方》中指出："不欲极饥而食，食不可过饱；不欲极渴而饮，饮不可过多。"历代养生家均认为食至七八分饱是饮食适量的标准。

（二）饮食宜忌

除上述饮食养生的原则外，人们在长期的饮食实践中，还发现了许多与饮食有关的适宜和禁忌事项，需要在饮食养生中加以注意，主要包括注意饮食卫生、食宜清淡和饮食禁忌。

先人对饮食卫生早有认识，主要包括食物新鲜清洁、提倡熟食、讲究进食卫生等几个方面。《论语·乡党》曾说："鱼馁而肉败，不食。色恶，不食。臭恶，不食。失饪，不食。"就是提倡选择食物要新鲜清洁，并且要经过烹饪加工变熟后再食用。如果食物放置时间过长或储存不当就会引起变质，产生对人体有害的各种物质。另外烹调加工过程是保证食物卫生的一个重要环节，高温加热能杀灭食物中的大部分微生物，防止食源性疾病。中国烹饪历史源远流长，烹饪方法有几百种，不同的烹饪方法对食物的营养价值造成了不同的影响。比如：烧制过的动物性原料的汤汁中，水溶性的维生素 B_1 和 B_2、钙、磷、氨基酸及糖类部分发生水解反应，不仅口感好而且易于消化。在煮制时，原料中所含的蛋白质、脂肪酸、有机酸、无机盐和维生素浸入汤中，因此应加强汤汁的合理利用。采用汆法或涮法时，原料在沸水中停留的时间极短，减少了水溶性的钙、锌、铁、硒，维生素 B_1、B_2、B_5 和蛋白质的流失，最大限度地保证了原材料的鲜嫩。但是一定要烫熟再吃，防止寄生虫的污染。通过炖、焖、熬、煨法制成的菜品具有熟软或酥烂的特点，有利于营养的吸收，特别适合老年人、儿童，孕、产及哺乳期的妇女食用。油炸食物可增加脂肪含量、不易消化，并且高温加热后食物中的 B 族维生素破坏较大，蛋白质严重变性，脂肪发生反应，使食物的营养价值下降。煎、贴、塌法可使食物内部的可溶性物质流失较少。炒、爆、熘法加热速度快、时间短，食物中的水分和营养素损失较少。熏、烤法由于食物受到高热空气作用，一方面在表面形成一层硬壳，使内部浸出物流失较少；另一方面因为温度高，受热时间长，导致脂肪和维生素 A、维生素 E 损失较大。另外，烟熏食品可能含有苯并芘等有害成分，不宜多吃。蒸制过的食物营养素保存率高，并且容易消化。注意进食卫生主要包括进食前、进食中和进食后应该注意的问题。进食前应注意手和餐具的消毒，防止病从口入。轻松整洁的进食环境再配合柔和的音乐，有助于脾胃的消化吸收。《寿世保元》中说："脾好音声，闻声即动而磨食。"同时应避免劳累和情绪异常时进食。进食时应保持精神专注，做到"食不语"及"食勿大言"（《千金翼方》）。同时进食时要做到细嚼慢咽，如

《养病庸言》所说："不论粥饭点心，皆宜嚼得极细咽下。"否则急食暴食，易损伤肠胃。饮食后要漱口，保持口腔卫生；摩腹、散步以利于消化吸收。《备急千金要方》中说："食毕当漱口数过，令人牙齿不败口香。"《千金翼方》所言"中食后，还以热手摩腹，行一二百步。缓缓行，勿令气急。行讫，还床偃卧，四展手足，勿睡，顷之气定"，至今对饮食养生仍有指导意义。

饮食宜清淡，勿过食肥甘。清淡的饮食易于脾胃的消化和吸收；过食肥甘厚腻之品则易伤脾胃，导致运化失常，形成小儿疳积、肥胖、痈疽、消渴、胸痹等证。《素问·生气通天论》中有"高粱之变，足生大丁"之说。

饮食禁忌，最早见于《素问·宣明五气篇》的"五味所禁"，其后在《金匮要略·禽兽鱼虫禁忌并治第二十四》中有"所食之味，有与病相宜，有与身为害，若得宜则益体，害则成疾"的记载，说明了饮食禁忌的重要性。饮食禁忌首先是防止误食。河豚、发芽的土豆、野生蘑菇等，如果处理不当而误食，就会影响人体健康，甚至危及生命。《金匮要略》中，分别有"禽兽鱼虫禁忌并治"和"果实菜谷禁忌并治"两篇，指出，"肉中有如米点者，不可食之""果子落地经宿，虫蚁食之者，人大忌食之"，等等。其次是病证的饮食禁忌。总体而言，热证忌食辛辣之品；寒证忌食生冷之品；脾胃虚弱忌食生冷油腻之品；对于五脏之病，《灵枢·五味》提出："肝病禁辛，心病禁咸，脾病禁酸，肾病禁甘，肺病禁苦。"最后是服药期间的饮食禁忌。《调疾饮食辩》中有"病人饮食，借以滋养胃气，宣行药力，故饮食得宜，足为药饵之助，失宜，则反与药饵为仇"。古代文献中有服用某些中药时忌食生冷、辛辣、肉等，还有螃蟹忌柿、荆芥；人参忌萝卜、茶叶等记载，其中不少得到现代药物学研究证实，但也有不少内容需要继续深入研究。

本章小结

　　本章共分为两节内容，第一节食物性味，包括食物食性和食物五味；第二节食养操作法，包括合理搭配、食饮有节以及三因施膳。

　　本章首先阐述了食物的性味，任何食物都具有寒、热、温、凉这些性质，同时饮食口味又可以划分为五种基本的类别，分别是酸、苦、甘、辛、咸，不同的味道和人体的五脏有不同的入通关系；在了解了食物性味之后，接下来是食养操作法，具体讲述了日常膳食中应该如何合理搭配，才能均衡摄取营养，食饮要有节制，食不过量，冷热有度，并且因时、因地、因人制定饮食。通过本章学习，掌握食养操作法，并能灵活运用。培养中医饮食养生的观念，以人为本，让食物变成良药，弘扬中华中医文化。

思考与练习

一、单项选择题

1. ( ) 是中国传统膳食的主体，也是人体能量的主要来源。

A. 蔬菜   B. 水果   C. 谷类   D. 肉类

2. 以下属于寒凉食物的有 ( )。

A. 红枣   B. 土豆   C. 荔枝   D. 苦瓜

3. 五味当中甘味入 ( )。

A. 脾   B. 肝   C. 肾   D. 肺

4. 以下属于咸味的食物有 ( )。

A. 葡萄   B. 南瓜   C. 海带   D. 苦菜

5. 以下 ( ) 属于春季的时令菜。

A. 韭菜   B. 藕   C. 红薯   D. 苦瓜

6. 在冬天，以下 ( ) 属于反季节水果。

A. 橘子   B. 柚子   C. 橙子   D. 西瓜

7. ( ) 属于热性食物。

A. 苹果   B. 梨子   C. 柚子   D. 荔枝

8. 黄土高原的人们普遍爱吃 ( )。

A. 甜   B. 酸   C. 辣   D. 苦

二、判断辨析题

1. 五谷为养，五谷指的是粮食，比如大米、白面、大豆、小米等。( )

2. 现在流行的少吃甚至不吃主食，多吃蔬菜来减肥的方法是正确的。( )

3. 四川人喜欢吃麻辣的食物，是受当地地理环境的影响，吃辣可以祛除体内寒气。( )

三、思考讨论题

1. 为什么食物要合理搭配？

2. 合理饮食为什么要遵循因时制宜？

参考答案

第四章

起居养生法

本章重点 ▌▌▌

本章介绍了起居养生的基本概念以及常见的起居养生方法；重点阐述了作息规律、睡眠调养和衣着调养。

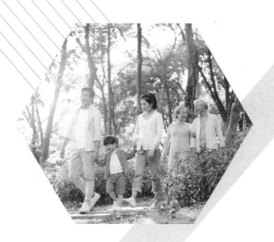

通过本章内容的学习，首先对起居养生有初步的认识，重点掌握常用作息方法、常用睡眠调养方法、常用衣着调养方法，熟悉作息规律、睡眠调养、衣着调养的原则。

本章思维导图

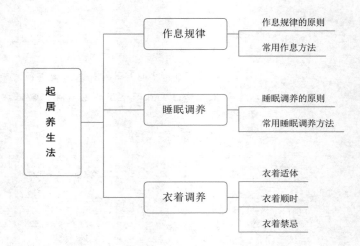

起居养生，是一种在中医理论指导下，通过合理安排起居作息，调节日常生活细节，使之符合人体生理规律和自然界的规律，以保证身心健康并延年益寿的养生方法。常用起居养生方法包括作息规律、睡眠调养和衣着调养等。起居养生起源于古代，《黄帝内经》中就有"上古之人，其知道者，法于阴阳，和于术数，食饮有节，起居有常，不妄作劳，故能形与神俱，而尽终其天年，度百岁乃去"。起居养生，从古至今，代代相传。《抱朴子·极言》曰"定息失时，伤也"指出了作息规律会影响身体健康。

第一节　作息规律

作息，即指劳作和休息。作息规律主要是指劳作和休息要有一定的规律，这个规律符合人体的生理机制和自然规律。《素问·上古天真论》云："食饮有节，起居有常，不妄作劳，故能形与神俱，而尽终其天年，度百岁乃去。"汉代王充在《论衡·偶会》中指出："作与日相应，息与夜相得也。"清代名医张隐庵曰："起居有常，养其神也，不妄作劳，养其精也。夫神气去。形独居，人乃死。能调养其神气，故能与形俱存，而尽终其天年。"以上都强调日常作息应该顺应自然规律和人体的生理机制。养生的作息规律，依然强调"因天之序"，应顺应自然规律和人体的生理机制，循序而动。

一、作息规律的原则

人体生命活动功能的最佳状态，有赖于人体脏腑组织器官的生命活动保持一定的节律，这样也有利于生物节律的形成和稳定，从而有益于身心健康。相反，生命活动没有节律，则会扰乱人体固有的生物节律，使脏腑组织耗伤，危害生命健康。

（一）作息有规律

自古以来，人们就对规律的作息十分重视。"起居有常"，就是指起卧作息和日常生活的各个方面有一定的规律，并合乎自然界的规律和人体的生理机制。这说明起居有常是规律作息的重要法则。规律的作息，关键是要培养规律的生活习惯，把生活安排得井井有条，使人生机勃勃，精神饱满地工作、学习。因此，培养规律的作息习惯，并持之以恒，才能增进健康，尽终其天年。

（二）作息符合生物钟

生物钟指生物生命活动的周期性节律。这种节律，与自然界的节律（如昼夜变化、四季变换）相一致。它是生物体内的一种无形的时钟，实际上是生物体生命活动的内在节律性。《内经》云："中古之时，有至人者，淳德全道，和于阴阳，调于四时，去世离俗，积精全神，游行天地之间，视听八达之外，此盖益其寿命而强者也，亦归于真人。"强调人要顺应自然界的阴阳节律，四时规律。《内经》又曰："奇病，万物不失，生气不竭。逆春气，则少阳不生，肝气内变。逆夏气，则太阳不长，心气内洞。逆秋气，则太阴不收，肺气焦满。逆冬气，则少阴不藏，肾气独沉。夫四时阴阳者，万物之根本也，所以圣人春夏养阳，秋冬养阴，以从其根，故与万物沉浮于生长之门。逆其根，则伐其本，坏其真矣。故阴阳四时者，万物之终始也，死生之本也。"指出四时阴阳的规律，生命活动的周期性节律，是自然界生物生命活动的根本。

二、常用作息方法

作息规律，就是遵循天人相应规律。建立规律的作息习惯，应注意起卧休息要与自然界阴阳消长的变化规律相适应。中医养生学认为，人体生命活动是与外界相应的，形成了一定的固有节律。常人应遵循其规律来安排作息，方可养护正气，规避邪气，有益身心健康。

（一）起卧时间有规律

起床时间和睡觉时间要有规律，每天要保证足够的休息时间，充足的睡眠是保证人体生命活动的基本要素。首先，一天之内，早晨阳气开始升起，到中午之时，则阳气最盛，午后则阳气渐弱而阴气渐长，深夜时则阴气最为隆盛。与此相应，人们应在白天阳气最盛之时从事日常活动，而到夜晚阳气衰微的时候，就要静卧休息。其次，一年之内，自然界有春生、夏长、秋收、冬藏的规律，人的日常作息也应相应形成春夏晚卧早起，秋季早卧早起，冬季早卧晚起的不同规律。总之，人的起卧习惯要符合"日出而作，日落而息"的规律。每天应定时工作学习、定时用餐、定时休息、定时锻炼、定时洗澡、定时排便等，一切皆按规律而行，并持之以恒，才能促进健康，延年益寿。

（二）起卧遵循人体生物钟

生物钟是生物体生命活动的内在节律性，人体要注意遵循自身生物钟运转规律。只有根据机体自身的阴阳体质状态来调整、建立相应的作息规律，才能保证体内生物钟的正常运转，才能建立各种各样、有节律的条件反射。例如，睡眠时间，应随着年龄体质而做相应调整。常人一般为八小时，但年老体弱精气不足者，则应相应地延长睡眠时间。规律作息习惯的建立，可使体内各种功能活动更加协调统一，更好地与外界环境相适应，提高人体的健康水平，使人体各组织器官的生理活动能长时间维持正常状态。

第二节　睡眠调养

　　睡眠，古人称"眠食"，由人体昼夜节律控制，是人体的一种生理需求，其重要性不言而喻。人体在睡眠状态下，组织器官大多处于休整状态，从而大大降低了气血的消耗，体内也会发生一系列有利于人体生理功能的变化，有助于元气的补充与修复。很多人都会美美地睡个好觉后，感到神采奕奕，精力充沛。老百姓常说的一句俗语："药补不如食补，食补不如睡补。"这便是睡眠相当于人体的能量供给站。高质量的睡眠是消除疲劳、恢复精力的最佳方法，并能达到防病治病、强身益寿的目的。马王堆出土医书《十问》曰："一日不卧，百日不复。"人一生中，约有三分之一以上的时间是在睡眠中度过的，因此，睡眠对人的健康具有极为重要的意义。

　　目前，睡眠质量的测定，缺乏准确的国际化的量化标准。我国基层常采用的衡量标准是：①入睡快：上床后 5 至 15 分钟即可进入睡眠状态。②睡眠深，不易惊醒，无梦呓、梦游现象；睡眠中呼吸均匀，无鼾声、磨牙现象；睡眠体位变化不大。③起夜少，每夜尿次不多于两次。④起床后清醒快，自觉全身轻松、精力充沛、精神饱满、头脑清醒。

一、睡眠调养的原则

　　睡眠调养，要分阶段按照不同的要求调整睡眠，在入睡前、睡眠中和醒后不同阶段有不同的调养原则。睡眠还离不开心理因素，情志的控制影响睡眠的质量。

（一）睡前注重精神调养

　　睡前做好各种准备工作，是保证高质量睡眠的前提。《景岳全书·杂证谟·不寐》曰："心为事扰则神动，神动则不静，是以不寐也。"所以，睡前应防止情绪波动过大并保持安静平和的心态。睡前调养的重点是调养精神。

（二）睡眠时间注重子午觉

　　子午指夜半和正午，夜间 23 至 1 时为子时，白天 11 时至 13 时为午时。子午觉，就是每天于子时和午时睡觉。中医养生学认为，每日睡觉一分为二，每日夜半，阴气最盛，随后阴气渐消，阳气渐长，熟睡可以养阴；每日正午，阳气最盛，随后阳气渐消，可稍作休息以养阳气。阴阳并养，则最有利于身体健康。晚上睡觉是恢复人体功能的最主要因素，而午觉是维持人体正常活动的重要因素。但午觉时间不宜过长，一般不超过 1 小时，每日中午小睡能使大脑和身体各系统都得到放松与休息，可弥补夜晚睡眠的不足，有益缓解疲劳，减少心血管病发生，使下午的精力更加充沛，也可以避免早衰。子、午两时睡眠的质量和效率都好，坚持"子时大睡，午时小憩"，老年人还可以降低心、脑血管病的发病率，符合养生道理。

（三）恰当选择助眠法

助眠法就是借助一些手段，使人体更容易入睡，以获取高质量的睡眠，包括自我心神调节、饮食调节、运动调节、睡姿调节、音乐和香薰调节等。适度选择助眠法，能有效提升睡眠质量。

（四）避开睡眠禁忌

我国古人有"睡眠十忌"："一忌仰卧；二忌忧虑；三忌睡前恼怒；四忌睡前进食；五忌睡卧言语；六忌睡卧对灯光；七忌睡时张口；八忌夜卧覆首；九忌卧处当风；十忌睡卧对炉火。"具体来说，一忌仰卧。虽然仰卧是最常见的睡眠姿势，但是对于患有呼吸暂停综合征病人而言，仰卧会加重打鼾症状，使呼吸暂停更严重。二忌忧虑。三忌睡前恼怒。借鉴古人的经验，应注意睡卧时少思虑。古人认为"早晚以时，先睡心，后睡眼"（《睡诀铭》）是睡眠的重要秘诀。睡时一定要专心安稳思睡，不要思考日间或过去、未来的杂事，甚至忧愁焦虑，这样既易致失眠又伤身体。四忌睡前进食。古人认为"胃不和则卧不安"。睡前饮酒饱食，容易引起胃部不适，睡中辗转反侧。睡前忌食太荤和太晚，夜间人体吸收能力增强，过荤容易发胖；夜餐时间过晚、持续时间过长则会破坏正常的生物钟，容易导致失眠。五忌睡卧言语。"食不言，寝不语"，睡卧不可言语。肺为五脏之华盖，主出声音，凡人卧下肺即收敛，睡时言语易耗伤肺气，又易使人兴奋而失眠。六忌睡卧对灯光。中医认为，夜间入睡，是一个引阳入阴的过程。醒时属阳，睡时属阴；光亮属阳，黑暗属阴，开灯入睡，影响阳气入阴，而难以入眠。七忌睡时张口。睡时不可张口，张口呼吸不仅不卫生，又易使肺脏受冷空气和灰尘等刺激，也易使胃受寒。唐代孙思邈在《备急千金要方·道林养性》中"暮卧当常习闭口"之说。八忌夜卧覆首。睡时不可掩面，以被覆面极不卫生，更会吸入自己呼出的二氧化碳，导致呼吸困难，对此古人有"夜卧不覆首"的经验。九忌卧处当风。古书《琐碎录》说卧处不可当风，否则"恐患头风，背受风则嗽，肩受风则臂疼，善调摄者，虽盛暑不可当风及坐卧露下"。卧处当风，风为百病之长，善行而数变，人入睡后，机体对环境的适应能力降低，最易感受风邪而发病。此外，在夏季盛暑时，不可当风露宿，或在室内空调温度极低的情况下睡眠。

十忌睡卧对炉火。卧不可对火炉，卧时头对火炉，易受火气蒸犯，令人头重目赤，或患痈肿疮疖，或易感冒。

另外，睡前还应忌热水浴和冷水浴，洗澡时避免水温过高或过低，只宜冲温水澡。若要进行热水浴，应提前到睡前 2 至 3 小时。睡中忌忍便，憋尿、忍便对人体均有害处，影响睡眠，长期憋尿会引起腰痛等。清晨忌贪睡，《黄帝内经》中有"早睡早起""久卧伤气"的记载，告诫人们睡眠应以醒为度，贪睡有害健康，顺应生物钟对维持健康生活非常重要。

二、常用睡眠调养方法

睡眠调养包括睡前、睡中的一些调养方法，以及特有的一些助眠方法。

（一）睡前调养

睡前调养，就是做好睡前的各项准备工作，以保证高质量的睡眠。睡前要宁心静神以调摄精神；可以稍加活动，使入睡更容易；睡前洗脚并按摩脚底涌泉穴，可以通经活络；睡前少进食可以减少胃肠道负担；睡前不吸烟、不喝酒、不饮浓茶或咖啡、不吃肥甘厚腻之品也有助于获得正常睡眠。

1. 宁心静神以调养精神

入睡前重点调养精神。调养精神有操、纵二法。清代曹庭栋在《老老恒言·安寝》中曰："愚谓寐有操纵二法：操者，如贯想头顶，默数鼻息，反观丹田之类，使心有所着，乃不纷驰，庶可获寐""其心游思于杳渺无朕之区，亦可渐入朦胧之境"。"最忌者，心欲求寐，则寐愈难，盖醒与寐交界关头，断非意想所及。惟忘乎寐，则心之或操或纵，皆通睡乡之路。""操法"即操纵自己的意念，集中精力，默数鼻息，断其杂想，驾驭思维，使阳藏于阴，形成平静的睡眠意识环境；"纵法"是自由联想，任由自己的思绪漫游于无边无际的宇宙之中，意念远驰，逐渐减弱影响睡眠的自主意识，使人体对睡眠的生理需求占主导地位而渐入睡。操、纵结合，就有利于陶冶心境，恬静入睡。

2. 稍作活动以消耗体力

睡前低强度活动肢体有助于睡眠。可在家中缓缓散步，散步能增强睡意，使入睡更加容易。但是，睡前活动不可过量，否则阳气浮动，神不归脏，难于安睡。傍晚，特别是夜晚，忌进行剧烈运动，晚上只做按摩或轻微活动，用来帮助肌肉放松。尤其在睡前 1 小时，除了散散步帮助入睡以外，尽量减少做影响气血平静的活动。

3. 洗足按脚以疏通经脉

坚持每晚用热水洗足和按摩脚底涌泉穴，对帮助入睡大有益处，而且历代养生家都把每晚临睡前用热水洗足作为养生去病、益寿延年的一项措施。洗足可疏通经脉，促进血液循环，并有利于消除疲劳。

洗足实际是用热水泡脚，水温不宜过高（保持在40℃~45℃为宜），以热而不烫、自觉舒适为度；水量超过脚踝为佳。浸泡时双脚相互摩擦或用双手按摩双脚，并由下至上按摩小腿；时间以30分钟左右为度。洗完后用毛巾擦干，继而做足底按摩。最简单有效的足底按摩就是按摩涌泉穴，即是用手搓足底部的涌泉穴，俗称"搓脚心"。涌泉穴是足少阴肾经的要穴。现代医学研究证明，经常刺激涌泉穴，能促进血液循环，调节自主神经和内分泌功能，能消除疲劳、改善睡眠，减少心脑血管疾病。具体做法是，先用左手握住右脚趾，用右手拇指搓右脚心，来回搓100次，然后再换右脚搓之，如此反复搓2~3次即可。或左手握住左脚趾，用右手食指或中指按摩左脚涌泉穴36次，然后再用左手食指或中指按摩右脚涌泉穴36次，如此反复2~3次。按摩涌泉穴可以导火下行，滋肾清热，故可取得除烦宁神的作用。

4. 少进水食防夜尿频多

临睡前1小时内不宜饮水或进食，以防增加胃肠负担而转侧难眠，或夜尿频多而影响睡眠，正所谓"胃不和则卧不安"。睡前过多饮水会使膀胱充盈，排尿次数增加，特别是老年人，肾气已不足，固摄功能减弱，饮水过多势必增加夜尿而影响睡眠。同时，夜间频繁起床，也会给老年人带来一些健康问题，比如出现体位性低血压，冬季受凉等。睡前饮茶或咖啡也是影响睡眠质量的原因之一，茶叶中含有的咖啡因可以兴奋中枢神经，所以饮茶后难以入睡。正如《景岳全书·杂证谟·不寐》云："浓茶以阴寒之性、大制元阳，阳为阴抑，则神索不安，是以不寐也。"此外，睡前也禁食烟、酒、巧克力、可可等刺激性食物，以及肥甘油腻之品，以避免心神受到干扰而难以入眠。

5. 做好个人清洁获健康睡眠

睡前做好清洁，注重个人卫生，也有助于睡眠。因为身体污垢不仅使人周身瘙痒而辗转难眠，也污染睡衣、被褥。早晚刷牙漱口，是保护牙齿最根本的方法，也是睡眠卫生的重要内容之一。睡前刷牙漱口能除去口腔食物残渣，否则，这些存留在口腔内的食物残渣，经过一夜的时间，会滋生病菌，对牙齿和口腔造成危害，引起龋齿、口臭、牙周炎等各种口腔疾病。刷牙不仅能保证口腔清洁，还能按摩牙龈，改善牙周血液循环。《脉因证治·齿》云："夫齿乃肾之标骨之余。"因此，坚持早晚刷牙、漱口，也能防止早衰。

（二）睡时调养

睡眠过程中，睡眠姿势、睡眠方位、睡眠时间、居室环境和卧具的选择会影响睡眠的质量。

1. 侧卧有利健康

在睡眠姿势方面，古人有"卧如弓"之说，这种睡姿就是卧姿。古今医家认为平常人右侧卧是最佳卧姿。右侧卧位，就是身体侧向右边，四肢略微屈曲，双上肢略前置，下肢自然弯曲，身体呈弓形。现代医学认为，右侧卧时心排血量会增加，食物的消化和营养物质的吸收都能得到加强，人自身感觉就比较舒适。但也必须指出一点，虽然右侧卧的睡姿最佳，但入睡后要保持一种睡姿是无法做到的，也是不现实的，故孙思邈在《备急千金要方》中说："人卧一夜，当作五度反复，常逐更转。"另外，对于孕妇来说，宜左侧卧位，因左侧卧最利于胎儿生长，并可减少妊娠并发症；而婴幼儿，则应该经常地变换体位，可以在大人的帮助下，每隔1至2小时翻身一次；咳喘发作病人及心衰病人则宜半坐位或半侧卧位，并将头与后背垫高；有瘀血症状的心脏病人，应忌左侧卧或俯卧；胸腔积液或胸膜腔积液患者，宜取患侧卧位。

2. 东西向卧养元气

睡眠方位是指睡眠时头足的方向位置。历代养生学家对于睡眠方位的认识不尽相同。有的主张寝卧恒东向，有的主张按四时而定方位，如《老老恒言·安寝》："寝恒东首，谓顺生气而卧也。"但多数人认为不能北向而卧，而应采取东向或西向的方位，如《备急千金要方·道林养性》曰："头勿北卧，及墙北亦勿安床。"《老老恒言·安寝》也提出："首勿北卧，谓避阴气。"中医基础理论认为，北方属水，主冬主寒，头为诸阳之会，向北而卧恐阴寒之气伤人体阳气，损害元神之府。现代科学分析，这种现象可能与地球磁场有关。实验证明，北向而卧的老人患脑血栓的机会要高于其他睡眠方位的老人。

3. 睡眠时长遵年龄

睡眠时间长短的问题，一般来说，婴幼儿阶段，年龄越小，睡眠时间越长，睡眠次数越多，刚出生的婴儿，每日睡眠时长可达16小时以上，随后，可逐渐减少睡眠时长；到小学阶段，每日保证10小时睡眠；初中阶段，每日保证9小时睡眠；高中阶段，每日保证8小时睡眠；至30岁前，成年人睡眠时间都应保证8小时以上；而50岁以后，因人体生理功能的减退，睡眠时间的需求又会逐渐增加。

4. 睡眠环境要温馨

舒适的卧室环境能够提高睡眠质量。要想睡眠好，可以营造一个温馨的卧室。卧室环境重在安静，尽可能不选择临街的房间，以免影响睡眠质量。

卧室空气应新鲜，无论寒暑，均应每天定时开窗，通风换气，以免潮湿、污秽之气滞留，但要忌卧处当风。卧室内色彩宜宁静，窗帘最好根据天气变化更换厚度和颜色，如冬天可选橙红的暖色调且质地厚重些的窗帘，使人感到温暖；夏天可选浅绿、浅米色的冷色调且质地轻一些的窗帘，使人感到凉爽。卧室的家具以简洁、朴素而不失高雅为原则；色调和风格应尽量一致，避免杂乱。卧室大小要适中，一般而言，面积在 15 平方米左右为好。太小既使人郁闷又不利于空气流通，降低睡眠质量；太大显得空旷而缺乏安全感，导致入睡困难。卧室光线应偏暗，尽量杜绝光污染。《老老恒言·安寝》说："就寝即灭灯，目不外眩，则神守其舍。"现代研究表明，强光能通过刺激视网膜产生神经冲动，导致大脑兴奋活跃，而难以进入睡眠状态。

5. 卧具选择利睡眠

舒适的卧具是保证高质量睡眠的又一基本条件。卧具包括床、褥、被、枕、睡衣等。

①床，种类很多，从养生的角度看，最利于健康的首推木制平板床，其次是棕床和藤制床。床的高度，略高于就寝者膝盖为宜，一般以 45 厘米为佳，不仅方便上下床，也有利于整理床铺，不易伤及膝盖。床铺面积宜大，睡眠时便于自由翻身，有利于舒展筋骨。床的宽度，通常为人肩宽的 2.5~3 倍为宜，床的长度至少是身高加 30 厘米。床垫要软硬适度，比较标准的软硬度，是以木板床上铺 10 厘米的棉垫为妥。稍硬的床垫对人体的支撑，有利于保持脊柱正常的生理曲度。为了舒适和有利于睡眠质量的提高，床的摆放也有讲究。床头不宜在卧室的门或窗的通风处，以防外邪侵入；因个人隐私，床也不宜设在窗下；保证脊柱舒展，床面不应高低不平；方便清洁卫生，床下不宜堆放杂物；床头不正对梳妆镜，以防夜间受惊产生幻想等。

②褥子，《老老恒言·褥》曰："稳卧必得厚褥，老人骨瘦体弱，尤须褥厚，必宜多备，渐冷渐加。每年以其一另易新絮，紧着身铺之，倍觉松软，挨次递易，则每年皆新絮褥着身矣。"褥子宜随床垫厚薄、天气冷暖变化加减。一般以 0.5~5 厘米厚为佳，以利于维持人体脊柱生理曲线。

③被子，《老老恒言·被》曰："被取暖气不漏，故必阔大，使两边可折。"被子宜宽大，有利于翻身，以舒适为度。被子宜保温，被胎以选棉花、丝绵、羽绒为好，腈纶棉次之，丝绵织物不宜使用超过两年。被子宜稍轻，以免压迫胸部四肢。被里宜柔软，可选细棉布、棉纱、细麻布等，不宜用易生静电的化纤品如腈纶、尼龙、涤纶等。有呼吸道或皮肤过敏症状者，选择纯棉制品。

④枕头，是睡眠时直接接触头部和颈部的卧具。《老老恒言·枕》强调："太低则项垂，阳气不达，未免头目昏眩；太高则项屈，或致作酸，不能转

动。酌高下尺寸，令侧卧恰与肩平，即仰卧亦觉安舒。"枕头的高度和质地是影响睡眠质量的重要因素。枕头的高度不宜过高，也不宜过低，大约自身一拳高，否则易导致颈椎周围的软组织和肌肉疲劳，易形成颈椎部位疼痛、活动不利甚至出现头晕、上肢麻木、走路不稳等相关症状。不管是平卧位还是仰卧位，尽量选择枕头的高度，能够保持颈椎正常的生理曲度，有助于颈椎的放松。枕套最好选择透气性和吸水性都比较好的纯棉面料。枕芯应选质地松软之品，最好能散发头部热量，符合"头冷脚热"的睡眠原则。民间传统常选荞麦皮做枕芯。荞麦皮性寒凉、味甘、无毒，《本草纲目》记载，荞麦能降气宽肠，湿热体质者宜用。其操作方法是将荞麦皮装进枕头，只装六七分满，其松软程度最利于睡眠。荞麦皮枕芯冬暖夏凉，具舒适轻柔、清热泻火的特点。此外，枕芯还可选绿豆、干茶叶、干橘皮、小米、蒲绒、木棉、乳胶等材料。

临床上，还有药枕可以选择，可根据实际需要，辨证使用药枕，以达到养生保健、治疗疾病的目的。药枕属于中医外治法的一种，枕芯里面装有不同的药物。药枕的种类较多，现简单介绍几种药枕的功效和制作方法。

小米枕：取适量小米装入枕芯，制成小米药枕。小米性平微寒，凉热适中，适用于小儿枕用，具有帮助发育、防病健身之效。

菊花枕：选取干菊花、川芎、白芷、决明子，装枕芯内。这些药材能缓慢散发药效，有疏风散热、清利头目之功，适用于头昏眼花之人，也可用于预防和治疗神经衰弱、偏头痛、高血压等病。此药枕连续使用半年左右，须更换药物。

绿豆枕：取适量绿豆，装入枕芯制成绿豆枕。绿豆有清热、泻火、除烦的功效，可用于口渴心烦，目赤喉痛等病症，也适用于阴虚火旺体质之人。

⑤睡衣，应选择透气性强、质地柔软、棉质的面料，春夏可选薄纱、丝绸，秋冬可选毛巾布、棉绒等。睡衣颜色，宜淡雅或自然色，应避免过多化学染料引起过敏。睡衣款式尽量无领无扣且宽大舒适。年轻人可选用睡袍；老年人可选上衣稍长、裤子稍短、最好齐踝的宽松衣裤，这样既能保暖，又不至于因裤子过长而绊倒跌伤。总之，睡衣选择以穿着舒适、吸汗保暖、透气遮风为主。

6.助眠方法保安眠

助眠法有很多，例如：闻香有助于睡眠，在日常生活中，像薰衣草、茉莉花、柠檬、迷迭香等植物都会散发出清香味，这些清香味有舒缓身心的作用，非常有助于睡眠。运动对于入睡困难的人群来说，也是非常好的助眠方法，在睡前快走或慢跑，时间长短因人而异，但注意不要剧烈运动。睡前喝点热饮、牛奶或小米粥，排除外界干扰，选择舒适的睡姿，听听舒缓的音乐，抱一个喜爱的毛绒玩具入睡，都有助于提高睡眠质量。

第三节　衣着调养

在日常生活中，衣、食、住、行，这几种要素是人们生存的基本条件，衣又居四位之首，可见衣服是我们生活中必不可少的物品。服装是人类在长期劳动过程中用来防御外界，同时依据四季气候变化，为了防寒保暖而生产出来的具有一定价值的物品，是人类文明的创造。随着生活水平的提高，人们的精神面貌、物质水平、年龄特性等都可从不同的衣着方式上表现出来，它代表了社会的文明程度。从古代服饰追溯到现代衣着，在漫长的岁月中，人们不断进行着款式变化和面料替换，逐步演变到符合现代人的审美需求，它带给人类的不仅是美丽的仪表，更重要的是健康。

从人体工程学的角度来看，衣着调养可以分为两大部分。第一，从服饰的种类来讲，分帽子、外套、内衣、内裤、文胸、裤子、鞋子乃至饰品等，都可以作为养生环境来保持人体的健康；第二，从服饰的要素来讲，分服装的面料、颜色、款式等也都可以作为养生环境来探讨。

衣着调养，首先需要衣着适体、顺时，其次也需要注意着衣的禁忌。

一、衣着适体

古人早就懂得衣着与养生的关系。在《老老恒言·衣》中说道："惟长短宽窄，期于适体。"由此可见，衣着调养，首先应做到"适体着衣"。合体的着衣使人的机体气血运行流畅，带来舒适感受的同时保障身体健康。穿过重或过紧的衣服，会导致人体血流循环受阻，对体内脏器产生不良影响。中国古代的裹脚，当今社会流行的紧身牛仔裤等，都是对人体产生一种压迫感受且影响健康的实例。影响衣着适体的具体因素有服装款式、面料和色彩。

（一）服装款式

服装款式即服装的内、外部结构造型，主要包括服装外轮廓设计、内部结构分割、零部件等。外轮廓决定服装造型的主要特征。日常生活中衣服款式虽千变万化，但都要依附于人体体型，因此服装设计有别于其他艺术设计。为实现服装款式穿着的合理性，设计师要研究人体体型结构特点、人体运动时各部位的变化幅度，多观察消费者的着装状态，分析不同消费群体着装喜好，合理处理服装内部结构设计、缝制工艺等诸多因素，才能处理好款式设计和人体健康之间的关系。

1.服装款式的分类

服装款式从适体度讲，主要分为三大类：宽松型、合体型、紧身型。

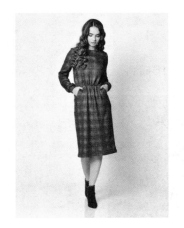

图 4-1 宽松型

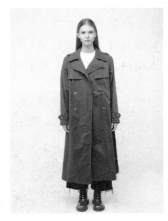

图 4-2 合体型

2.服装款式的选择

（1）不同年龄段着装选择

每个年龄段的人群都有不同的生理特征。婴幼童应选择款式简洁宽松，易穿易脱的服装，不能有太多的扣襻和装饰；青少年以款式造型轻松明快，线条挺直为宜；中年人以造型合体为宜；老年人是一个较特殊的群体，体型特征明显，动作迟缓，手脚不灵活，穿脱不方便，故着装以宽松舒适、简单大方为主，不宜穿紧身上衣。

（2）特殊体型着装选择

特殊体型主要指孕妇和残疾人。孕妇着装注意宽松、干净、保暖，穿脱方便，不能太紧。尤其是腹部太紧会压迫子宫，影响孕妇的健康和胎儿的发育。残疾人着装以简洁、宽松、穿脱方便为主，有利于体位变换和活动，上衣以休闲服为主，下衣以带松紧的为主。

（3）内衣着装的选择

内衣是紧贴着人体皮肤的服装，直接影响着人们的健康。贴身内衣、裤应选择宽松式的，特别是内裤过于瘦小，穿着不透气，对于女性容易诱发阴道感染、尿道感染和真菌感染；对于男性会引起外生殖器刺激，再加上阴囊部位多汗潮湿、不透气，容易患阴囊湿疹。合适的胸罩才会对乳房起到支托而不引起压迫，胸罩过小会有束缚感，妨碍健康。

（二）服装面料

面料是服装构成最基本的要素。任何成功的设计都离不开选择合适的面料。服装被称为人的"第二层皮肤"，服装面料应具有良好的透气性、吸湿性、保温性等服用性能特点。

1. 服装面料的分类

（1）根据纤维来源分类

服装面料主要分为天然纤维面料和化学纤维面料。

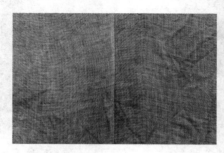

图 4-3　天然纤维面料

（2）根据织物的组织结构分类

服装面料分为机织物面料和针织物面料。

2. 服装面料的选择

不同的面料带给皮肤的感受是不同的。婴幼儿皮肤细嫩，应选择轻柔、透气性、吸湿性强的无刺激性的面料，天然棉纤维面料就具有这些特点，因此婴幼儿服装通常以棉织物为主。中青年人讲究体型美，爱穿紧身衣衫，衣料质地以松软

拓展知识

为佳，这样有利于健康。老年人的服装应选择轻、软、保暖性好的面料。贴身内衣宜选用富有吸湿性，透气性，保暖性，手感柔软的棉、毛、丝等天然纤维面料，尽量不要选用化学纤维面料，以免过敏和不适。

（三）服装色彩

由于人们的心理结构、生理结构的复杂性决定了人对色彩的感受及兴趣的复杂性。服装色彩同样也带给大家复杂的心理感受和生理感受。各地的自然条件差异和个人的喜好需求不同，人们对衣服颜色的选择也有一定的差异。

与服装吸热关系最大的是面料的色彩。因此穿衣过程中我们要充分利用面料颜色吸热的差异性进行合理的选择。一般有色面料要比白布吸热量大，深色布比浅色布吸热量大，浓色布比淡色布吸热大。如黑色布的吸热量是白

色布的两倍，所以在炎热的夏天我们应穿白色、浅色或鲜艳色彩的衣服。

不同的色彩也会带来不同的心理感受。因此，不同消费群体在服装色彩的选择上也有差异。如老年人在服装色彩的选择上，尽量穿稳重大方、柔和、素雅的颜色，但避免色彩单一，适当加以点缀，使色彩比较丰富多彩；儿童服装的颜色应选明亮柔和的颜色，不能太过于刺眼。贴身内衣的色彩较于外衣更适合选用柔和的素淡颜色，比如白色、肉色、米色、粉色等。

二、衣着顺时

衣着顺时指的是人们依据四季，按照各地区气候的差异而有选择性地进行服饰的着装。在古书《黄帝内经》一书中其主要养生理论思想是天人合一，其中阐述到人身处在天地之中，与天地相参，人的自然生长规律与天地的运转相对应，故衣着调养要顺应自然，按季节增减衣服，并注意衣服款式、色彩、质地、既合于体，又合于天时。

我国土地辽阔，气候复杂多样。国内大部分地区四季分明，那么，我们应该如何着装才具有舒适而科学的养生保健效果？

（一）春季

春季气候变化异常，冷热交替出现，今日阳光明媚，明日寒风袭人。常言道："二四八月乱穿衣，"也从侧面表现出春季穿衣的特殊性，早晚适当添加衣物，以抵御冷风侵袭，中午气温稍高，宜减少衣物防止出汗。早春过早地减掉冬衣，身体难以适应，病菌会趁机侵入机体，引发疾病。春季穿衣应从面料、款式、色彩等方面来考虑。

1. 款式

款式上，上薄下厚，以运动休闲、套装为主。女性春季着装的时候不宜穿紧身等衣物；男性的衬衣和腰带也不宜过紧，同时尽量避免穿露出脚踝的短裤和袜口过紧的袜子，保证气血通畅，从而增强新陈代谢功能。

2. 面料

春季人们户外运动增多。面料选择以保暖、柔软、透气、吸汗为主，如纯棉、纯丝绸的面料最适宜做内衣、内裤，可防止细菌，不会引起皮肤瘙痒症，对皮肤有保养作用。

3. 色彩

红、橙、黄是暖色，适合青少年群体；绿、蓝、紫为冷色，色系属于素雅风格，更适中于老年人春季着装色彩选择。

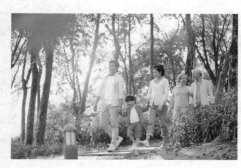
图 4-4　春季着装

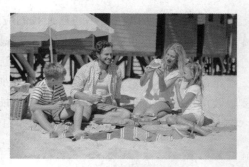
图 4-5　夏季着装

（二）夏季

炎炎夏日，容易出汗。这个季节人体排出的汗水 30%~40% 在大气中蒸发，6%~8% 被皮肤吸附，余下的 50% 以上被揩掉或者被贴身衣服所吸附。

1. 款式

夏季为防暑可尽可能把肢体裸露出来，款式宜宽松、简短，如短袖、无袖、短裤、短裙、连衣裙等。

2. 面料

面料材质应该以吸湿性好、透气性佳的面料为主，如以桑蚕丝、纯棉织物、麻织物为原料制成的服装都是夏季最为理想的选择。

3. 色彩

颜色方面多用白色、浅色、鲜艳的色彩，使人感觉清新凉爽，色调不宜选用深色系列，容易吸收大量的热量。

（三）秋季

入秋后天气逐渐转凉，如何在秋季进行着装，同样关系到我们每个人的健康。秋天过早地添加衣服，会导致身热出汗、汗液蒸发、阴津伤耗、阳气外泄，但秋冻也要适度。

1. 款式

秋天穿衣款式上可适当收敛一些，贴身但对身体无压迫感，如风衣、夹克衫、西装等。紧身衣裤不仅妨碍人体活动，还增加皮肤的摩擦，皮下组织受到压迫，血液循环不畅等，有损健康。

2. 面料

秋季空气干燥、风量大而萧瑟，所以内衬尽量使用平滑不起毛的面料质感，以免皮肤产生不适，秋季羊毛化纤类产品易产生静电，宜少穿。尽量选择纯棉制品，能阻挡风寒，有利于秋季身体健康需要。

3. 色彩

服装色彩选择上可以鲜艳点，因为秋季人们容易犯困，而亮丽的衣服可以缓解疲惫。红色、橙色和黄色这几种颜色都能产生刺激，缓解疲劳，改善心情。

（四）冬季

冬天气温低，气候干燥，皮肤受寒冷刺激易发生冻伤和皲裂。很多人都知道"春捂秋冻"这句谚语，知道春天不必急于脱棉衣、秋天不必急于着厚衣，大多人并不知冬天该捂还是该冻这个问题的答案。因此，我们认为，对于健康人群来说，可依据自身健康状况选择衣物厚薄，冬季如若衣物过多或者过于单薄，易产生风寒感冒。许多人冬季天气稍冷就面色惨白，口齿震颤或有人群生平就怕冷，手脚易生冻疮等现象，因此，冬季如何着装也需要重视。

1. 款式

要想较好地发挥服装的防寒效果，在冬季我们应穿含有较多空气的衣服和采用多层着装方式。内衣多采用贴身软和的衣服，中间选择蓬松、保暖性强的，外层多透气性差、导热系数低的衣物，同时外衣和裤子的开口不宜过大，以免冷空气进入身体，产生寒冷的感受或引起季节性感冒。

2. 面料

内衣穿薄的棉织品，中层衣物选择保暖和吸湿性强的羊毛、纯棉材质最佳，外层要选不易透气的材质。

3. 色彩

冬季外衣多选深色，吸热、耐脏的面料内衣，以浅色为宜。

◀◀◀ 案例4-1 ▶▶▶ ⋯⋯⋯⋯⋯⋯⋯⋯⋯⋯⋯⋯⋯⋯⋯⋯

晓雯的关节疼痛

四月春暖花开，晓雯随团外出旅游来到了黄山。爬山过程中，她因膝盖疼痛掉到队伍的最后，细心的导游小李扭头看见身后表情痛苦的晓雯，便问："怎么了？累了，要不休息会再爬。"晓雯摇摇头，说："我这是老毛病了。每当天气阴冷或者累了，膝盖就会有一种强刺痛的感觉。本以为现在春暖花开，气候好，想出来好好玩一下，结果又犯了，也不知到底是咋回事？"导游小李打量了一下身旁的晓雯，只见她着衣单薄，且下装穿着运动短裤，便询问她日常的穿着习惯。晓雯说一年四季自己都比较偏爱裙子和短裤。导游小李听了后再次询问她冬天也穿裙子吗？晓雯回答："嗯，冬天穿长裙的时间较多。"如果你是导游小李，根据日常生活经验，你知道晓雯的问题出在哪儿吗？应该给予她什么样的建议？

【案例点评】

该案例中晓雯出现的关节疼痛主要是因为她的穿衣不当引起的。裙子、短裤穿起来固然很美，美是美了，可疾病也随之来了。因为短裤、裙子很容易让身体受到寒气的侵扰，特别是膝盖周围，久而久之就形成了"寒痹"，出现关节疼痛。那么，女性朋友们，日常的穿衣习惯中特别是春秋季和冬季一定要注意关节部位的保暖，保护好健康！

三、衣着禁忌

（一）四季穿衣禁忌

早春不宜过早减衣，不宜下装太薄，不穿保暖性、透气性差的服装。夏季不宜穿领口紧、衣身紧、颜色深、材质厚的服装，不要穿不透气、不吸湿的衣服，特别是合成纤维，这些服装让人感到十分闷热，极度不适。秋季穿衣不宜穿露

拓展知识

肩、露背、露脐装，以免受凉，出现身体不适，不要穿紧身内裤和牛仔裤，避免特殊部位的潮湿，阻止霉菌大量繁殖。冬季不宜长期穿裙子，双腿外露会使腿部关节失去保暖性而产生疾病，也不宜穿太厚、易出汗、穿透气性太好的衣服，特别是外层，透气性好的衣服保温性会降低。

（二）不同年龄阶段穿衣禁忌

婴幼儿不要穿带有硬质性辅料的服装，以免孩子误食，不选透气性差、吸湿性差、款式复杂、紧身、不易穿脱的服装。婴幼儿体温调节能力低，切忌捂得过厚、过重。学龄前孩子的体形是挺腰凸肚，忌穿紧身型服装，不要穿难透气，不吸湿的服装，也不要穿过紧、过分肥大的服装，阻碍孩子的生长发育和活动能力。青少年忌衣着过多，易出汗，不能衣着过紧，特别是紧裆裤，影响身体健康和发育，不要选择华丽的面料，显成熟。中年人内衣的选择尤为重要，忌穿过于瘦小，或面料含有刺激性的化学物质，外衣忌穿不适体的服装。老年人季节转换时期，不宜过多过早地增加衣服，忌穿狭窄瘦小的衣服，尤其忌领口紧、腰口紧、袜口紧，以免血液循环不畅通，影响身体健康。

（三）不同体质穿衣禁忌

平和体质的人穿衣没有特别的禁忌。气虚、阳虚体质的人换季时注意及时加减衣服。特别是春、秋、冬季，要比平和体质的人穿得稍微厚一点，寒冷的冬季要特别注意保暖。阴虚体质的人穿衣服应适当，不宜穿过多，与平和体质的人相比，应适当穿少一些。痰湿和湿热体质的人穿衣要注意服装款式宽松柔软，特别是夏天必须穿透气性好的衣服。特禀体质，其体质特点比较复杂，穿衣要依据具体情况而定。如过敏体质的人，忌穿含绒毛的服装，换季节时服装要先清洗暴晒后再穿。

（四）其他穿衣禁忌

忌穿对皮肤有刺激的服装。服装与皮肤接触产生的刺激主要有刺痒感、黏附感、静电灼人以及化学物质刺激，这些都会产生不适感，严重的还会产生接触性皮炎。忌穿含有害化学物质的服装。服装中的有害化学物质主要有：甲醛、偶氮染料、有害金属、五氯苯酚、农药等，若皮肤长时间与这些有害物质接触会对人体产生潜在的致癌性。忌运动后立刻脱衣。运动后体温升高，毛孔舒张，排汗增多，立即脱衣容易让身体受到冷风侵袭而着凉。

本章小结

　　本章主要介绍了起居养生、生物钟、子午觉的概念。起居养生主要包括作息规律、睡眠调养和衣着调养。作息规律方面，提倡作息要有规律，并且符合生物钟；常用的作息方法包括起卧时间有规律，并且遵循人体生物钟。睡眠调养方面，注重精神调养、子午觉、选择适当的助眠方法并且避开睡眠禁忌；具体睡眠调养方法需要做到，睡前宁心安神，稍作低强度活动，洗脚按脚，少进水食；睡时可以营造温馨的睡眠环境，选择侧卧位，并利用恰当的卧具。衣着调养主要从衣着适体，服装选择，面料选择，衣着禁忌方面进行讲解。

思考与练习

一、单项选择题

1. 平常人最佳卧姿是（　　　）。

A. 左卧位　　　　B. 右卧位　　　　C. 仰卧位　　　　D. 俯卧位

2. 以下哪一个不属于服装的要素？（　　　）

A. 面料　　　　B. 颜色　　　　C. 款式　　　　D. 比例

二、多项选择题

1. 下列哪些是常用的睡前调理方法？（　　　）

A. 宁心静神以调养精神　　　　B. 稍作活动以消耗体力

C. 洗足按脚以疏通经脉　　　　D. 少进水食防夜尿频多

E. 个人清洁获健康睡眠

2. 下列哪些是常用的睡时调理方法？（　　　）

A. 侧卧有利健康　　　　B. 闻香助眠

C. 睡眠时长遵年龄　　　　D. 营造温馨的睡眠环境

E. 东西向卧养元气

三、思考讨论题

1. 我国基层睡眠质量的衡量标准是什么？

2. 简述四季我们应如何合理选择服装？

参考答案

第五章

运动养生法

本章重点 |||

　　本章介绍了运动养生的基本概念和养生原理，从现代运动与传统运动两个角度出发，阐述了不同类型运动对人体身心健康的影响，列举了相关的运动养生项目。

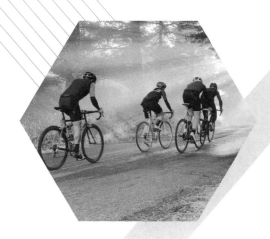

　　通过本章学习，使学习者能够了解现代运动养生与传统运动养生的分类，认识运动养生的机理，熟悉运动养生的基本原则，掌握运动养生在实践运用中的基本方法，具备一定的运动养生指导、创新和开拓能力。

■ 本章思维导图

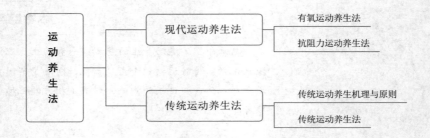

运动养生法是以运动人体科学理论为指导、以促进健康为原则、以运动为主要载体开展的一系列运动养生活动的总和。人们通过合理地参与运动项目，提高自身机能水平，改善身心健康状况，进而达到养生效果。运动项目分类繁多、种类复杂，本章谨从现代运动与传统运动两个角度分别介绍运动与养生的关系，阐述不同运动的原则与方法。

第一节　现代运动养生法

体育运动在世界各国都有悠久的历史，是从古至今人们遵循人体的生长发育规律和身体的活动规律，通过身心锻炼、技术钻研、竞技比赛等方式达到增强体质、提高运动技术水平、丰富文化生活为目的的社会活动。现代运动是相对于传统运动而言的，它在运动类别、训练目的、活动形式上区别于我国民族传统体育。例如，我国民族传统体育运动在活动过程中注重经络、呼吸、意念、天人合一等理念。现代运动是运用现代人体生理学、运动科学等学科的理论研究，帮助人们有针对性地练习，以提高人体心肺功能，增强力量、柔韧、灵敏、速度、耐力等素质的运动方式。现代运动养生是指运用现代运动方式，以养生为目的，结合自身身体健康状况与身体素质，有针对性地开展运动活动的过程，通过合理的运动量，达到强身健体、养生延寿的目的。

现代运动项目丰富、种类繁多，且不断出现新的运动形式，本书根据人体在运动过程中能量代谢系统的不同，将从有氧运动与抗阻力运动这两种类别分别与养生结合进行阐释。

表 5-1　有氧代谢与无氧代谢

	有氧代谢	无氧代谢
运动强度	低	高
持续时间	三分钟以上	两分钟以内
能量来源	以糖分与脂肪为主、少量蛋白质	糖分
功能特点	慢、持久	快、不持久
代谢废物	少，被血液快速带走	多，乳酸堆积导致疲劳
典型运动	慢跑、游泳、骑行	短跑、举重

一、有氧运动养生法

（一）有氧运动定义

有氧运动又称为有氧代谢运动，是指人体在氧气充分供应的情况下进行的体育锻炼。不同的运动强度需氧量不同，运动量越大，需氧量越大。运动强度较低，氧气有足够的时间被输送到组织细胞中，并帮助燃烧能源，这样的运动就是有氧运动。简单而言，就是低强度、能长时间进行的运动。

（二）有氧运动与健康的关系

人体的活动是需要能量消耗的。运动所需要的能量主要来源于三种营养素：糖、脂肪、蛋白质。类似于汽车的燃料，在经过十分复杂的转换过程产生能量。在有氧运动过程中，随着运动时间的增加，身体代谢需求也增加，尤其骨骼肌耗氧增加，人体表现为呼吸和心跳加快，血压升高，心脏输出量增加以适应能量需求。通过一系列复杂的机体增压、能量代谢、恢复过程，对人体机能产生对应的影响，从而达到强健身体的效果，起到养生的作用。

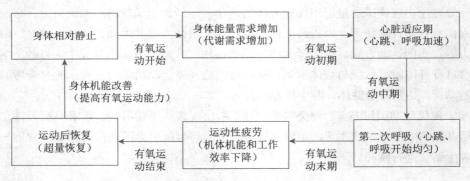

图 5-1　运动周期与身体变化

通过有氧运动，可改善身体机能，同时提高个体的有氧运动能力，从而提高人体健康程度。科学研究表明，针对个体差异，进行科学、系统的有氧运动，可对人体产生一定影响：

1. 对心血管机能的影响

《2020 ESC 运动心脏病学和心血管疾病患者的体育锻炼指南》的主要撰写专家之一 Antonio Pelliccia 教授指出，"规律运动可预防心血管病，还能降低心血患者过早死亡的风险"。有氧运动使心肌纤维增粗、心壁增厚、心脏重量和容积都增大，心肌收缩性增强，心肌耗氧量降低，具有较高的心肌耗氧效率和能量节省化能力，从而增强心脏功能；运动时冠状动脉的血流成倍增加，改善了心肌营养与氧气供应，加强了代谢；改善动脉血管的弹性，使血管在器官内的分布数量增加，有利于器官组织的供血和功能的提高，有利于调节血压；消耗体内脂肪，使血液中胆固醇下降，还能产生高密度脂蛋白，防止动脉硬化，降低心脑血管疾病的发病率。

2. 对呼吸功能的影响

通过运动，耗氧量增大，为保证机体的氧气供应，呼吸加快、加深，增强呼吸肌的力量和耐力，使呼吸频率减慢、呼吸深度增加，肺通气和肺换气的效率提高，组织的氧利用率提高，进而肺活量增大，改善吸氧量，提高肺功能。

3. 对神经系统机能的影响

运动可促进神经系统的生长发育，使脑重量和大脑皮质厚度增加，大脑皮质表面积增大，增强人的智能；对脑内多巴胺含量有一定影响，能让人心胸开朗、精神愉快；可改善脑部血液循环、延缓大脑萎缩、促进神经细胞和突触的发生发展，可预防和延缓阿尔茨海默病的发生和发展进程；运动还有着明显的抗抑郁作用，对抑郁症有着显著的影响。

4. 对免疫功能的影响

运动使机体产生应激的生理性适应，表现为机体免疫机能增强，不易感冒，抵抗病毒的能力增强。

5. 对消化系统的影响

运动对消化系统的整体机能有提高作用。可加强胃肠蠕动，促进肠道内消化废物和毒素的排出，能预防和改善胃食道反流症，促进排便，改善便秘；能使肝、胃、脾、肠等内脏器官的韧带得到加强，能有效地防治胃肠下垂病症；能促进消化液分泌和脂肪代谢，增强消化道对食物的消化、吸收能力。肝脏的脂肪代谢在运动锻炼的作用下变得活跃，脂肪肝可以在运动锻炼的作用下得到有效的防治。

6. 对特殊群体的健康影响

《中国糖尿病运动治疗指南》（以下简称《指南》）指出，缺少运动本身就是糖尿病的发病因素之一。每天进行规律的体育运动，糖尿病发病的相对危险性会下降 15%~60%。在我国，BMI 大于或等于 24 时，糖尿病患病风险是正常人的 2~3 倍。《指南》表明，不同运动量和运动方式可以改善胰岛素敏感性、骨骼肌的功能、脂肪和蛋白质代谢，能预防和治疗糖尿病并发症，改善心理状态，降低糖尿病的发病因素，从而使糖尿病发病率下降，降低发病风险。针对不同群体，运动具有不同的改善作用。

肥胖群体：促进脂肪分解，抑制脂肪合成，减少由肥胖给人体带来的健康危害，保持肌肉含量，促进形体改善。

青少年群体：提高中枢神经系统机能，促进智力发展。有利于增长身高，增加身体肌肉含量，刺激食欲，并在合理营养搭配补充下使体格更强壮。

中老年群体：改善中枢神经系统机能，延缓大脑衰老，解除疲劳和精神紧张，改善睡眠，保持中老年人的精力充沛、动作敏捷。

高血压群体：降低收缩压和舒张压，改善心脏功能，扩张活动肌血管，提高血液循环和代谢，预防因高血压引起的其他疾病。

糖尿病群体：加强糖代谢，改善胰岛素功能，促进物质代谢，增加免疫功能和抵抗力，预防或减少糖尿病的并发症。

体温、脉搏、血压和呼吸，并称为人体的四大生命体征。大量研究发现，有氧运动能力与心、肺、骨骼肌、神经等多个系统的综合能力密切相关，能够一定程度表现身体的整体功能。美国心脏病协会提出将"心肺耐力"作为评价人体生命状态的第五大生命体征，甚至还有研究论述了"有氧运动能力是不容忽视的死亡预测因子"一说。

（三）有氧运动的最适运动量

运动量也称"运动负荷"，指人体在运动过程中所承受的生理、心理负荷量以及消耗的热量，由完成练习的运动强度与持续时间，以及动作的准确性和运动项目特点等因素来决定运动量的大小。运动强度是指动作时用力的大小和身体的紧张程度，是决定运动负荷的主要因素之一。影响运动强度的因素主要有练习的密度、练习的间歇时间、动作速度、练习所负的重量。运动强度对人体的刺激作用较大。适宜的运动强度能有效地促进身体机能的提高，增强体质。如果强度过大，超过身体的承受能力，反会使身体机能减退，甚至损害身体健康。

最适运动量的测定要根据不同个体的差异来计算。测定的方法有很多种，最简便的方法是心率测定法——测量运动时每分钟的脉搏次数。在达到最大心率的60%~85% 时，是有氧运动最适宜的心率范围。

简便的最大心率估算方法：男性为 220 减年龄，女性则为 226 减年龄。

合理的运动时间：一般来说，中老年人每次锻炼的时间以 30 分钟左右为宜，而年轻人的运动时间可以稍微长一些，45 分钟至 1 小时为最佳；最多不宜超过 2 小时，每周 4~6 次。

有氧运动中合理心率（靶心率）区间：（最大心率－静息心率）×0.6+ 静息心率 ~（最大心率－静息心率）×0.8+ 静息心率。除此之外，还需要通过观察个体状态来增加或减少运动量。

运动量适宜时状态：观察呼吸，呼吸次数增加但节奏、规律不紊乱，说话时没有明显的气喘现象；运动后疲劳消失较快，睡眠良好，醒后精力充沛，精神饱满；运动后有渴望或愿意再次运动的心情；运动后食欲增大。排汗量适宜。

运动量过大状态：受伤或肌肉疼痛次数增加；次日起床时心率加速；训练时

情绪低落，热情度不高；失眠；食欲下降；肌肉恢复时间增长等。

（四）常用有氧运动方法

通过前期学习我们可以了解到，有氧运动并不是某种、某类运动。它是根据不同个体差异，运动量（运动强度与持续时间）达到最适合人体的程度，能起到强身健体、养生益寿作用的身体活动，在这个过程中运动者依靠的绝大部分是人体的有氧代谢能力。因此，有氧运动项目多种多样，本书根据本专业特点，列举如下有氧运动项目以供参考。

1. 徒步

徒步，并不是通常意义上的散步，也不是体育竞赛中的竞走项目，而是指有目的地在郊区、旅游景区或者山野间进行中长距离的一种有氧运动。徒步是运动与旅游结合的最为典型、最为普遍的一种。

表 5-2　有氧运动项目 1：徒步

地点选择	注意事项	项目优点	项目缺点
自然景区步道、公园步道、城市绿道等	预热身体 着运动装与徒步护具 选择空气质量良好天气 适度负重、注意休息 适度补水	专业度低，易实施 可组队前进，不枯燥 可提高下肢肌肉耐力 易坚持	不适宜下肢障碍人群

2. 户外骑行

骑行一般在户外进行，是一种健康自然的运动旅游方式，能充分享受旅行过程之美。骑行对人的心肺功能、肌肉力量和神经系统都有着较好影响。

表 5-3　有氧运动项目 2：户外骑行

地点选择	注意事项	项目优点	项目缺点
城市骑行道、景区骑行道、专业赛道等	充分热身 选择空气质量良好天气 学习骑行姿势，避免损伤 注意控制车速、心率 适度补水	能够较全面影响身体各功能系统 促使左右脑平衡发展 可组队前进，不枯燥 可提高下肢肌肉耐力 改善记忆	有一定的身体条件需求 有一定的技术需求，需经过专业教练指导 对骑行自行车和骑行路面有一定要求

3. 健康跑

健康跑是一种时间较长、速度较慢、距离较长的有氧运动方式，其技术特点简单、易掌握且不受场地、器材限制，可在田径场、城市绿道、景区跑道及公园等地进行。

表 5-4 有氧运动项目 3：健康跑

地点选择	注意事项	项目优点	项目缺点
自然景区步道、公园步道、城市绿道、跑步机等	充分热身 着运动装 选择空气质量良好天气 注意控制心率 不追求速度、强度 及时技术指导，避免损伤	专业度低，易实施 可提高下肢肌肉耐力 能有效锻炼心肺机能	需结合运动者身体状况实施

4. 游泳

游泳，是人在水的浮力作用下产生向上漂浮，凭借浮力通过肢体有规律的运动，使身体在水中规律运动的活动项目。游泳运动对技术性要求较高，根据运动形式分为有氧和无氧，一般均采取有氧运动形式来进行游泳运动，以达到养生效果。

表 5-5 有氧运动项目 4：游泳

地点选择	注意事项	项目优点	项目缺点
室内泳池、室外泳池	充分热身 根据体质选择水温、气温 注意泳池卫生 忌饭前、饭后游泳 忌忽视泳后卫生	充分锻炼心肺机能 提高免疫力 有利于全身肌肉发展	身体条件、技术要求高 不适宜心脏病、高血压、皮肤病和医生要求不可以游泳的病患者

总之，适宜养生的有氧运动项目非常多，在实际运用中不仅要注意最适运动量，还需要根据不同个体、人群之间的差异选择不同的运动项目，并且结合该项运动的运动特点、运动方式、项目需求进行开展，才能达到运用有氧运动科学养生的效果。

二、抗阻力运动养生法

（一）抗阻力运动的定义

抗阻力运动又称阻力训练，是指人体肌肉在对抗阻力的运动。当一个外部的阻力（比如重物）能造成肌肉收缩，然后可以增长肌肉密度、强度和持久度。这个重物可以是哑铃、杠铃、壶铃、阻力带、自身体重、瓶装水等。只要它的重量可以引起肌肉收缩，那么就能称为抗阻力运动。

（二）抗阻力运动与健康的关系

1. 预防骨质疏松

抗阻力运动与人体产生的最直接影响发生在骨骼和肌肉，其对骨骼产生的作用则主要体现在对骨骼骨密度的影响上。医学临床指南《运动防治骨质疏松专家共识》中指出，渐进式抗阻训练能够提高受试者股骨颈、腰椎、大转子等部位的骨密度，能有效地预防骨质疏松。大量研究也表明，适宜的抗阻力运动不断地刺激骨骼，对骨骼形成压力，能够在一定程度上提高机体的骨密度，并防止骨质流失，使骨量维持在一个健康的水平，从而起到预防骨质疏松的作用。

2. 锻炼骨骼肌

锻炼骨骼肌，提高肌肉力量、爆发力，增加肌肉体积。进行无氧运动后，肌肉肥大是在骨骼肌上最直接的体现。肌肉在一定范围内的肥大可以提供给参与抗阻训练者更加健康的体魄和完美的体型。人体的骨骼肌伴随着生理年龄的增长会逐渐衰老，适宜强度和负荷的抗阻训练能够在一定程度上有效缓解骨骼肌衰老，保证老年人在年龄的增长下拥有健康的骨骼肌，预防肌少症。除此之外，肌肉体积增加也可以增大肌肉对骨骼和关节的包裹，能够帮助降低跌倒和其他伤害的风险。

3. 能有效改善糖尿病与脂肪肝

当下多见的 2 型糖尿病，与肌肉的消失有关。胰岛素要发挥降血糖的作用，需要胰岛素受体的参与。而胰岛素受体存在于肌肉细胞上，如果长期不锻炼，随着肌肉减少，胰岛素受体随之减少，降糖作用逐渐减弱，从而使血糖升高。因此《中国糖尿病运动治疗指南》建议 2 型糖尿病患者的最佳运动方案为有氧耐力训练与抗阻力训练相结合，尤其对于血糖控制不良者更适用。

4. 提高免疫力

抗阻力运动过后，在机体的超量恢复作用下，对能量的需求增高，此时静代谢率随之提高。

受过损伤的肌肉和乳酸的代谢更多地消耗了脂肪，可以增加乳酸的代谢消耗，在增肌代谢率以及提高身体免疫力方面有着很好的效果。

5. 改变体形、改进姿态

抗阻力运动可以帮助人体加强全身参与训练的肌肉群力量，改进人的平衡功能，减少由于失衡造成的脊柱、身体各关节的压力。同时，抗阻力训练还可以促使人体保持一个良好的体态，增强自信。

（三）常见抗阻力运动的分类

1. 等张训练

指肌肉长度缩短、张力不变的收缩训练，又称为动力练习，如举哑铃、杠铃，俯卧撑、拉弹力带、深蹲等抗阻力运动均属于等张训练。等张训练方式丰富多样，有各种器械可供选择使用，在肌力增强训练中应用较多。

2. 等长训练

指肌肉在紧张用力时其长度不发生变化的力量练习，又称为静力练习，如平板支撑、单杠悬垂、颈椎稳定练习、靠墙马步蹲等练习。

（四）抗阻力运动的运动量建议

抗阻力运动的运动量应根据练习者个体身体素质不同、训练目的不同进行个性化定制，在以健康养生为目的的过程中，不应盲目追求大重量、长时间，以防造成身体损伤。

1. 渐进抗阻练习

先测出待训练肌群连续 10 次等张收缩所能承受的最大负荷量，简称为10RM（10 Repetition Maxi mum）。取 10RM 为制订运动强度的参考量，每天的训练分 3 组进行，即第一组运动强度取最大负荷的 50%，重复 10 次；第二组运动强度取最大负荷的 75%，重复 10 次；第三组运动强度取最大负荷的 100%，重复 10 次。每组间可休息 1 分钟，1 周后复试 10RM 量。如肌力有所进步，可按照新的 10RM 量进行下一周的训练。

2. tens 法则

训练中每次等长收缩持续 10 秒，休息 10 秒，重复 10 次为一组，每次训练做 10 组，每周训练 3~4 次。

3. 短促最大练习

短促最大练习是由等张训练和等长训练联合应用的一种训练方法。抗阻力等张收缩后维持最大等长收缩 5~10 秒，然后放松，重复 5 次，每次增加负荷 0.5千克。

（五）常用抗阻力运动方法

以健康养生为目的的无氧抗阻力训练多采用循序渐进原则。无论采用何种训练方法，均应在具体实践中结合养生对象的实际身体、年龄、运动史等情况选择适合的运动方法来进行。本节以健康为目的、以实用为原则、以效率为优选，列举了以下无氧抗阻力练习项目（在开始前均需进行适当的热身活动，避免运动损伤）：

1. 俯卧撑

标准俯卧撑：双手与双脚撑地，身体悬空，身体保持从肩膀到脚踝成一条直线，双臂位于胸部位置，两手相距略宽于肩膀。用 2~3 秒时间来充分下降身体，最终胸部距离地面应该是 2~3 厘米距离，然后双臂同时用力撑起，回到起始位置。

　　跪姿俯卧撑：该方法一般适用于身体素质不足以完成标准俯卧撑的对象，以膝盖着地，双臂运动动作要领同标准俯卧撑一样。

　　2. 平板撑

　　标准平板撑：俯卧，双肘弯曲支撑在地面上，肩膀和肘关节垂直于地面，双脚踩地，身体离开地面，躯干伸直，头部、肩部、胯部和踝部保持在同一平面，腹肌收紧，盆底肌收紧，脊椎延长，眼睛看向地面，保持均匀呼吸。

　　花式平板撑：在标准平板支撑的动作基础上抬起一只手臂或（和）悬空提起一只脚、侧平板撑等。

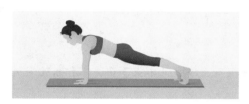

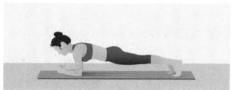

图 5-2　俯卧撑　　　　　　　　　　　　　　　图 5-3　平板撑

　　3. 颈椎稳定练习

　　颈椎前屈练习：向练习者前额施加阻力，练习者尝试向前点头（屈颈椎），施加的阻力与练习者的屈颈椎力量保持平衡。

　　颈椎侧弯练习：向练习者头一侧施加阻力，练习者尝试侧弯颈椎，努力将耳朵贴于肩上，施加的阻力与练习者的屈颈椎力量保持平衡。由于力量的均衡对抗，颈椎保持不动。

　　颈椎后伸练习：向练习者头部枕骨上方施加阻力，练习者尝试后伸颈椎，施加的阻力与练习者的屈颈椎力量保持平衡。

　　颈椎旋转练习：在练习者的眼睛上外侧施加阻力，练习者尝试转动头部，眼睛看向肩膀。施加的阻力与练习者头部转动的阻力保持平衡，在力量的均衡对抗下，头部无法转动。

　　4. 弹力带抗阻训练

　　弹力带作为现代新型健身工具，具有携带方便、主观性强及安全等特点，受到大众的喜爱。其不仅广泛用于大众健身领域，还用于提高青少年体质、专业运动队训练、运动康复等领域。

　　弹力带抗阻训练方法多样，功能丰富，可根据不同的训练目的选择不同的练习方法。常见方法有弹力带侧平举、弹力带划船、弹力带扩胸、弹力带夹胸、站姿髋外展、跪姿后蹬腿等动作。

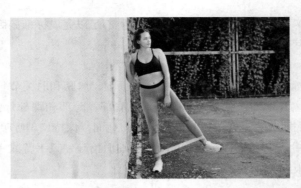

图 5-4 弹力带练习——站姿髋外展

<<< 案例 5-1 >>> ···

客户背景：张某，男，50 岁，无生理疾病，经常开车上下班，工作繁忙且大多时间需用电脑办公，极少参加体育运动。

客户需求：近期感觉颈部肌肉酸痛，上下楼梯呼吸明显较以前加速且吃力。希望通过 10 天左右的康养旅游能够改善健康状况，同时能够学习到运动养生方法。

健康测评简报：身高 175cm，体重 88kg，BMI 指数 28.7，体脂肪率 30%，骨骼肌率 29%，静息心率 85/ 分。

请假设自己为某康养旅游基地的运动养生工作人员，根据以上信息，结合康养旅游基地的特性，分别从有氧运动养生和抗阻力运动养生的角度给予客户相关建议，并指导客户进行运动养生的练习。

表 5-6　有氧运动养生建议

运动方式	单次运动时间 （min）	运动周期 （次/周）	靶心率（HR）	周期内监测运动 量方法

表 5-7　抗阻力运动养生建议

运动方式	抗阻力动作技术 要点	运动周期 （次/周）	运动量控制建议	周期内监测运动 量方法

第二节 传统运动养生法

传统运动养生法是运用传统的导引、吐纳、武术等运动方式进行锻炼，是我国劳动人民通过不断创造、积累、总结、整理出来的有效医疗保健方法和理论，同中国医学关系尤为密切。古代医学家通晓医学之术，将医学与运动结合，以"治未病"和养生延年的观点为理论基础，通过活动筋骨、调节气息、宁心安神来疏通经络、祛病健身，达到增体延年的运动养生目的，这种运动方式又称为传统健身术。传统运动养生兼具运动和医疗双重属性，通过自身形体活动、呼吸吐纳、心理调节相结合的锻炼，来加强人体内部运动，调整人体脏腑机能，强化自身精、气、神的修养，进而调整人体生理和心理功能。这种传统运动养生方式离开医术理论的指导，难以发挥祛病延年的作用，也是我国传统医学重要组成部分，具有独特医疗保健作用。目前，社会上比较流行的传统运动养生方法主要有健身气功和太极运动等。

一、传统运动养生机理与原则

（一）传统运动养生机理

运动养生法在我国具有悠久的历史文化，富含深厚的养生内涵以及哲学底蕴。中国传统哲学理论的阴阳学说，是运动养生法的理论基础。我国医学理论关于阴阳学说的表述，基本符合对立统一的原理，并赋予医学特征。而运动养生以调形为主，兼配精、气、神三者的统一，以调心、调息、调身贯彻始终。调心养神，恬淡虚无，精神内守，乃是身体健康的根本。以意领气，调呼吸以练气，以气推动血液运动来营养机体。以气动形，通过动诸关节筋骨，使经络畅通透达，使气血充盈全身，濡养各脏腑组织器官来调节气血，至阴阳平衡调整机理，维持和保护机体功能。三者的关系是，以意领气，以气动形，只有掌握运动要领才能有效锻炼身心，从而达到祛病延年全面锻炼机体的作用。

（二）运动养生原则

1.动静结合，练养相兼

指在练功方式上强调静功与动功的密切结合、相互交替。动，指强筋壮骨，以调脏腑、壮形体。静，指收心纳意，以培育正气，即在精神舒畅和情绪安宁的状态下锻炼。在练功过程中做到动功与静功的有机结合，两个阶段相互交替。在练动功时要掌握"动中有静"，即在运动的时候要保持精神宁静的状态，要全神贯注；练静功时要体会"静中有动"，保持呼吸的自然和谐。动以养形，静以养神，起到练养相兼的互补。练养相兼指练功和合理修养并重。只练功，不注意合理修养，会减缓练习的效果。所以练和养需要密切结合，可进一步提高锻炼效果。

2. 准确灵活，因人而异

准确，主要是指练习过程中要做到练习方法清楚、动作路线清晰、动作规范、姿势工整，即动作的起止点、路线方法清晰，方位角度到位，动作造型要工整。灵活，指在练习时根据动作姿态的高低，幅度的大小，用力的大小，练习的数量和强度、呼吸等方面，根据锻炼者年龄和自身状况进行灵活调整。

3. 循序渐进，由浅入深

运动养生是通过长期锻炼以达到健身的目的。因此，初期锻炼者不能急于求成，妄求功效。锻炼的效果是随着练习时长逐渐显现出来的。需要熟悉掌握传统运动养生功法，这样经过长时间的练习，才能达到效果。另一方面要根据锻炼者体质状况及对功法掌握程度，设置相应的运动量和运动强度。运动量太小则达不到锻炼目的、健身功效，运动量太大则超过了机体耐受力，会使身体因过劳而受损。所以，良好的运动效果需要科学的练功方法和强度适量的锻炼，由浅入深、由简到繁，循序渐进，一步一步打好基础，防止出现偏差。

4. 持之以恒，坚持不懈

练功时要树立持之以恒的信心，坚持不懈，方能有效。良性生命状态的形成，非一日之功，需经过长时间坚持，逐步日积月累，达到一定时日才能见效。只有树立持之以恒的信念、坚持不懈的练习，成为生活的必需，坚持下去，才能祛病延年，收到健身效果。运动养生不仅是身体的锻炼，也是意志和毅力的磨炼。

（三）传统运动养生的特点

1. 以中医理论为指导

传统运动方法的锻炼都是以中医的阴阳、脏腑、气血、经络等理论为基础，锻炼形式以养精、练气、调神为运动的基本要点，以动形为锻炼形式，用开合升降指导运动的屈伸、俯仰；用阴阳理论指导运动的虚、实、动、静；用整体观念说明运动健身中形、神、气、血、表、里的协调统一，这些健身运动的各个招式，都与中医理论密切相关。

2. 注重形、神、意、气相统一

神为形之主，神在人体中起着积极的主导作用，养生首重养神，即动形、意守和调息的统一，也就是身体运动，意念和呼吸的配合。神，指神态、神韵；意守，指意念专注；调息，指呼吸调节；统一，是指三者合理地运用配合，达到形、神一致，意、气相随，形、气相感，使形体动静得宜、内外和谐，起到养生

健身的作用。

3. 融导引、气功、武术、医理为一体

养生方法是我国人民千百年来通过不断摸索和总结，在实践中得出的宝贵经验，形成了融导引、气功、武术、医理为一体的具有中国传统民族特色的养生方式。无论哪种功法运用到养生方面，都讲究调息、意守、动形这三个方面，都是以通气血、活经络、强筋骨和调脏腑为目的。而融诸家之长为一体，也是运动养生的一大特点。

4. 顺应自然界四时变化而养生

顺其自然体现了"天人合一"思想，自然界的各种规律性变化对人体也产生了相应的影响。在养生过程中要符合自然规律、顺应四时变化进行各种运动健身活动，尤其年老体弱者，才能真正保养好人体的生机，起到祛病强身，延年益寿的目的。即人要适应自然，寒温要适度，生活要规律，同时也要重视人与社会的统一协调。

二、传统运动养生法

我国传统的运动养生之所以能够健身、治病、延年，是经过多年的总结习练，生成了一套系统的理论和行之有效的方法。早在先秦时代，人们为了达到祛病养生的目的，通过舞蹈、射箭、导引等多种运动方法进行锻炼。隋唐时期，人们在前人的运动锻炼方式上进行总结和继承，还整理创编出多种形式的运动养生法。到了明清时期，运动养生的方法更加丰富，集气功、导引、武术之精华，形成了各种流派、各种形式的健身术，其种类之多，方法之广，不胜枚举，其中流传最广、影响较大、广为群众所喜爱者，有气功、导引、五禽戏、八段锦、太极拳等。

（一）八段锦

在我国古老的导引术中，八段锦是流传最广、对导引术发展影响最大的一种。八段锦的"八"字，不是单指段、节和八个动作，而是表示其功法有多种要素，相互制约，相互联系，循环运转。"锦"字，是由"金""帛"组成，表示其精美华贵。"锦"字，还可以理解为单个导引术式的汇集，如丝锦那样连绵不断，是一套完整的健身功法。现代八段锦功法不仅有文八段和武八段，其功法还有坐式、立式之分。

健身气功·八段锦不同于一般的以肢体锻炼为主的功法，它是一门主要对心、肝、脾、肺、肾等内脏器官进行功能性锻炼的养生方法。此外，前人将其列为导引类气功功法，引气流

拓展知识

于全身以达到祛除外邪、强身健体之功效。八段锦属于有氧运动，能调动身体各功能，促进新陈代谢，使身体充满活力。

健身气功·八段锦功法特点：柔和缓慢，圆润连贯；松紧结合，动静相兼；神与形和，气寓其中。

（二）易筋经

易筋经是我国民间广为流传的导引术。易筋经相传为中国佛教禅宗初祖达摩所创，是一种以变易筋骨为目的的健身方法。《易筋经》于明朝编撰成形，在流传演化过程中托名达摩，由少林寺所传。

易筋经以强身壮力为主要作用，"易"指移动，活动；"筋"泛指肌肉、筋骨；"经"指常道、规范。顾名思义，"易筋经"就是活动肌肉、筋骨，使全身经络、气血通畅，从而增进健康、祛病延年的一种传统健身法。易筋经多以伸腰踢腿等通血脉、利筋骨的动作为主，其动作又多以仿效古代的各种劳动姿势为主。

健身气功·易筋经继承传统易筋经十二式精要，突出对肌肉、骨骼和关节的屈伸、扭转及牵拉，尤其注重脊柱的旋转屈伸。以其架式、意守部位、调息次数等变化，适应于不同人群的健身锻炼。长期习练对改善心血管系统、呼吸系统、消化系统的机能，提高平衡能力、柔韧性和肌肉力量有良好效果，可以降低焦虑和抑郁程度。

健身气功·易筋经功法主要特点：动作舒展，伸筋拔骨；柔和匀称，协调美观；注重脊柱的旋转屈伸，呼吸要求自然，动息相融；并以形导气，意随形走；易学易练，健身效果明显。

拓展知识

（三）六字诀

六字诀，即六字诀养生法，是我国古代流传下来的一种养生方法，为吐纳法。六字诀功法历史久远，流传广泛。从文献考证的依据看，六字诀最早见于南北朝时期梁代陶弘景所著的《养性延命录》，这些记载即后世六字诀或六字气诀的起源。中华人民共和国成立后，党和政府出于对民族传统体育项目的重视，对六字诀进行了收集整理，新功法健身气功·六字诀简单易学，功效显著，不受场地器材的限制，适合不同年龄段人群习练。

传统中医学认为，人是天体宇宙中的分子，人与天地是一个整体，人的生理活动和健康都与自然息息相关。因此六字诀中六种口型的发音嘘（xū）、呵（hē）、呼（hū）、呬（sī）、吹（chuī）、嘻（xī）与人体的脏腑——肝、心、脾、肺、肾相对应，与"木、火、土、金、水"五行的生克制化是相联的。因此，健身气功·六字诀，主要是根据五脏与五音相互之间的对应关系，通过六字呼气时的发音来相应调节人体六脏，即嘘调肝、呵调心、呼调脾、呬调肺、吹调肾、嘻调三焦，在吐音呼气中排出脏腑的浊气，又在相应的动作导引和自然吸气时，采纳天地间的清气，吐故纳新，调和人体内外气血运行，使五脏六腑得以阴阳平衡，从而起到健身强体，祛病延年的作用。

长期坚持练习健身气功·六字诀，能明显改善练习者心血管功能指标中的收缩压、舒张压、心率、简易心功能、布兰奇心功指数，对简易呼吸功能和平衡功能也有较显著改善。六字诀对提高练习人群循环、呼吸、平衡功能方面的生理机能具有积极作用。

拓展知识

健身气功·六字诀功法特点：读音口型，系统规范；呼吸导引，内外兼修；舒缓圆活，动静结合；简单易学，安全有效。

（四）五禽戏

五禽戏是中国传统健身功法，记载由东汉名医华佗在前人的基础上，同时根据自己的中医理论基础，创编了一套"五禽之戏"，故又称"华佗五禽戏"另又称"五禽操""五禽气功""百步汗戏"等，即模仿虎、鹿、熊、猿、鸟5种动物动作姿态的保健体操。它不同于一般的以肢体锻炼为主的功法，是一门主要对心、肝、脾、肺、肾等内脏器官进行功能性锻炼的气功方法。2003年国家体育总局组织专家在传统五禽戏的基础上进行整理，融入现代特色创编出新的健身气功·五禽戏。该套功法以中医学基本原理为基础，结合五种禽类的秉性特点，融入中医学脏腑经络学说，使其更大程度上发挥养生保健功效。其动作分别仿效虎之威猛、鹿之安舒、熊之沉稳、猿之灵巧、鸟之轻捷，蕴含五禽的神韵，力求形与神俱，意气相随，动静相兼，内外结合。

习练健身气功·五禽戏对人体健康大有益处。练习时，五种功法的功效各有侧重点。经常习练，可起到养精神、调气血、通经络、活筋骨、利关节、益脏腑的作用。神静而气足，气足而生精，精足而化气动形，达到精、气、神三元合一，则可以起到祛病、健身的效果。

拓展知识

健身气功·五禽戏功法特点：安全易学，左右对称；引伸肢体，动诸关节；外导内引，形松意充；动静结合，练养相兼。

（五）太极拳

关于太极拳的起源与创始人，众说纷纭，早期曾称为"长拳""棉圈""十三势""软手"。清朝乾隆年间（1736—1796），山西人王宗岳著《太极拳论》，才确定了太极拳的名称。"太极"一词源出《周易·系词》："易有太极，是生两仪。"含有"至高、至极、绝对、唯一"之意。太极拳经过长期的流传，演变过程中形成了许多不同风格和特点的传统流派，流传较广的有陈氏太极拳、杨氏太极拳、孙氏太极拳、吴氏太极拳、武氏太极拳等。

太极拳是世界级非物质文化遗产，是我国传统的健身拳术之一。太极拳以具有攻防内涵的武术动作为基本内容和运动方式，以弧形、圆形为主要运动路线，其核心思想是中国传统儒道哲学中的太极、阴阳辩证理念，综合各家拳法之长，结合古代的导引术和吐纳术，形成一种内外兼修、轻灵、柔和、缓慢、刚柔相济、身心并练的拳术，将意识、呼吸、动作三者结合为一的内功拳法。动作上体现了柔和、缓慢、连贯、圆活的运动特点，不仅可以修身养性，还可疏通经络，促进血液循环，增强和改善肺的通气功能，活动筋骨，行气活血，也可以预防疾病，具有强身健体、颐养性情、医疗康复、观赏娱乐、技击对抗等多种功效。

"八法五步"套路动作主要从各式太极拳中提炼和整理出最为核心的共性的技术入手，由"定势八法"和"动势五步"组成，即棚、捋、挤、按、采、捌、肘、靠——八法，进、退、顾、盼、定——五步。它动作结构简单，内涵丰富，具有健身、简易、医疗并重的特点，是学习太极拳的入门套路。

拓展知识

太极拳功法特点：静心用意，呼吸自然；中正安舒，柔和缓慢；动作弧形，圆活完整；连贯协调，虚实分明；轻灵沉着，刚柔相济。

本章小结

本章主要介绍了运动养生的基本概念和基本原则；现代运动养生与传统运动养生的分类；从现代运动与传统运动两个角度出发，阐述了不同类型运动对人体身心健康的影响，列举了相关的运动养生项目，详细讲解了这些运动养生项目的操作方法及注意事项。

思考与练习

一、单项选择题

1. 有氧运动的最适宜的心率范围是（　　　）。

A. 最大心率的 80%~90%　　　　B. 最大心率的 60%~85%

C. 最大心率的 50%~60%　　　　D. 最大心率的 100%

2. 运动量过大的状态有（　　　）。

A. 睡眠良好，醒后精力充沛　　　　B. 运动后食欲大增

C. 运动后疲劳消失较快　　　　D. 肌肉恢复时间增大

3. 以下抗阻力运动对身体的影响，错误的是（　　　）。

A. 增加脂肪含量   B. 锻炼骨骼肌

C. 改变体形、改进姿态   D. 预防骨质疏松

4. 传统运动养生以（　　　）为主。

A. 调身   B. 调心   C. 调形   D. 调息

5. 健身气功八段锦功法特点有（　　　）。

A. 柔和缓慢，圆活连贯   B. 松紧结合，动静相兼

C. 神与形合，气寓其中   D. 以上都对

6. 健身气功·六字诀先后顺序为（　　　）。

A. 嘘、呵、呼、呬、吹、嘻   B. 嘘、呼、呬、呵、吹、嘻

C. 嘘、呼、呵、吹、嘻、呬   D. 嘻、吹、呬、呼、呵、嘻

7. 健身气功·五禽戏中模仿下列哪些动物？（　　　）

A. 虎、狼、熊、猿、鸟   B. 虎、鹿、熊、猿、鸟

C. 虎、狼、熊、猴、鸟   D. 虎、鹿、熊、猿、鹤

8. 太极拳八法五步中，八法是（　　　）。

A. 即棚、捋、挤、按、采、盼、肘、靠

B. 即棚、捋、进、按、采、捌、盼、定

C. 即棚、捋、挤、按、采、捌、肘、靠

D. 即棚、捋、进、盼、采、捌、肘、定

二、多项选择题

1. 有氧运动对身体的影响有（　　　）。

A. 消耗体内脂肪   B. 增强心脏功能

C. 提高肺功能   D. 预防糖尿病

E. 延缓大脑衰老

2. 传统运动养生原则是（　　　）。

A. 动静结合，练养相兼   B. 准确灵活，因人而异

C. 循序渐进，由浅入深   D. 持之以恒，坚持不懈

E. 饮食健康，戒烟限酒

3. 健身气功·易筋经的主要风格特征有（　　　）。

A. 抻筋拔骨   B. 刚柔相济   C. 旋转屈伸   D. 虚实相兼

E. 白鹤亮翅

4. 健身气功·六字诀中六种口型的发音与人体的脏腑相对应，正确的是
（　　）。

A. 嘘肝　　　　　B. 嘻脾　　　　　C. 吹肾　　　　　D. 呬肺

E. 呵心

三、判断辨析题

1. 有氧运动对人体有着非常多的益处，所以运动的时间越长越好。（　　　）

2. 游泳是一项锻炼心肺功能的运动，所有人都适合进行游泳运动来锻炼身体。（　　　）

3. 抗阻力运动能提高肌肉力量。（　　　）

4. 在辅助客户进行颈椎稳定性练习时，要用自己的最大力量来施加阻力。（　　　）

5. 八段锦的"八"字，不是单指段、节和八个动作，而是表示其功法有多种要素，相互制约，相互联系，循环运转。（　　　）

6. 健身气功·易筋经中"易"指移动，活动；"筋"泛指肌肉、筋骨；"经"指常道、规范。（　　　）

7. 健身气功·六字诀是嘘、呵、呼、呬、吹、嘻（唏）六字。（　　　）

8. 习练健身气功·五禽戏为快速达到健身养身目的，应严格按照动作要求、规范进行，并加大练习强度和次数。（　　　）

四、思考讨论题

1. 有氧运动的最适运动量如何控制？

2. 简述抗阻力运动的 tens 法则。

3. 传统运动养生功法有哪些？

4. 传统运动养生的机理和原则是什么？

5. 传统运动养生的特点是什么？

6. 健身气功养生法有哪几套，其功法特点是什么？

参考答案

第六章

雅事养生法

本章重点 |||

本章包含乐养、棋养、茶养、香养、书画调养、花卉养生、垂钓调养、摄影调养、旅行养生等传统及现代雅事养生内容，重点讲解各种养生方法的特点、功效及操作方法，对各种养生方法在生活中的应用和注意事项也进行了说明。

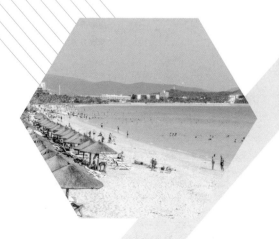

　　通过本章内容的学习，学习者能够了解雅事养生的发展过程，熟知雅事养生法的特点和适宜人群，掌握雅事养生的基本操作方法，初步具备组织、引导客户开展各种雅事养生的体验活动的能力，进一步提升康养旅游服务人员的职业精神。

■ 本章思维导图

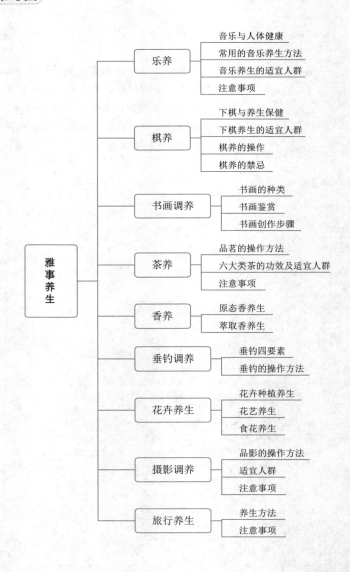

第一节　乐　养

音乐是人类伟大的文明财富之一，是人们不可或缺的精神营养。音乐不仅给人们以美的享受，还能通过心理、生理的多重作用，影响人们的身心及行为。从古至今，中外众多医学家、音乐家一直致力于音乐对安神、健身、长寿等方面的研究，很多史料也证实了音乐独特的医学价值。在现代文明高度发达的当下，音乐既适用于一些疾患的治疗，也适用于健康人群的养生保健。

一、音乐与人体健康

音乐可以助人健康。音乐以声波的形式，通过人的耳朵，再经由听觉神经传入大脑。声波是一种物理能量，音乐声波更是一种高质量的"能"，作用于人体后能引发细胞的和谐共振，使组织系统处于良好的状态。音乐能调节心率快慢、脉搏起伏、肠胃蠕动、肌肉收缩和舒张，还能促进神经及内分泌系统调节并分泌出有益于健康的激素、酶类、乙酰胆碱等生命活性物质，从而促进人体的新陈代谢。

（一）音乐与生理

现在快节奏的生活方式使很多人的生理和心理长期处于紧张之中，这会对人体造成严重的损害，如导致心脏病、高血压等心血管系统的疾病；胃溃疡、十二指肠溃疡等肠胃系统疾病，另外还会引起神经性皮炎、荨麻疹、偏头痛等，这些疾病都可以通过音乐去调节和治疗。音乐可以引起人的各种生理反应，如使血压降低、呼吸减慢、心跳减慢、皮肤温度升高、肌肉电位降低、血管容积增加、血液中的去甲肾上腺素和肾上腺素的含量降低等，这些反应表明了音乐能减少紧张和焦虑，促进放松，从而促进人体的内部趋于稳定状态，防止疾病的发生。

（二）音乐与心理

生活中人们多少会有这样的体验：当一个人情绪好的时候，往往看到事物比较积极的地方，而情绪不好的时候，往往看到事物的消极方面。因此，只要情绪改变了，对待问题的看法也会改变。音乐能影响人的心理状态，主要体现为可以调节人的情绪，最终改变人的认知和行为。

"四面楚歌"是历史上楚汉相争时期的一个著名故事。项羽和刘邦交战多年，最后刘邦设下十面埋伏和项羽决战于垓下，可是久攻不下，十分焦急。刘邦的军师张良足智多谋且精通音乐，尤其擅长吹箫。他向刘邦献出"攻心为上"的策略，组织士兵和着他的箫声唱起楚国的歌曲。悲壮的歌声此起彼伏，连绵不绝，越唱越响，从四面八方席卷楚营。楚军从梦中惊醒，听着这四面楚歌，勾起了他们对亲人和家乡的思念，顿时军心涣散，毫无斗志，最终导致兵败，项羽自刎，刘邦大获全胜。这个故事充分显示了音乐对于人的心理所产生的强大影响力。

（三）音乐与社会人际交往

在社会人际交往方面的不足，会严重影响心理健康并限制个人发展。围绕音乐开展的活动（包括歌唱、器乐演奏、创作等）本身就是社会交往活动。通过参与各种音乐活动，如合唱、乐器合奏、舞蹈等，能使人在这些安全愉快的人际交往环境中，逐渐地恢复和促进自己的社会人际交往能力。在音乐活动中能学习和提高语言表达、交流能力、行为的自我克制能力，与他人合作的能力。除此之外，音乐活动还为人们提供了一个通过音乐和语言交流来表达、宣泄内心情感与情绪的机会。大家在这种交流中相互支持、理解、同情，使各种心理困扰和痛苦得到缓解，同时在音乐活动中获得表现自我和感受成功的机会，能增强自信心和自我评价。

二、常用的音乐养生方法

人们都很关注"未病"的防治。我们经常处于"亚健康"，在这种状态下，医疗仪器通常不能检查出疾病，但机体确实含有发生某种疾病的趋势。音乐着眼于生命的自然调节，恰可调理脏腑机能使其恢复正常，具有治疗"未病"的作用。下面介绍几种实用的音乐养生方法：

（一）聆听与欣赏

听音乐已是人们的生活习惯之一。便携的电子产品和海量的音乐资源，能随时随地满足人们的需求，这为音乐养生提供了成本低且非常便利的条件。不同旋律、不同节奏的音乐，对人体的生理、心理会产生不同的作用。对于大众，聆听、欣赏适合自己的音乐作品，能起到调节情志，宣泄不良情绪，从而达到养生保健的目的。

操作方法

（1）了解音乐要素的基础知识

音乐养生的过程，对大多数人来说是通过音乐欣赏，即以具体音乐作品为对象，通过聆听的方式及其他辅助手段来领悟音乐的真谛，从而达到精神愉悦、身心健康的目的。需要欣赏者了解基本的音乐要素，如节奏、旋律、节拍、速度、力度、音色、和声等。具备一定的乐理知识更能感受到音乐作品所表达的感情色彩，心理状态更容易被优化，继而引起情绪、情感的适度变化，从而反馈性地调节机体。

（2）学习选择音乐作品

音乐作品的体裁有声乐、器乐和戏剧音乐三大类，可选择学习。我国是有着五千年历史的文明古国，我们的民族音乐是传统文化凝结而成的乐章。民族传统音乐中和典雅、极富哲理，使人们能在情感与理智的共鸣中获取"营养"，所以这类音乐是欣赏的良选，比如民歌、戏曲、曲艺。

（3）利用视听相结合的手段

欣赏时运用视听相结合的手段，可以更直观、深刻地感受音乐。利用多媒体器材借助文学、美术、影视等多种艺术形式使音乐形象变得更加具体，更易于被理解。如欣赏民歌《牧歌》时，播放描绘内蒙古大草原风光和有文字介绍的视频，使自己犹如身临其境，能激发、调动主观经验，通过回忆、联想和想象在头脑内加以丰富地补充，任自己的感情随着音乐自由飞翔，从而得到精神上的满足感及愉悦感。

（二）歌唱

唱歌时的呼吸吐纳、气息的掌握、音量高低的调控、情感的投入、呼吸肌以及其他肌肉的运动，都是一种全身心的运动。唱歌就是对内脏器官进行按摩，对人体健康无疑是有益的。对于聚积日久、不得宣泄的不良情绪，歌唱能使之舒散，使人心胸逐渐开阔，从而排除心理障碍。作为音乐的重要形式之一，歌唱是强化人体身心健康的重要手段，对人的生活有积极的激励作用。

操作方法

（1）初步掌握气息训练

下面介绍两种简单实用的气息训练方法。第一种是急吸急呼法，练习者伸出舌头模仿狗喘气的状态，有频率地进行急促的呼吸，吸入气体既要快又要深，尽量将气沉入腹部，吐气也要快，在呼吸之间感受气息是否下沉于腰腹，要保持腰腹始终有气息存在，并且这股气在持续对抗整个腰腹，它并不会随着呼出气体而散尽。第二种是慢吸慢呼法，练习者需取平躺姿势，在腹部上放几本书，然后慢慢吸气，尽量深吸并将气沉于腹部，看着书被慢慢抬高，然后缓缓呼出气体，保持被顶起的书的高度不要完全随着呼气而下落，其实目的也就是保持腰腹始终有气息存在，然后反复练习。

（2）学习发声方法

伴随气息轻松唱出好声音，发声也是关键。发声练习重在体验口腔和喉头、声带的开合及位移，我们平时称之为打开喉咙的练习。在实际训练中方法很多，能让非专业者快速掌握的是"打哈欠法"。在气息练习完成后，把歌词用打哈欠的状态念出来，多念几次，再保持用打哈欠的状态去唱歌。"打哈欠"时可以让舌根放松，喉头自然下降，口腔打开也自然放松，口盖抬起，口腔内空间增长增大，这样非常利于气息和声音的出入。

（3）富含感情

歌唱要富含感情，这样才能起到最佳表达效果。首先对歌曲要有自己认真的理解和分析，清楚要表达怎样的感情。其次，在歌唱前要多多酝酿这种感情，充分展开想象共情其中。最后，需要有气息和正确的发声支持，这样才能最大限度表现好歌曲，抒发出情感。

（三）乐器演奏

学习乐器其实就是学习音乐技能并展示的过程，这与生活中其他学习过程一样，是一个不断克服困难解决问题和获得成功经验的过程。学习音乐技能的过程同时也伴随着愉悦体验的过程，可以增强参与者的学习动机和抗挫折能力。另外，在演奏中所获得的成功感可以有效地改善不良自我评价，以增强自信。乐器合奏可以帮助人在周围建立起一个良好的人际环境。

操作方法

选择并坚持。现存在世的乐器大概有1000种，当选择一门乐器后，只有坚持下去才能获得愉悦感及成就感。建议在选择时要结合自己的时间、精力去考量，切莫贪大贪多，哪怕是一只小小的口琴，它既能带来乐趣，还能促进健康。比如，在吹口琴时，通过呼与吸的运动使人的腹肌、膈肌、胸肌等同步交替运动，能使胸廓得到最大限度的扩张，使肺下部的肺泡得以伸缩，让更多的氧气进入肺部，改善心肺功能。

（四）音乐舞动

音乐和舞蹈关系密切，舞蹈动作伴随着音乐进行才协调自然。舞蹈的美感作用于心理，舞蹈的动作作用于肢体，配合音乐的舞蹈促进人体的协调运动。

这里我们谈的是舞动不是舞蹈，它没有高难动作，不像舞蹈那样进行长期艰苦的训练，主要是伴随不同的音乐风格和节奏，跟随头脑中想象的画面来进行肢体表现，让全身各部位都得到不同程度的锻炼，属于积极休息的范畴。通过身躯、四肢的运动，以及相应的呼吸、心跳的增加，内心的冲动可以外化成形体的动作，从而使心中的不良情绪得以排除，心境变得愉快，心胸舒畅，对人的神经系统机能和全身各器官功能的协调有良好的作用。

操作方法

（1）环境准备

舞动场所一般选在配备多媒体设备的室内，面积适中，自然光照良好，通风透气，装修整体风格淡雅清新，色调简单不张扬，地面以地板和地胶为首选，可在一面墙上装上舞蹈室专用镜子。

（2）选择音乐

刚开始接触舞动时可以选择自己听起来舒服且节奏舒缓又有一定起伏的器乐，不要选择声乐，因为声乐作品里歌词的指向性很强，不利于身体自然舞动。

（3）随心舞动

首先，将自己的内心清空，跟随音乐倾听身体的声音并感受身体的导引。身体此时的舞动是不受意识控制的，是无惯性、无寓意的。这时的动作完全发自身体的引导，是身体最真实的感受和反映。在练习中，重在静心感受身体的发声，比如，尾椎骨，紧接着是胯骨，然后是手臂、肩、膝盖、脚、手指……然后全身就不由自主地动了起来。其次，将注意力向内转移，闭上双眼倾听内心的声音。最后，将身体和内心的舞动有机地结合，让最真实的内心感受，通过最真实的身体动作表达出来。

三、音乐养生的适宜人群

音乐养生四季皆宜，并适合所有人群。比如，孕妇运用音乐养生，可以促进胎儿健康成长；婴幼儿聆听美好的音乐可以开发智力；年轻人运用音乐养生可以调节情绪、减少压力，帮助睡眠；老年人运用音乐养生可以调节身体机能，改善慢性病等。

四、注意事项

并非所有的音乐都对人体有益，古人说：淫声不可入耳。比如靡靡之音，即上面所说的"淫声"，它会使人情绪低落，消极颓废，缺乏自信；不和谐音，即节奏、旋律、音量起伏变化无规律，反差强烈，变化过大的音乐，会促使人的大脑紧张，呼吸、心跳加快，血压升高，对人特别是儿童的生理、心理、智力都有影响；怪诞之音，凡节奏疯狂、音调怪异、旋律诡变、嘈杂的乐曲，都与人体生理节律不相吻合，使大脑神经遭受不良刺激，会扰乱我们的情绪，甚至影响记忆力和反应能力。

音乐养生已广泛融入社会生活中，人们对它的研究也越来越深入。我们可以选择适合自己的不同层次和形式的音乐养生方式，践行于自身保健，或是融入自己的工作中去，以助我们追寻健康完满的人生。

第二节　棋　养

下棋能使人获得疲劳的解除、心境的平和、精神的调节和情趣的平衡，为个体生命有序运动积聚新的能量。以围棋为例，它是黑白双方轮流落子在棋盘上互争地域的一种盘局游戏，它将艺术、科学和竞技三者融为一体，有着发展人们智力，培养人们优秀的意志品质、机动灵活的战略战术思想和全局意识以及丰富人们文化生活，陶冶情操，健康身心等有益的作用。另外，我国其他传统棋类也大都有着相同的作用。

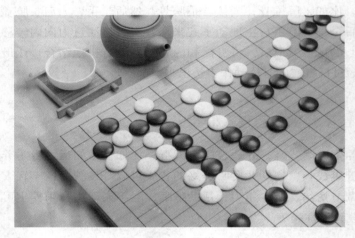

图 6-1　围棋

一、下棋与养生保健

下棋是一种有益于性情的活动，既可以使人们摆脱日常生活中的纠葛纷扰，避免外界过强的精神刺激，还可增加生活的情趣，有益于生活的调节，它的作用主要体现在以下方面。

（一）下棋能培养锻炼人们的思维能力，启迪智慧

棋盘之上，虽然只有寥寥数子，却趣味无穷。两军对垒是智力的角逐，

行兵布阵是思维的较量，胜败输赢，要靠自己的顽强斗志和竞技的功力。下棋能增强人们头脑中的逻辑性和辩证法，下棋的每一步，都在考虑攻守平衡；考虑位置的高低平衡；考虑自己和对方的距离平衡；考虑攻击的力度平衡、方向平衡；考虑攻击是否要适可而止。每走一步棋都是判断、推理、计算和决策的过程，经常下棋，能锻炼思维，防止脑细胞衰退，保持智力。

（二）下棋能怡情养性

中医养生将养身和养性紧密地结合在一起，强调良好的道德情操是修身养性的前提。在传统观念中健康包括了两个方面的内容，即强壮的体魄和良好的道德修养，古代早有"仁者寿"的说法。因为具有良好道德修养的人性情安定，气血调和，各种生理活动可以按正常规律进行，诚如孔子所说"大德必得其寿"。下棋时平心静气，谋定而动，谈笑之间决出胜负，性情也从中得到陶冶，下棋能起到气功练习中的吐纳、调息等作用，从而有益于健康，培养良好的性格。古今棋手长寿者不乏其人，明末的高兰泉、清末的秋航都是 90 岁以上的高寿老人，近代象棋名手林奕仙，去世时 93 岁；为我国象棋事业做出了杰出贡献的棋王谢侠逊，也是年过百岁。

（三）下棋是一种有益的社交活动

邀约朋友至家中，摆下棋盘，来上几局，会觉得心胸舒坦，既联络了感情也增进了友谊。出门在外，住院病休，以棋会友，这样一来有着同样兴趣爱好的人往往容易"自来熟"，就会使身处异地的人，减少寂寞孤独感。退休老年人，常因精神无寄托而有损于心身。要使这种孤独无聊的生活发生变化，参加下棋活动是个良方。还有些人身体虚弱，多有慢性疾病，不宜做剧烈的体育活动，下棋则可聊以忘忧，活跃思维。对于有社交障碍的人来说，下棋是一种非常有效的治疗方法，将注意力高度集中在棋局中，人会放低或暂时忘却一些现实中的顾虑和恐惧，卸下防备，借着棋局的发展自然而然地去表现和表达自己，久而久之自我表达能力会提高，与人正常相处的能力也会提高。

二、下棋养生的适宜人群

古时候不少帝王都是围棋爱好者，比如梁武帝、汉宣帝、唐太宗、宋太祖、明太祖等。幼年棋手也并非个例，比如齐代褚引在七岁就入围棋高品，被誉为当时天下五绝之一；梁代陆琼，八岁便能复局，被人称为围棋神童。在众多古代仕女图中有许多以下棋为题材的作品，由此能看出女性下棋也很普遍。如今，下棋在人们的日常生活中也是常见的娱乐方式，一些棋类还发展成了国际性文化体育活动，各年龄段都可参与其中。

三、棋养的操作

（一）环境准备

古代文人对弈，都很重视外在环境，总爱在清幽雅致的环境中对局，并且都很重视对手的情趣修养。唐宋八大家之一的欧阳修所作《新开棋轩呈元珍表臣》中就将这一点描述的很明显：

> 竹树日已滋，轩窗渐幽兴。人间与世远，鸟语知境静。
>
> 春光霭欲布，山色寒尚映。独收万籁心，于此一枰竞。

诗中并没有渲染下棋本身的乐趣，而是细致描绘了下棋的环境，一座幽雅的棋轩处于春日云气环绕之中，若隐若现，周围有青翠的竹林环绕，推窗见幽，无车马的喧哗声，只有鸟儿在林间歌唱。这一切体现了文人们下棋所追求的一种雅趣。

如今有的人下棋不分场所，有人选择在车辆频繁过往的马路边下棋，这是不可取的。汽车排放的尾气含较多有害物质，比如碳氧化合物、氮氧化合物、含铅化合物等，这样容易引起呼吸道疾病的发生。下棋的场所要环境清静、空气流通，比如宽敞的室内棋室、中央绿地、公园、林间等。

（二）心理准备

有些人下棋精神专注，与对手相互视若不见，有强烈的争胜之心，有时为了一子的得失、一局的胜负，互不相让，甚至大打出手。目前有时间常下棋的以中老年人居多，下棋时精力高度集中，情绪波动，容易使心跳加快，血压升高，从而诱发心绞痛、心肌梗死等。应谨记下棋只是一项娱乐活动。

宋代王安石有一首诗这样写道：

> 莫将戏事扰真情，且可随缘道我赢。
>
> 战罢两奁分白黑，一样枰处有亏成。

在他看来围棋不过是一种戏事，虽胜负难免，但不是最重要的。赢未有成，输亦无亏，没必要过于认真纠结，不然反而伤了下棋人之间的和气。

大文豪苏轼所作《观棋》更是凸显了一种态度：

> 五老峰前，白鹤遗址。长松荫庭，风日清美。
>
> 我时独游，不逢一士。谁欤棋者，户外屦二。
>
> 不闻人声，时闻落子。纹枰坐对，谁究此味。
>
> 空钩意钓，岂在鲂鲤。小儿近道，剥啄信指。
>
> 胜固欣然，败亦可喜。优哉游哉，聊复尔耳。

诗的前半部分描写所见所闻，后半部分引发了诗人对棋趣的思考，进而对下棋的真谛做出自己的诠释，认为下棋就如同姜太公空钩钓鱼，意不在鱼，所以"胜固欣然，败亦可喜"。这种不论成败，都不妨优哉游哉的心境，怎么看都是一件惬意的雅事。其实，不计较胜负，也是一种超然旷达的人生态度，值得我们细细品味。

（三）注意规则

下棋前一定要明确该棋类的规则，由易到难，循序渐进地去进行。

四、棋养的禁忌

下棋让人有精神寄托，可养身怡性，锻炼思维，使身心舒畅，对健脑、健身有一定的裨益，但是这项活动也和参加其他娱乐活动一样，也需要适度的原则。下棋的趣味性很强，对人具有非凡的诱惑力，所以容易不知节制，连续作战，下棋成瘾，内耗太大，不利于我们养生保健，甚至会直接对健康造成损害。

（一）饭后立即下棋

下棋是脑力劳动，它和体力劳动一样对身体的新陈代谢有很大的影响。大脑的重量虽然只占体重的 2%，但它对血液的需求量占心脏流出总量的 20%，需要的葡萄糖约占全身消耗量的 18%。一场大型的棋类比赛，棋手虽然久坐未动，但其体重可下降 2~4 公斤。如果饭后立即下棋，会使大脑供血需要量增加，减少消化道的供血量，出现消化不良的现象。特别对于老年人来说，因消化液少，消化功能低，吃完饭就马上下棋更会引起各类消化道疾病的发生。可在饭后一小时以后再组织棋局。

（二）下棋时吃东西、吸烟

众人触摸的棋子上难免有致病微生物，边吃东西边下棋，"病从口入"，很容易感染到疾病。香烟的危害相信大家早已熟知，但还是有不少人一边下棋一边吸烟，越是思考难破的棋局越是吸得厉害，不仅严重污染整个下棋的环境，长期如此，对呼吸系统及循环系统也有很大的危害。

（三）下棋时间太久

下棋时间过长，颈椎和颈部肌肉会长时间处于相对固定的位置，从而导致局部血液循环不良，使肌肉劳损，发生头痛以及颈椎病。另外，长时间下棋由于坐而少动，容易引起血液下行，流动减慢，还可导致坐骨神经和臀大肌痛，以及下肢出现麻木、疼痛、浮肿等现象。久坐还会因胃蠕动减慢而影响消化和食欲。

冠心病患者不适合持久下棋。由于人体长时间处于静态，往往呼吸表浅，血液循环也会明显减缓，冠状动脉得不到足够的氧气和血液供给，就很容易发生痉挛而猝发心绞痛、心肌梗死现象。

下棋久坐不动时，建议一小时左右做一次小运动，可以不断地交替抬起两脚后跟，使下肢的血液回流顺畅。抬起又放下脚跟，不但可避免下肢酸胀和麻木，还可同时活动四肢和大脑。做完之后可起身再缓慢做做头部和肩颈的放松运动，也可站立远眺并稍微做下深呼吸。

棋类活动雅俗共赏，千变万化，趣味无穷，但要学会合理的利用，才能有利身心，达到养生保健的目的。

第三节　书画调养

书画包括书法与绘画。书画调养是指在书画的创作与鉴赏中炼神运气、静心养性、调整心境，散发心中的郁气，使心理处于健康状态。我国的汉字由象形字演变而来，象形文字都是由自然界中存在的物体描摹而来的，因此书法与绘画有同源之说。书法与绘画都是造型艺术，都是利用手中的笔将创作者心中的艺术构思生动、形象地表现出来。古代文人雅事"焚香、点茶、挂画、插花"中的"挂画"，最早是将与茶相关的书画挂于茶会座位旁，也表达某种人生境界、处世态度和娴雅情趣。早期以字为多，后来逐渐出现画作，或字画结合的作品，多为山水画、水墨画，以旷达悠远的意境为妙。挂画赏画是文人雅集、香席茶饮等活动中必不可少的一项文艺活动，名人雅士聚集一堂，互相品鉴对方的创作或收藏，探讨文化艺术、人生哲学。

书画是一种创造性作品，从事书画创作与鉴赏，既是一种艺术享受，也是一种健身养性的活动。在进行艺术构思时强调的是"调练心境、排除杂念、万神归一"，创作者必须端正姿势、调整好呼吸、闭目养神、内视自己、控制感觉，把意识集中于一点，进入万念皆空的艺术创作境界。现代医学认为，处在这种境界中，人的生理反应有四个特点：大脑皮层稳定；能量消耗减少；血液中的乳酸盐（人体内的一种疲劳素）降低；心平气和，头脑清醒。这种状态是很好的养性过程。书画创作进入到运笔实际创作时，又是一个很好的体育锻炼，不但腕力、臂力、指力都能得到充分的锻炼，而且要有好的坐功和站功，对腰腿也能起到很好的锻炼作用。手腕、手指得到充分的锻炼可以健脑，腰腿得到锻炼可以减少腰腿疾病，延缓衰老，有益于人的健康长寿。

书画创作在中医养生学家看来，是一种动静结合的活动。进行创作时要求气贯丹田，运劲手指端，才能达到"力透纸背""入木三分"等艺术效果，这是一种用意念引导的功力，意念有气功锻炼的要素在内。这种注意力和运动力凝聚的特点，能活跃人体的经络和脉息，有调理脏腑、舒展经络的功能，从而可以益寿延年。欣赏书画可以陶冶心情，使人身心舒畅，练习书画必须平心静气，身心合一，可增强身体的协调性，这对身体的调养有很大的帮助。

一、书画的种类

书画种类繁多，根据表现形式、内容、运笔技巧等有所细分。

（一）按书画表现形式不同分类

1. 小品：就是指体积较小的字画，可横可直，装裱之后，适宜悬挂于小巧精致的房间。

2. 册页：将字画装订成册，称为册页。近代有文具店特别将装裱册页成本，以供人即席挥毫。册页可以折叠画面，各成方形，与长卷有不同之处。

3. 条幅：呈一长条形的字画为条幅，对联是由两张条幅配成的，而横者与匾额相类。无论字画或国画，可以设计为一个或四个条幅，甚至多个条幅。常见的有春夏秋冬条幅，绘制四季花鸟或山水，四幅为一组。

4. 卷轴：是中国画的特色，将字画装裱成条幅，下加圆木作轴，把字画卷在轴外，以便收藏。

5. 长卷：将画裱成长轴一卷，成为长卷，多是横看。而画面连续不断，较册页可逐张出现不同。

6. 斗方：将小品装裱成一方尺左右的字画，成为斗方。可压镜，可平裱。

7. 镜框：将字画用木框或金属框装，上压玻璃或胶片。现代胶片有不反光及体轻的优点。至于不反光的玻璃，不会影响人对画面的欣赏，因此很受欢迎。

8. 扇面：在折扇或圆扇的扇面上题字绘画取来装裱，也可压镜。由于圆形或扇形的形式美丽，所以有人将画面剪成扇形才作画，然后装裱，别具风格。

（二）按起源地域不同分类

1. 中国书画

中国书画包括人物画、山水画和花鸟画。人物画一般重笔墨技巧，运用长卷的形式展现，重视揭示人物的内心世界。山水画更注重特殊的空间处理技巧（高远、平远、远深），表现技法多样，展现情景交融的艺术境界。花鸟画主要采用工笔和写意两种技法。

2. 西方绘画

西方绘画包括素描、速写、油画、水粉画、水彩画等。

（三）按完成方式不同分类

1. 临摹书画

临与摹是按照原作仿制书法和绘画作品的手法，合称临摹。临，是照着原作写或画；摹，是用薄纸（绢）蒙在原作上面写或画。

2. 创作书画

创作者以自身对书画艺术的理解，通过所掌握的书画技巧创作的具有自身独特风格的书画作品。

（四）按运笔技巧分类

1. 工笔画

工笔画，亦称"细笔画"，属中国画技法类别的一种。工笔画属于工整细致一类画法，崇尚写实，求形似。如宋代的院体画，明代仇英的人物画等。

2. 写意画

写意画是融诗、书画、印为一体的艺术形式，用简练的笔法描绘景物，主张神似。写意画纵笔挥洒，墨彩飞扬，能直接抒发作者的感情。

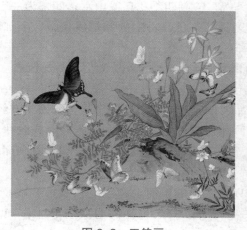

图 6-2　工笔画

二、书画鉴赏

中国书画艺术，以独特的艺术风格魅力而成为东方文明的辉煌典范之一。

然而，由于它的历史、文化、社会背景与我们今天的实际生活有一定的距离，再加上不少作品在流传过程中受到多种因素的影响，如果不了解这些情况，在鉴赏书画作品的时候，便无法把握它的艺术实质，如果想进一步对它的历史传承，真伪情况做判断，就会有无从下手之感。因此，掌握书画艺术欣赏是书画鉴定的重要基础之一。书画的鉴赏需要具备一定的书画知识及书画领悟能力，不是任何人都可以对书画的艺术造诣做出准确评判的。自古以来我国的书画爱好者便有收藏书画的喜好，但如果收藏者不具备一定的书画鉴赏能力，很容易在实际的书画鉴赏过程中无法辨别书画的真伪与价值，造成自身的利益损失。因此，如何通过有效的方法来提高收藏者的书画鉴赏能力，就成为书画鉴赏的其中一个重要目的。其次，书画鉴赏能力的提高，也有利于提高书画爱好者的艺术品位。进行书画鉴赏时，不仅要充分考虑到书画的时代特点和书画家的性格特点，还要不断提高自身艺术上的修为，只有这样才能够做好对中国书画的鉴赏。

（一）书画鉴赏的基本原则

根据书画作品的气韵进行书画鉴赏。绘画创作的最高境界便是气韵生动，品评一幅书画作品首先看气韵，一幅画的内在神气和韵味便是气韵。艺术鉴赏是鉴赏者和艺术家之间沟通的桥梁，而气韵则是桥梁上的框架。鉴赏艺术作品中的气韵应该包括两个方面：首先，看一幅作品气韵是否生动，从外在的笔墨、造型构图来品评艺术作品。欣赏一幅作品首先要不假思索地抓住作品给人的第一印象，从整体观察艺术作品。其次，看艺术作品的气韵是否引人入胜、发人深思，是否具有足够的内涵让鉴赏者去回味。后者尤其重要，它是艺术作品灵魂所在。

（二）书画鉴赏的方法

1. 根据书画作品的笔墨进行鉴赏。笔墨是书画作品创作必不可少的工具。不同时代、不同书画家在进行书画作品创作时，在用笔、用墨上都有着独到的见解。因此，在进行书画作品鉴赏时，广大书画爱好者可以从一幅书画作品的笔墨上做文章，对书画作品进行鉴赏。例如，在"宋四家"当中，黄庭坚写字速度较为缓慢，而且其作品中的字迹大多都不是很清晰。而唯独只有他可以写出这样的字来，后人无论如何模仿都学不来其中的精髓。

2. 根据书画作品的美学原理进行鉴赏。书画作品作为艺术品，具有较高的美学价值，故在进行书画作品鉴赏时，可以从美学原理出发进行鉴赏。任何一幅书画作品，其在色彩的运用、空间结构的建立等美学原理上都是具有鲜明特征的，不仅墨色上会有差异，在造型和色彩运用上也会有差异。在空间结构上，书画大家都会根据书画作品的内容需要进行空间比例上的搭配。

广大书画爱好者在进行书画鉴赏时，要学会根据一幅书画作品的美学原理进行鉴赏，了解不同时代、不同书画家书画作品的独特美学原理，在此基础上便可以游刃有余进行书画鉴赏。

3. 根据书画作品的主题内容进行鉴赏。对作品的主题内容、表现手法、历史背景进行仔细深入的分析，寻找书画家在创作中所流露的心境、情绪及作品体现的意境。这要求鉴赏者运用多方面的知识、素养，由眼前的书画扩展到同一时期不同书画家的作品，以及同一书画家的其他作品，对眼前这幅作品的特色和内涵进行补充和深化。

（三）对鉴赏者的要求

1. 熟悉中国书画艺术的发展史。在鉴赏书画作品中，能够把握书画艺术的时代特征以及个人风格，较准确地对创作年代、创作风格、艺术特色和艺术价值作出大致的判断。要做到这一点，就必须研读有关书画的发展历史，全面了解不同时期的不同作者、不同风格的代表性作品和传承关系。

2. 掌握各种表现技法，如笔墨特点、技巧，画笔材质，笔墨的力度、速度，设色习惯、特色等。

3. 练习书画技能，增强各种风格和技法的感性认识。

4. 扩大知识面，在鉴赏中做到触类旁通、举一反三。了解书画装裱常识、书画用具常识等，可以辨别假书画套裱，分清不同时期的纸绢特点和不同书画家的用色习惯。

三、书画创作步骤

书画学习有五个环节：

（一）了解书画基础知识

书画基础知识通常包括书画的理论知识、所需工具和材料、用笔姿势等，这些知识的掌握情况直接影响书画的学习效果。

（二）准备书画用具

笔、墨、纸、颜料是书画创作的基本用具，其次还包括辅助用具，如笔洗、笔架、纸压、纸垫、墨碟、颜料盘等。

（三）选择临摹对象

选择临摹对象应遵循由简至繁、先易后难的原则。相近时间段选择相同类型的书画进行临摹，可加深对书画技法的理解和掌握。

（四）临摹书画

临摹是学习书画的必经之路。通过临摹，学习掌握书画的运笔技巧、笔画形态、图形结构，观察体会笔画起收笔位置及各笔画、颜色间的呼应关系。临摹过程不可自由发挥。

（五）创作、创新书画

用临摹过程养成的书画习惯，结合自己想要表达的意境，创作自己的书画作品。在创作过程中要把握好自由发挥的尺度，只有对书画技能、技法掌控自如，才能更好地完成书画作品的创新。

操作练习

自行选择一张书画作品并准备相应的书画用具，临摹书画。

第四节　茶　养

茶是大自然赠予人类的瑰宝。从药用到食用再到饮用，数千年来茶一直伴随着人们的生活，它实现了人与自然最原始的交流，其中蕴含着特有的养生意趣和哲学理念。一片原叶可以千变万化，制作工序不同，得到的成品也就不同。这些茶有着最自然的味道，不同品类的茶口味不同，但都颇受人们的喜爱。每款茶都有自己适宜的人群，它们各有各的特点，绿茶如亭亭修竹柔情似水；红茶如瑟瑟朝霞香浓醇厚；白茶如仁者之心宽厚慈祥；普洱如智者之慧深邃睿智。咖啡、可可和其他饮品喝的是情趣，而喝茶喝的是茶艺、茶道，品茶品的是韵味与意境。茶之本，可育人之德；茶之性，可鉴人之行。

一、品茗的操作方法

（一）品茗与养心

1.茶具之美

古人一般称茶具为茗器，喜欢饮茶之人大多对茶具的品质也有着很高的追求。茶具虽简单，但功能性很强，可分为很多种，如烹具、储具、饮具，每一种都有其独特性。茶具的种类繁多，不仅孕育着美的本质，还有着很深的精神羁绊。随着朝代更迭，历史的累积，茶具从一器多用慢慢发展成专器专用。由于对茶的重视程度不断加深，人们对茶具的要求也在不断提高。

（1）唐代茶具——精美

唐代茶具，有"南青北白"之说。当时南方流行的茶具是越窑青瓷碗，其质感如玉似冰，还能"溢茶"，唐代使用的大多是饼茶，又盛行煎茶道，青瓷茶具更能显出茶汤色泽。北方推崇的是邢窑白瓷茶具，其特点是薄如纸、色如玉、声如磬，大概和今天闻名世界的景德镇白瓷相近。茶与茶具的精神在当时逐渐渗透于宫廷与社会，深入诗词、书法等文化中。茶具的制作材料除去瓷器，多为金、银、玉等，其形状为了便于茶香的挥发，多为盏状。

（2）宋代茶具——典雅

宋代茶具的特点可用"典雅"一词概括。随着宋代茶业的快速发展，人们对茶品的要求更高，饮茶也越来越考究。在宋代，宫廷与民间有关茶的文化有很大的不同，宫廷中茶有等级之分，且多注重茶礼、茶仪。而民间生活中，茶文化相对活泼，无论婚丧嫁娶，各种场合都能饮茶。与唐代相比，宋代的茶具更加精致，人们不追求茶具的数量和种类，更加注重茶具的外形。在这种活泼轻松的民间茶文化中，斗茶欣然而起，人们把这一活动当成交流的工具。斗茶要有专用的茶具，于是茶盏变成了斗茶专用茶具。斗茶极为考究，对茶盏的要求也不断地提高，茶盏的品类不断增多，发展也越来越好，外形和品质都有很大的提升。

（3）元代茶具——简约

元代茶具的发展与蒙古人的品性颇有关系。蒙古人个性豪放、不拘小节，因此元代的茶文化极其简约，茶具也相对简单，没有太多繁琐的工艺。流行的器型也与唐代、宋代大有不同，其中最具代表性的就是高足杯。除此之外，还有执壶、盏、盖罐、碗等其他常用的茶具。

（4）明代茶具——清秀

到了明代，人们的饮茶方式发生了很大的改变，不再像唐、宋那样对饮茶过于考究，多喝散茶。饮茶的方法也有了很大改变，主要使用冲泡的方式。因此衍生了新的茶具品种，并不断地发展壮大。明代的社会文人们多用茶来寄托自己的远大抱负、抒发情感、寄托相思。紫砂茶具有质朴的特点，因此深受文人们的喜爱。他们常将山水、树木等自然风光刻于紫砂茶具上，以表达心中的抱负和精神追求。审美的不同也使得明代茶具造型有所不同，明代的茶具更加注重外形，外形比以往更加美观，同时也有着细腻、素雅的特点。

（5）清代茶具——富丽

清代茶具富丽，具有艺术性。宫廷茶具受到社会背景的影响多呈现出精致、繁琐的特点。茶具的款式与以往有很大的不同，花纹也各式各样。到了清代，茶文化成为一种更为流行的文化，人们对之抱以赏玩的态度。饮茶时，人们不再只注重茶具的实用性，开始注重茶具的其他附加作用，例如茶具的艺术性和观赏性。在茶具的设计中也融入了更多文化元素，这种对茶具艺术性的重视融入了人们更多的情感，也受到人们更多的喜爱。

中国茶具历史悠久，品类繁多，与我们的生活息息相关。茶具承载了我们的社会生活，同时也寄托了我们的精神追求。不同时代的茶具代表了不同时代的审美。茶具的造型千姿百态，外形的每一笔勾勒都有其很深的含义，极具美学和文化。我们也不能单从物质的角度去看待茶具，更要以艺术的眼光去看待它，体会其中蕴含的丰富文化。在饮茶的同时愉悦身心，心灵也会得到满足。

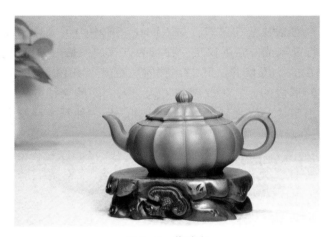

图 6-3　紫砂壶

2. 茶服之韵

我国自古即有"不穿衣不知耻，不佩冠不知礼"的说法。随着社会的发展，文明的进步，穿衣从最初的遮羞被赋予了更多的寓意，承载了礼仪、文化、美学、地域特色等诸多元素，如语言一般，一地一方言，又如茶一般，一山一味，服饰亦是如此。不同的地域，服饰自是风格迥异，各有差别。世人皆知，在礼仪场合穿着正装是对人最起码的尊重。那么作为一名茶人，尤其在泡茶时，邋邋遢遢，不修边幅，对茶的敬重之心置于何处？因此，穿着茶服，得体大方，也成了茶人敬重茶的一个具体体现。物如其名，茶服就是茶人在茶艺表演，甚至是日常生活中所穿着的服饰。茶服无论男女款式，其风格造型处处皆体现静、清、柔、和的东方元素，彰显朴素、本分、宽简、舒适、大方的中华传统。茶服的元素既有传统汉服的古典、端庄之美，又融入了唐装精简、上身轻便的特点。茶服设计师还会在其中加入很多现代的元素，把古今的优势结合起来，不仅在外形上有创新，提升了茶服美感的同时也有了更多传承的意义。茶服在不断地发展，不断地提升，不仅为茶人提供得体的装扮，也在很大程度上带动了当下青年对时尚国风的热爱。

在茶礼茶事中，茶服扮演着重要的角色，从美学的角度上讲，茶服很大程度度上增添了茶礼的庄重性和美感。唐人周昉所作《调琴啜茗图》以及北宋徽宗皇帝著名的《文会图》，都流露出茶服在不同的茶礼茶事中所承载的服饰之美。历史的积淀对表达茶人衣事的精髓无疑是最直接的。茶服以其古老而神秘的东方灵韵，在时光深处尽显清雅庄重。千年的传承，让古老的东方元素与现代潮流相逢相知，携手共绘一幅灵动而素雅的水墨丹青。

3. 茶礼之雅

传统的礼仪包括礼节和仪式，是人们在交往中为了表达相互尊重而被人们共同认可的行为规范。它不仅是一种行为方式，更是一种情绪表达的方式。其一，它是内在的个人修养。其二，肢体风范等茶礼仪是敬茶的礼节仪式，这种仪式是不断形成的，它不仅展现了人与人之间的交往方式，也传承了华夏之礼，表达出了人与人之间的尊重和礼貌，是一种新的社交方式。茶礼仪特征表现为敬、静、净、精、雅。

"敬"是礼的核心。礼者，敬而已矣——《孝经》以礼相待就是以恭敬谦让的方式与人交往，人与人和平共处，互敬友爱。"奉茶—请茶—承杯—致谢"，形式简单而不失敬意。

"静"，静能生慧。

"净"是基本要求。具体来讲，其一，茶、器、水、境要洁净。其二，是表达敬重、诚挚情感的要素。其三，要求饮茶者清，事茶者洁。必须以敬重、认真、诚恳的态度去实践。

"精"贯穿茶事活动的整个过程，为饮最宜精，要不断精益求精。

"雅"，《荀子·修身》里也指出"容貌、态度、进退、趋行，由礼则雅，不由礼则夷固僻违，庸众而野。"

茶文化用其独特的魅力传承着中华民族的礼仪文化，发挥着礼仪的神奇功效。更为可贵的是，茶礼仪是至今为止还没有受到西方文化侵蚀的中国传统文化，堪称是中华礼仪文明的活化石。

（二）科学冲泡

1. 备水、备茶、备具

备水，泡茶时所用的水质会直接关乎茶汤的颜色、透明度及茶汤口感，古人总结好水的五个特点为"清、活、轻、甘、冽"。目前常用的泡茶水多为纯净水、矿物质水和过滤后的自来水。纯净水会使茶汤颜色更红亮美观，矿物质水会使茶汤口感更甘甜。

备茶，用茶则将茶叶放入赏茶荷中，可以考虑茶类特点、节气、喜好等要素选择茶叶。例如立春时节可选用金弹子品尝蜜糖香；暑日炎炎泡一盏冰岛古树茶让口中生津不绝，暑气立散；秋季万物凋零一盏透着浓浓花香的凤凰单枞可解烦闷忧虑；冬季酷寒最适合红浓明亮泛着兰香、蜜香或糯米香的普洱。

备具，主泡器可分为玻璃器、瓷器、紫砂器、金银器等。选配茶具要因茶制宜，品饮雀舌、竹叶青、西湖龙井、黄山毛峰等名优绿茶，可以选用盖碗或玻璃器。红茶、青茶和黑茶类更适合盖碗或紫砂壶。

2. 温杯

提高茶具的温度，清除茶具的异味，便于更好地泡制茶叶，又可以温杯激发茶香。不同的茶叶要把握不同的温度。

3. 置茶

将茶荷中的茶叶用茶拨分三次投入盖碗中，拨茶时需灵活运用手腕的力量展现韵味。

4. 冲泡

冲泡三要素中水温、投茶量、浸泡时间，是变量关系，一个要素发生变化，另外两个要素也要发生变化。

温杯

置茶

冲泡

（1）水温

冲泡时水温如果过高，茶叶会被烫熟，叶底及茶汤颜色会变黄失去观赏价值，还会因为维生素的流失而破坏了茶的营养价值，同时因为高温使茶叶中的茶多酚、咖啡因过快浸出，让茶汤味道变苦涩。冲泡时如果水温过低，无法达到预期的效果，对身体有益的成分无法被浸出，既达不到保健的作用，茶汤口味也会变得寡淡。六大类茶都有适宜的冲泡温度。

表 6-1　六大茶类适宜的水温

茶类	适宜水温
绿茶、黄茶、红茶	80℃~85℃
青茶、黑茶、白茶	95℃~100℃

注：产自海拔 1200 米以上高山的绿茶、红茶的适宜水温也会更高，建议 90℃左右为宜。

（2）投茶量

冲泡茶叶十分考究，品味不同类别的茶叶，使用不同大小及质地的茶具，对茶叶的投放量均有影响，但大体上可以按照茶类惯用泡法将茶叶的投放量归纳为，小叶种茶叶的茶水比例为 1∶50 毫升，中大叶种茶叶的茶水比例为 1∶20（毫升）。

（3）浸泡时间

泡茶讲究中庸之道，冲泡时间不宜过短也不宜过长，必须适中。时间短了，则茶汤香味低淡，且茶叶浮于水面；时间久了，则茶汤浓烈有余，而滋味不足，口苦发涩，茶色过深，汤老而香散。时间长短会依据水温高低及投茶量的多少有所变化，而每类茶中又因发酵程度不同或茶产地的海拔不同甚至是树种不同，会略有增减。

表 6-2 采用盖碗冲泡时六大茶类出汤时间

茶 类	出汤时间（一泡）	
	盖碗	玻璃杯
绿茶、黄茶、红茶	8~15 秒	30~50 秒
青茶	5~10 秒	岩茶 5~10 秒
		卷曲形 45~60 秒
白茶、黑茶	15~20 秒	30~60 秒

冲泡环节要依据六大类茶的特性进行冲泡，例如芽头较嫩的茶，我们可以选择沿盖碗壁逆时针圈绕的方式或者定点低注，避免开水直接冲淋茶叶或注水力道过大使茶叶剧烈翻滚。而以叶片为主的大叶种茶或老茶，我们可以选择悬壶高冲注水法，也就是将随手泡提高向下注水，通过直接的冲撞方式将茶叶的香气尽快浸润出来。

5. 奉茶

奉茶是对宾客的敬意之举，分为对长者、尊者的齐眉奉茶，对朋友的齐心奉茶。按从左往右的顺序依次向客人奉茶，茶艺师每次要多分一杯茶，放在最右边留给自己，通过品尝每一泡的味道及时调整下一泡的注水量或浸泡时间。

奉茶

6. 收具

品茶这一环节结束后就进入收具环节，由负责泡茶人回收茶杯，清理茶汤、茶渣，随后清洁茶具并归置于原处。

（三）品尝茶汤

品茶与喝茶在字面意思上极为相近。但喝茶旨在喝，重在解渴以满足生理之需，对环境、器具、冲泡方式不甚讲究。品茶重在品，则是为了追求心灵与精神上的满足，其中滋味，细细品味、慢慢体察，感受茶汤的色、香、味之美，解渴之余，更是得到了心灵与精神上的满足，产生共情。唐代诗人

品尝茶汤

卢仝有首很著名的《七碗茶诗》，诗中将饮下七碗茶所产生的不同感受，清晰地传递给我们。虽然我们做不到斗茶诗三百，但是只用心感受品饮艺术，体会其中的乐趣，陶冶自己的情操，亦是不难。欣赏茶汤，我们可以从视觉、嗅觉、味觉三个角度进行。

1. 观色

主要是观察茶汤的颜色和茶叶的形态。冲泡后，茶叶得以舒展，逐步靠近自然形态，汤色逐渐由浅入深，晶莹剔透。茶叶的不同种类，各有千秋，即使同类茶叶的茶汤颜色也可能不同。如绿茶，茶汤就有嫩绿、黄绿两色；红茶，也有红艳、深红两色；而乌龙茶，更是有金黄、橙黄、橙红、橙绿四色。茶叶的条索，也是各有千秋，以一些名优绿茶为例，茶叶嫩度高，制作考究，芽叶如朵状，于碧绿的茶汤中缓缓绽放，叫人悦目娱心。有的茶叶芽头肥壮，芽叶在水中上下浮沉，最后宛如枪戟林立般簇立于杯底，使人仿佛置身一片茶林之中，沐浴在茶山春光之下。此外，还要通过观察茶汤的明亮度区分优劣，以清澈明亮为上品（清澈无沉淀、无浮游物，明亮有光泽），浑浊、暗色的茶汤为次。因此懂茶之士，会先审视一番茶汤，好好欣赏一下茶色，再作饮用，而接过茶杯，不待观察便一饮而尽，则难免有"牛饮"之嫌。

2. 闻香

"嗅"是闻茶香的关键，通过深呼吸的方式更快、更多地捕捉到茶香分子，好茶的香气追求自然、纯真，茶香沁人心脾，闻之令人沉醉。低劣的茶叶则散发出烟焦味、潮霉味或青草味，更有甚者还夹杂馊臭味。多种芳香物质综合组成了茶的香气，芳香物质的种类以及数量上的不同，赋予了各种茶类的不同香型。通常来说，选用细嫩原料、制作工艺精良的名优绿茶，其香气清纯，香味淡雅，历久弥新，令人身心愉悦。而带板栗香、熟玉米香的绿茶，则香味高洁，充满细腻之感，令人鼻腔萦绕新鲜之感，还有的绿茶与生俱来带着兰花香。除却绿茶，工夫红茶则带有干果、蜜糖般的香气。祁门红

茶有着玫瑰般的香气。武夷岩茶因为在制成过程中，干燥时火功高，茶叶中的糖类在焦糖化过程中产生了一种特有的火香。乌龙茶属于花香型茶的一种，能在其中嗅到好似各类花朵的香气。这些香气可以调养人们的身体，舒缓情绪，赶走忧郁和焦虑又能助人抒发情感、品悟人生，进而达到养心的功效。嗅闻茶香是品茶众多环节中最难的，不仅要具备一定茶的常识，还需要用心细品，认真辨认，并不断实践提升经验，方可掌握。

3. 品味

茶汤的滋味有很多种，初入口时伴随着浓淡不一的苦涩味，但咽下之后，口中则很快回甘，回味无穷。这源自茶叶中富含的化学元素对口腔各部位感觉器官（以舌头为主）的刺激作用。众所周知，感受不同滋味的味蕾分布在舌头不同区域，感受酸味的味蕾分布于舌尖两侧，舌心的味蕾对鲜味最敏感，而感受苦味的味蕾主要分布在舌根部位。所以，茶汤入口后，不要立马下咽，需要在口腔中稍作停留，使其流转于舌各部位之间，充分品味到茶中的酸、甜、苦、涩、鲜五种滋味，才能充分领会茶汤的奥妙。茶叶品种众多，各种滋味千差万别，对于大多数品茶者而言，只要了解到茶叶复杂多样的滋味，品茶时细心鉴赏，感受其香，让人立觉口齿生津，顿生心旷神怡之感。茶味的类型分为：

（1）鲜爽类

有口感清香、味道清鲜、茶汤爽口的名优绿茶和红茶：如佛动心、蒙顶茶、南京雨花茶、雀舌茶、婺源茗眉、黄山毛峰、太平猴魁、祁红、宜红等。虽有味鲜浓，或者味鲜醇的区别，但总体口感都体现为清新爽口。

（2）醇香类

香气鲜甜不苦涩，有厚重质感。原料选取自细嫩而新鲜的佳品，制造工艺精良且讲究，比如白毫银针、小叶种工夫红茶、六堡茶。

（3）平和类

清新淡雅，带着些许微甜，不苦涩。一半以上芽叶老化的粗老茶，制茶正常的低档红茶、乌龙茶、绿茶，还有中档黑茶和中下档黄茶。

清代著名文人、美食家袁枚著有《随园食单》，书中描述他对品尝武夷乌龙茶的感受："杯小如胡桃，壶小如香橼，每斟无一两，上口不忍遽咽，先嗅其香，再试其味，徐徐咀嚼而体贴之，果然清芬扑鼻，舌有余甘。一杯以后，再试一二杯，令人释燥平矜，怡情悦性。始觉龙井虽清而味薄矣，阳羡虽佳而韵逊矣。"此外清人梁章钜在《归田琐记》中也曾言："至茶品之四等，一曰香矣。"珠玉在前，倘若我们能效仿前人，自然不会将品茶当成生活琐事，而是一种艺术享受，感受其乐无穷的魅力。

二、六大类茶的功效及适宜人群

茶叶中富含的维生素、矿物质、氨基酸、蛋白质、碳水化合物等营养物质均对人体有益，还可以预防甚至延缓某些疾病的发生。但是我们需要明白，茶并不等同于药，它不能替代抗生素、激素等靶向性明确的药物，茶饮的保健功能是整体性的、渐进性的。每类茶的功效不同是源于它们的制作工艺不同，茶性也相应产生了从寒凉到温热的变化，又因为每个人的体质及需求不同，就导致了对茶的不同选择。

（一）绿茶

绿茶类属未发酵茶，茶性寒凉，对脸上易生粉刺，常感到口苦、口臭的湿热体质的人群尤为适合，该人群往往喜欢吃冷饮等寒凉食物，而绿茶可以起到清胃火的功能。同时也适用于脑力工作者、驾驶员，绿茶可以提高大脑的灵活度，保持头脑清醒。茶叶中富含茶多酚，因其具有水溶性，很容易被人体吸收，可以促进人体脂肪代谢，防治心血管疾病，对此有需求的人群可以适当饮用绿茶。茶多酚中含有儿茶素和茶单宁物质，具有预防高血压、血栓、动脉粥样硬化以及改善血液循环的功效。同时茶叶中的茶多糖和茶多酚都具有降血糖功效，适合有降血糖和防治糖尿病需求的人群。

<<< 案例 6-1 >>> ···

难消的暑意

袁先生体型较胖，平时喜欢吃辛辣刺激的食物，同时他又异常钟爱冷饮，最好是冻成冰的极寒食物，连水果比如葡萄、香蕉、榴梿，都喜欢冻起来再吃，不分寒暑一天不吃冰，就觉得胃里燥热不舒服。一天，袁先生来到康养酒店遇到实习生小刘，小刘根据袁先生的情况，建议他平时多喝绿茶，一试之下果然见效，喝了绿茶一整天都没有想吃冰的冲动了。

【案例点评】

绿茶可以改善内热的相关症状，因其未发酵，茶性寒凉，有清热解毒的功效，所以袁先生喝了绿茶就没有那么想吃寒凉的食物了。同时，绿茶还能起到减肥，减轻口苦、口臭、青春痘的功能。

···

（二）白茶

白茶类是微发酵茶的一种，茶性质寒凉，素有"一年茶，三年药，七年宝"的美誉，经科学存放已转化的白茶，适合阴虚或湿热体质的人，面颊潮红是阴虚体质的特点之一，容易口干舌燥，眼睛易干涩、排便不顺畅，内火旺，未转化的新白茶可以清热，已转化的老白茶可以提高人体的免疫力。

（三）黄茶

黄茶类属于微发酵，茶性寒凉，同样适用于阴虚或湿热体质的人，但因其在制作过程中比其他茶类多了一道闷黄工艺，消化不良，脾胃不好的人群可以多喝一些黄茶。

（四）青茶

青茶类属于半发酵茶，茶性平和，青茶类的发酵程度跨度极大，从发酵程度为15%的凤凰单枞到发酵程度为75%的东方美人（又称白毫乌龙），茶性也有偏寒、平和、偏热的区别，发酵程度较低的青茶类，适合阴虚、湿热、气郁质的人群，其中气郁质人群的特点是神情抑郁、闷闷不乐、肋部或乳房常感到胀痛，轻发酵的乌龙茶因其带有天然花果香，使人精神清爽，适用于压力大、生活节奏快、思虑过重的人群。发酵程度较高的青茶类，适合阳虚体质的人群，其特点是阳气不足，手脚冰冷，畏寒大便稀。烘焙过的乌龙茶如白毫乌龙、武夷岩茶，可以起到很好的抗寒暖身功效。

（五）红茶

红茶类属于全发酵茶，茶性温热，适用于阳虚体质的人，同时又有养胃、护胃的功效。

（六）黑茶

黑茶类属后发酵茶，茶性温热，适用于阳虚体质的人、有减肥消脂需求的人群。茶叶能起到助消化和降低脂肪的作用，茶叶中含有肌醇、咖啡因、叶酸和芳香类物质等多种化合物质，对调节人体脂肪代谢，增强胃液分泌起到重要作用，特别是乌龙茶可以促进分解脂肪和蛋白质。常言道喝茶能减肥，坚持下来可以看到成效。

三、注意事项

（一）忌空腹饮茶

空腹过量饮茶会引起人的血糖降低，出现"醉茶"的现象，具体表现为头晕、心慌。还会刺激肠胃，引起肠胃不适或疼痛。如果出现这种状况要停止饮茶，吃些糖果、甜点、饼干缓解症状。

（二）忌妇女"三期"饮茶

妇女三期指孕期、哺乳期、经期。在妇女孕期，茶叶中的咖啡因不利于孕妇心肾，胎儿被动吸收后又很难将其代谢排出，对胎儿发育不利。妇女在哺乳期喝浓茶，茶叶中的茶多酚对乳汁分泌有抑制效果，同时哺乳时婴儿会摄入茶叶中的咖啡因，进而导致婴儿情绪不安并又哭又闹或者肠胃不适。妇女经期饮浓茶或茶性寒凉的茶，会引起痛经、经血减少等现象。

（三）忌过量、过烫饮茶

适量饮茶对人的身体有很好的保健作用，但过量饮茶会加重人体的心肾负担，稀释胃液导致消化不良，以及过量的咖啡因长期累积，过度刺激神经，会导致神经正常功能失调。每人每天的饮茶量不宜超过 8 克。

（四）忌服药前后饮茶或用茶水服药

因为中西药中的某些成分会与茶叶中的鞣酸、茶碱类物质发生化学变化，改变药性，影响疗效，甚至会有患者有不良反应。

（五）忌冲泡次数太多或太久

冲泡时间过长或次数过多会使茶汤中的茶多酚、芳香类物质氧化，不仅茶汤颜色难看、香气变淡，而且营养成分大量流失，营养价值也大幅度降低，茶汤放置时间过长易滋生细菌，对人体健康有害。

（六）患有以下病症人群不宜饮茶

不宜饮茶的人群有贫血患者，缺铁性贫血病人尤其注意，神经衰弱者、便秘患者、结石患者、高血压及心脏病患者等。茶叶中含有名为鞣酸的物质，会使食物中微量元素的铁沉淀，不宜被人体吸收，从而导致贫血患者病症加重，还会加重便秘症状。同时茶叶中的咖啡因会刺激神经，对人的血压有激发作用，尤其不能饮用未发酵或微发酵类的茶。

第五节　香　养

香是自然造化之美，人类之好香为天性使然。从早期的简单用香，到后来的富有文化气息的品香、咏香，古人的四大雅事"焚香、点茶、挂画、插花"，无不体现了人们热爱自然、崇尚文化、随性从容的生活态度。香事发展到现在，已经不单纯是品香、斗香的概念，而是一种以天然芳香原料作为载体，融自然科学和人文科学为一体，感受和美化自然生活，实现人与自然的和谐，创造人的外在美与心灵美的和谐统一的香文化。

香的含义远远超越了香制品本身，通过香这个载体达到休养身心，培养高尚情操、追求人性美的文化。香，在馨悦之中调动心智的灵性，而又净化心灵；于有形无形之间调息、通鼻、开窍、调和身心；香，既能悠然于书斋琴房，开发心智；又可缥缈于庙宇神坛，安神定志；既能在静室闭关默照，又能于席间怡情助兴。正是香的种种无穷妙用，使其完全融入了人们的日常生活。从香料的熏点、涂抹、喷洒所产生的香气、烟形，令人愉快、舒适、安详、兴奋、感伤等气氛之中，配合富于艺术性的香道具、香道生活环境的布置、香道知识的充实，再加上典雅清丽的点香、闻香手法，经由以上种种引发回忆或联想，创造出相关的文学、哲学、艺术作品，使人们的生活更丰富、更有情趣。

不同的历史时期，不同的文化背景，甚至不同的精神状态，人们用香、品香的方式有所不同，效果亦大相径庭。香虽细微，却能集宗教、艺术、医疗、休闲、生活日用诸功能于一体。依据香品的来源、用途、用法以及不同人群、不同场合的需求等，演绎出了五彩缤纷的香文化。

香按取材方式可分为原态香和萃取香。

一、原态香养生

原态香是指经简单的物理加工，通过加热、燃烧等方式品闻的香材。原态香基本保留了香材的原貌特征，易于识别和使用，并且保留了天然的挥发性油脂，易燃，适宜制作熏香。

（一）原态香的分类

1. 按香品形态可分为：香块、香粉、线香、盘香、塔香、香丸、香珠、香牌、香囊。

2. 按品闻温度可分为：热闻香和冷闻香。

3. 按品闻方式可分为：环境香、近闻香和佩戴香。

4. 按香料来源可分为：动物类香、植物类香。

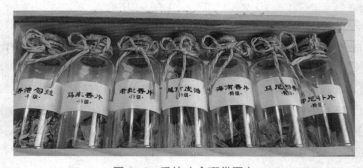

图 6-4 香块（余珊供图）

（二）主要香料介绍

香品的价值与地位主要取决于原料的属性、品级、产地等。在单品香中，沉香和檀香是基本香，龙涎香和麝香是修和香，其他香料是匹配香。因此"沉檀麝涎"又称为四大名香。

1. 沉香

沉香是一种混合了树脂、树胶、挥发油、木材等多种成分的固态凝结物。香树老茎受伤后树脂溢出，长年堆积并与木材混和发生反应，形成块结状物质，形状各异，大小不一，这种物质就是沉香。也可以说，沉香是结在香木上的"果实"。我国沉香主要分布于广东、海南、广西、云南、福建等省区。沉香的香气特点以清幽为主，略带一丝凉意、甜味和药香，沉稳清神。沉香需加热或燃烧才有香味溢出。

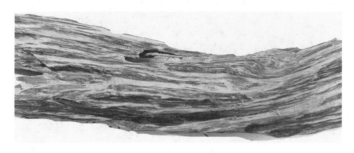

图6-5 沉香（余珊供图）

2. 檀香

檀香是檀香树上富含香味的树干心材。我国檀香主产于海南、广东、台湾。印度老山出产的檀香品质优良，固有"老山檀"之称，澳大利亚、印尼等地所产檀香称为"新山檀"。檀香的香气特点是醇厚、持久、广袤，有时候闻到了檀香的味道，却找不到香气的源头。檀香熏烧时适合与其他香料巧妙搭配，方能使香气达到最佳。

3. 麝香

麝香是鹿科动物麝鹿雄体香囊中的分泌物，干燥后呈颗粒状或块状，有特殊的香气，有苦味，可以制成香料，也可以入药。麝香有兴奋中枢神经、活血化瘀、散结、止痛、催产的作用，所以不适宜孕妇使用。麝香产地分布较广，我国东北、华北、西北、西南均有出产。麝香的香气特点以浓烈为佳，浓香袭人，经久不散。麝香作为香料，香味浓烈，不适宜单独品闻。

4. 龙涎香

龙涎香是抹香鲸肠道内未消化的鱼骨与肠道分泌物混合产生的固体物质，

排出体外后，常年在海水中浸泡、阳光滋润、空气洗涤，干燥后形成的灰、黑色固态蜡状可燃物质。龙涎香产于海洋中，数量稀少，价格昂贵。龙涎香的香气具有多层次的复合香，有浓郁强烈的琥珀甜香、芳润木香、果香、百花香，众香交融。龙涎香作为原态香可与其他香料调配修和制作合香，也是早期香水的定香剂。

（三）原态香品闻的操作方法

1. 篆印熏香

香材：单品香或合香香粉

香具：香炉、香粉罐、香拓、香筷、香勺、香铲、香扫、香灰、灰压、线香、打火机（或火柴）

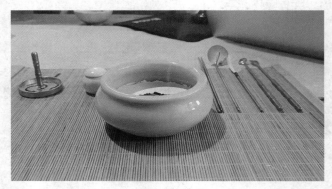

图 6-6　篆印薰香用具（左起：香拓、香粉罐、香炉、香筷、灰压、香扫、香勺、香铲）

（余珊供图）

类型：环境香

品闻方式：燃烧

第一步，理灰平灰。用香筷将香灰混合均匀，动作要轻，不要扬起香灰。充分将香灰混合均匀，便于空气流通。用七件套中的圆灰压，将香灰从四周到中间初步理平，再用直柄的灰压，可以压得更平。香灰处理平整后，用香扫把灰压和香炉边缘上的香灰扫入香炉内。

第二步，放拓填粉。在平整好的香灰上放置香拓，香拓轻轻放在香炉的中心位置，用香勺将香粉填入香拓的模槽中。

第三步，平粉压篆。用香铲将香粉拨平，稍微压紧平整，注意动作要轻，不要让香拓移动。

第四步，清理多余的香粉。如果多出较多，需用香勺舀出倒回香粉罐，如多出的香粉较少，则用香铲刮至香拓边缘即可。

第五步，取拓。向上取出香拓，得到完整形状的香粉篆印（取出香拓时可用香铲轻敲香拓周边，能更有效脱模）。

第六步，燃香。用火机点燃线香，明火熄灭后点燃香篆的一端，待香粉完全燃烧后方可拿开线香，否则香粉会粘在线香上。

观烟品香直至香篆燃尽。

2.隔火熏香

香材：香片、香丸、香粉

香具：筒形香炉（比篆香炉略高）、切香板、切香刀、香筷、香匙、香夹、香铲、香针、云母片、香碳、碳架、喷式打火机

第一步，烧炭。点燃木炭（炭块或炭球），待其烧透，没有明火并变至红色；这样品香时就没有炭味的干扰了。如果方便，还可以准备一个金属的网状器具，把木炭放在网上会燃烧得更均匀。

第二步，备香。熏烧的香应选择天然香料制作的优质香品，可以是和香，也可以是原态香材。其体积不宜过大，应将香品分割为薄片、小块、粉末等形状。

第三步，置灰。在香炉内放入充足的香灰，先用香铲使香灰均匀、疏松，再将表面轻轻抚平，然后用香匙于炉灰中心慢慢开出一个较深的空洞作为炭孔。

第四步，入炭。用香筷将烧透的炭夹入炭孔中，再用香灰盖上，抹平。香灰表面可以是平整的，也可以隆起成山形。用香针在香灰中扎出一个气孔，通达木炭，以利于木炭的燃烧，可以借助香灰控制木炭的燃烧速度。木炭埋入香灰的程度视香品的特点而定，需要木炭的温度较高就可以埋得浅一些，反之则可以深一些。

第五步，隔片。用香夹在气孔开口处放上薄垫片（云母片、银箔、金属片等），将香品放在垫片上。

第六步，置香。用香匙或香筷将香品置于垫片之上。若出烟，可以稍等一会，待其无烟时再开始品香。或将香灰加厚一点，即可减少烟气。

第七步，品香。若是小香炉，可以一手持炉底托起香炉，一手轻罩以聚集香气，靠近香炉缓缓吸气品香。注意呼气时不宜正对香炉，可将头转向一侧换气。

二、萃取香养生

萃取香是指从香料植物或泌香动物中加工提取所得到的挥发性芳香物质，常见的萃取香以精油为主。大部分萃取香是从植物的花、叶、根、种子、果

实、树皮、树脂、木心等部位通过水蒸气蒸馏、冷压榨、脂吸或溶剂萃取等方法提炼萃取的。精油的挥发性很强，一旦接触空气就会很快挥发，所以精油必须用可以密封的深色瓶子储存。

（一）萃取香的分类

按功效可分为：

1. 舒缓香，如玫瑰精油、佛手柑精油、乳香精油、天竺葵精油。

2. 安神香，如薰衣草精油、橙花精油、洋甘菊精油、葡萄柚精油。

3. 提神香，如薄荷精油、茴香精油、茶树精油、柠檬精油。

（二）常用香料介绍

萃取香以精油为主，是由一些很小的分子所组成。这些高挥发物质，可由鼻腔黏膜组织吸收进入身体，将讯息直接送到脑部，通过大脑的边缘系统，调节情绪和身体的生理功能。所以在芳香疗法中，精油可强化生理和心理的机能。每一种精油都有不同的分子结构，会对人体产生不同的作用。常见的精油有玫瑰精油、佛手柑精油、天竺葵精油、薰衣草精油、薄荷精油等。

1. 玫瑰精油：香味优雅，可以平衡躁动不安的情绪，缓和月经前期所带来的躁郁情绪，还对皮肤有美容去斑的作用。

2. 佛手柑精油：气味较浓，甘甜的水果味，令人感到愉快、豪华的香味。

3. 天竺葵精油：天竺葵精油在古老的时代一直把它视为可以驱除恶灵，是一种能量十足的香气，带有玫瑰花香的温暖味道，可以使人的心情获得舒展。具有镇定、放松、安眠的作用。

4. 薰衣草精油：清澈的淡淡花草香，让人仿佛置身在山林中，可以有效地舒缓疲劳的心灵，对抗失眠与头痛也很有效。

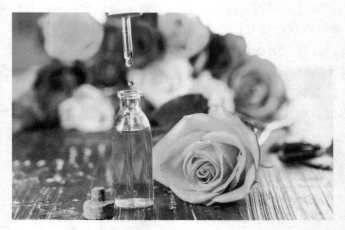

图 6-7　玫瑰精油

5. 薄荷精油：借着薄荷本身清凉的香气，可有效地镇静愤怒、抑制疲劳，清凉醒脑。

（三）萃取香品闻的操作方法

萃取香品闻以精油香薰为主，主要有蜡烛香薰炉、灯泡香薰炉、USB 扩香器、香薰藤条、香薰扩香仪、香薰雾化扩香机等品香用具。每种用法都有不同的好处，选择一种适合自己的才是最重要的。精油香薰可使香味扩散到室内，达到净化空气、调理情绪、抗菌杀毒、驱赶蚊虫等作用。

1. 蜡烛炉香薰

在容器内倒入三分之一的水，滴入 1~3 滴精油，点燃下方蜡烛放入炉子内。首先需要保持屋子通风，让空气能流动才能达到净化空气的目的，在家里使用一定要注意，香薰炉旁边不要放一些容易点燃的物品，有引发火灾的可能，高温状态不能立刻加水，容易引起容器爆裂；使用时候不要用手去触摸瓷器容易烫伤，燃烧时间 20~40 分钟，时间不要超过一个小时，燃烧时间太长房间香气味会很浓烈，反而适得其反。

2. 灯泡炉香薰

在容器内倒入三分之一的水，滴入 1~3 滴精油，插上电即可使用。灯泡香薰炉使用安全性高，不用担心明火引起火灾；也可以当照明使用，一物两用。香薰灯用的是暖光卤素灯，有一部分电能被转换为热能了，所以比节能灯费电，一般用的卤素灯 20~35 瓦。由于一般该灯不长时间使用，所以不是很费电。香薰灯的顶部注水是为了稀释香精油，因为香精油都是浓缩的，不容易挥发，经过稀释加热后挥发效果更好。水烧干后，高温状态不能立刻加水，容易引起容器爆裂，使用者一定需要注意，灯泡香薰炉适合大范围扩香使用。

3. 扩香器香薰

光滑的陶瓷表面，加水扩香或者直接滴精油均可，凝香体、香膏也可以扩香。每隔一段时间用酒精可以很轻松地把残余的精油擦掉。建议小范围采用扩香器，大范围采用薰香灯，这样环保又安全。

4. 藤条香薰

打开瓶塞，将藤条的一端浸入香薰液中，待藤条湿润后取出，再将另一端放入瓶中即可。如果是在小空间内使用，插入少量藤条棒；大空间内使用，增加藤条棒数量即可。当香薰使用完后，可以进行补充，而藤条也可以继续使用，循环使用相当环保。

5. 扩香仪香薰

扩香仪不会破坏精油的分子结构，因而最完美地保留了精油的活性，达到最好的功效。扩香仪采用实用性清风系统，能以微粒子的方式高效扩散精油。不同于普通的加热扩香，冷式扩香仪在弥散扩香过程中，可使精油香气保持纯度，避免一切人工因素对气味的改变，也绝对不会改变或减弱精油的香气和疗效。如同轻风自然吹送的花、叶、果芬芳。持续以此微风进行香薰，能改变整个房间的氛围，使人产生舒缓放松的愉悦感。

6. 雾化扩香机香薰

扩香机不用加水，因此没有加湿和保湿的功能，工作原理主要是通过空气泵压缩空气让香氛精油进行雾化到空气中，由于是采用的机械工作原理，因此设备有一定的噪声，控制在标准范围内，不影响工作和使用的环境。扩香机的功能就是将芳香精油直接雾化改善空间环境的空气质量和香味。主要应用于商业空间，如酒店大堂、会所、银行、写字楼大堂、展厅、4S店等。

第六节　垂钓调养

垂钓作为一项户外休闲活动，受到人们的喜爱，主要有两个方面的原因：一是垂钓创造了现代人与大自然亲密接触的机会。户外水塘边的空气好，江湖或水塘水库是环境和生态最优的地方，空气中的负离子丰沛，含氧量高，可以说是天然氧吧，城市人回归大自然，与土地、阳光和水源亲密接触，是赏心乐事。二是垂钓将强身健体融合于休闲活动的全过程之中，它对体力强度的要求适合人们身体锻炼的需求。

一、垂钓四要素

水域、对象鱼、渔具、诱饵是垂钓必须具备的四要素。

（一）水域

垂钓的水域有水库、人工鱼塘、江河、矶海。

水库作为大型的水域在我国分布广泛，因此这也为广大的垂钓爱好者提供了钓鱼的好去处。水库垂钓需要选择适合的垂钓环境和钓点，一般应选择向阳、背风、有水草、有树但不能过于枝繁叶茂的环境，钓位还应选择地面防滑的位置。

人工鱼塘是商业性收费垂钓场所。商家在城市周边比较开阔的地方修建池塘，喂养各种鱼类，供垂钓爱好者一展所长。人工鱼塘一般计时收费或按上鱼的重量收费。

江河垂钓不同于水库、池塘等静水水域，江河大多是流动水，垂钓时需要动中取静，如大流中找小流、支流和回流，即水势较平稳的地方下钩。

矶海是指岸边有突出岩石或石滩的水域。矶海的环境、水流、波浪、深度等因素都与其他水域有显著不同，再加上气候的影响，使得出没鱼种多样化，因此，矶海垂钓的技术难度更高。

（二）对象鱼

适合垂钓的鱼称为对象鱼，一般以草鱼、鲫鱼、黑鱼、鲤鱼、青鱼居多。

草鱼是常见的大体型淡水对象鱼，分布在平原地区的江河湖泊水域，一般喜欢栖息在水的中下层，以及靠近岸边的多水草地带，行动迅速。喜成群觅食，在干流或湖泊的深水处越冬，冬季不宜垂钓。夏季是草鱼最活跃的时期，所以垂钓草鱼的最佳时节也是夏季。

鲫鱼是垂钓人最常钓的对象鱼，主要是以植物为食的杂食性鱼，喜群居而行、择食而居，四季都可以进行垂钓，其中2~4月和8~12月的鲫鱼最肥美，是最好的垂钓季节。

鲤鱼为杂食性鱼类，是垂钓爱好者常钓的鱼种之一。鲤鱼属于底层水域鱼类，常生活在水草沼泽池塘，或者是换流的合流处，一般在夏季垂钓居多，冬季鲤鱼进入休眠期，不适于垂钓。

青鱼是我国淡水四大家鱼之一，是国内钓鱼人常钓的对象鱼，其主要分布于我国长江以南的平原地区。这种鱼是一种肉食性鱼类，体形较大，一般垂钓青鱼需要强劲的鱼竿和鱼线，夏季是垂钓青鱼的最佳时节。

（三）渔具

渔具分为手竿、海竿和矶竿。

手竿包括溪流竿和台钓竿。溪流竿是专为溪流垂钓而设计，收起后节短，便于携带，主要用于钓溪流里的小型鱼类。而台钓竿节长，但是调性和软硬更优于溪流竿。

海竿又叫投竿或抛竿，在钓竿的顶部安装有一个绕线轮，上面缠满钓线，当用力抛甩时，就能把饵料抛到较远的水域。海竿更适合垂钓深海中的大鱼。

矶竿又称手海两用竿，主要用于大海矶钓，现在又成为淡水钓大鱼的必备工具。矶竿的调性介于手竿和海竿之间，对鱼类的操控性强，所以既可远投钓大鱼，又可近距离垂钓中小鱼类。

（四）鱼饵

鱼饵是钓鱼时装于鱼钩之上，用于引诱鱼上钩的食物。垂钓不同的对象鱼，在选择鱼饵时，需要考虑鱼饵的软与硬、松与粘、轻与重、大与小。按鱼饵的诱鱼原理，可以分为真饵和假饵；按鱼饵的性质，可以分为植物性鱼饵、动物性鱼饵、动植物混合性鱼饵；按鱼饵的作用，可以分为诱饵和钓饵；按出现的时代，可以分为传统饵和现代饵；按鱼饵的来源，可分为自制饵和商品饵。常用的垂钓鱼饵有酒米、拉丝粉、雪花粉、虫饵等。

二、垂钓的操作方法

在不同的水域中针对不同的对象鱼，我们需要选择不同的渔具、鱼饵，采用最适合的垂钓方法。

常用的垂钓方法有传统钓法、台钓法、包食钓法等。

（一）传统钓法

传统钓是指台钓传入大陆之前，各种民间钓法的统称。传统钓最大的特点就是鱼钩卧底，是真正意义上的低钓，这也是很多传统钓的钓友在同一钓点钓到的鱼，个体普遍比台钓大一些的原因。

（二）台钓法

台钓又被称为悬坠钓法。台钓法装备齐全，动作规范，上鱼率高，集娱乐性和竞技性于一体，既舒适又科学。一套完整的台钓装备，一般由钓竿、钓箱、抄网、支架、浮标、钓鱼伞以及各种垂钓配件组成，主要是为垂钓提供便捷性，在垂钓的过程中不耽误过多的时间。

台钓的具体操作方法：

1. 准备台钓线组。一副完整的台钓线组，由主线太空豆、浮漂、漂座、铅皮座、八字环、子线、鱼钩组成。

2. 准备鱼饵。台钓用饵大多使用商品饵料。选择商品饵料时，需关注饵料的雾化性、溶散性、黏附性以及适口性。

3. 调整浮漂。台钓在正常情况下，对浮漂的调整通常是以调四目钓二目为标准，然后再根据具体的水情和鱼情再进一步调整。

（三）包食钓法

包食钓法打破传统打窝方式，用包食直接挂钩做钓。在湖泊、水库等自然水域中显示出很大的优越性，其优势是，边钓边诱、调诱结合，是一种非常科学先进的钓法。包食分为外饵和心饵，外饵易溶散，心饵黏性大。

包食钓法的操作步骤：

1. 用正常的钓饵挂钩，在半水带饵调漂，通过加减铅中让漂露出二目，然后再用大团挂钩着体，也露二目，调漂完成。

2. 当饵团到底后，二钩轻触底，如果是双钩应当是一钩触底，如果饵料鱼钩脱离，漂就会上升。如果目数减少或者目数增加，都说明有鱼吃钩，这时即可起竿。

3. 当目数减少时，要等到看不见漂再起竿；大鱼咬饵后，漂下拉或上送都比较稳重，小鱼拉漂或送漂会忽上忽下，以此可以判断是大鱼还是小鱼；起竿需要注意的是，扬竿的力度比其他钓法要大，这样更容易使钩尖快速钩稳鱼嘴。

第七节　花卉养生

从古至今，就流传着"花中自有健身药""养花雅事，怡心增寿"的谚语。千百年来，当人们陶醉在五彩缤纷的花海里、香气袭人的花卉中，不仅可以感受到各种花的美，还可以通过养花、插花、食花的方式感受花的多种价值。养花让人静心，而插花则用其独特的方式让插花者心神愉悦，食花是以其独有的特性入肴、入药，成为具有独特食疗功效和特殊色香味美的佳肴。随着人们生活水平的日益改善，花卉养生走进千家万户，可谓是当下老百姓青睐的养生法之一。

一、花卉种植养生

（一）家庭养花的准备

1. 作为家庭养花，首先要准备的就是场地。对于大多数城市家庭来说，都只能在阳台或者露台上养花，极少数家庭能拥有露天花园，所以在养花的准备中大多数家庭都只能选择花盆种植的方式。根据所养的花卉形态选择合适的花盆，如选择种植多肉系植物，可准备造型精美的小型花盆；如选择种植月季、蔷薇等根系发达的植物，可选择稍大的花盆。

2. 土壤的准备也是种花的前提。阳台或者露台种花，土壤非常重要。对于家庭养花来讲，应选择干净、无菌、营养价值高的土壤，避免从户外随意挖土。建议根据所种植花卉购买专门的营养土，包括泥炭、椰砖、草木灰等，根据花卉类型搭配颗粒物等。

3. 花肥的准备也是家庭养花中非常重要的一步。根据所种植花卉类型，选择合适的花肥，主要包括准备有机肥、水溶肥、缓释肥等。

4. 花药的准备是家庭养花必不可少的。大多数家庭养花不需要太多种类的花药，只需要准备简单的杀菌类、杀虫类药物即可，主要包括百菌清、多菌灵、护花神、吡虫啉、阿维菌素等。

5. 工具的准备。家庭养花中，可根据种植的规模准备花洒、喷壶等，如果有露天花园则需准备较大型的洒水设备。除浇水的设备外，还需要准备日常用的工具，包括有铲、锄、修枝剪等。

（二）适合家庭种植的花卉

随着物质条件的改善，老百姓也更加重视家庭氛围的营造。在家庭养花的选择上，也有了更高的要求，不仅从外观欣赏的角度进行选择，同时还更加注重花卉的养生作用，包括是否能够净化空气、吸取有毒物质，甚至杀菌等作用。作为家庭养生花卉，可选择具有较高欣赏价值的品种，除了增添室内的色彩，更可以调整室内空气质量，有助于放松心情、促进睡眠等功效。例如以下几种适宜家庭种植的花卉：杜鹃花、丁香花、山茶花、米兰、金银花、茉莉花、芦荟、月季、蔷薇、兰草、仙人掌、栀子花等，这些花既可以观赏，其根、叶、花瓣还可以作为药用或食用。

（三）家庭养花的注意事项

家庭花卉的种植，无论是作为观赏还是食用都需要精心呵护。另外，还需要在种植过程中注意以下几方面，才能让所种植的花卉发挥最大作用。

1. 了解植物的生长习性。在选择花卉时，应根据场地大小、光照程度、空气湿度等进行选择。所种植的花卉其开花、生长的周期需要了解清楚，何时茂盛生长、何时出现休眠，喜欢阴凉还是喜欢阳光，对习性掌握越清楚，就会养得越好。

2. 控制好浇水的节奏，家庭养花中，很多人都会出现误区，认为浇水越多越好，实际上每种花卉植物对水的需求都会有自己的规律，在养花过程中则需提前了解植物对水的需求量。大多数花卉可选择一次性浇透，也有部分花卉适合间干间湿，在控水时还需结合所选择的花盆适量浇水。

3. 及时补给营养，保证花卉生长。花卉的生长除了阳光、水，还应及时施肥，在植物初种时、移盆时、开花结果时应注意及时补肥，施肥时应注意"薄肥勤施"。

4. 家庭养花，尽可能减少倒土换盆的次数，由于家庭养花场地有限，尽量不要高频率地换盆，即使要换盆换土，也应该选择在春秋季节进行，以便植物能够适应新的环境。切忌在花蕾期、开花期换土换盆，不仅影响观赏效果，更会影响植物开花结果。

（四）赏花与身体机能调养

在种满花草的园子里，人的神经系统在一定程度上可以得到放松，中枢神经也在一定程度上可以得到调节，甚至包括体感温度都能降低摄氏 1~2 度，呼吸将会自然放慢，脉搏跳动的速度也会随着减少，有利于减轻心脏的负担，人的大脑活跃程度将会增强。

在宁静的花园里，人们神经的紧张和视觉的疲劳容易消除，有利于中枢神经系统的调节，进而改善机体的各种功能。例如能使皮肤温度降低1~2℃，脉搏平均每分钟减少4~8次，呼吸放慢而均匀，血流减缓，心脏的负担减轻，嗅觉、听觉和思维活动的灵敏性也会得到增强。

二、花艺养生

插花艺术，源于中国古代唐朝时期，亦可简称花艺，属于一种集观赏性、实用性、艺术性于一体的高雅文化活动，是艺术的一种表达方式。参与者放松其心情，沉醉于过程之中，用独特的方式与花草交流，心神愉悦，是当下流行的养生之道。

（一）插花艺术的概念

插花艺术，是指用植物的枝、叶、花作为主材，经过人工修剪的方式，配合艺术造型加工，通过对花材的定格，赋予鲜花独特的感染力，表达出人对大自然的热爱、对生活的向往、对美好事物的向往。

（二）插花艺术的流派

按照风格划分，插花主要有三类：东方式插花、西方式插花、现代式插花。

1. 东方式插花

在东方式插花艺术的发展史上，受传统文化的影响，又分为中国式插花和日本式插花，总体上可统称为中式插花，讲究植物的线条美，遵循植物的自然状态，不同季节选取不同花材，根据其生长地点和形态，通过人工造型来展示花的意境美和形式美。

（1）中国式插花

中国式插花，历史渊源较久远，初期源自人们在日常爱花、种花、赏花、摘花、赠花、佩花、簪花，慢慢地又发展为人们在佛堂中供奉先后，以表达对神灵的尊敬，后来这种方式开始渗透到人们的生活中，用于装饰，最终发展成为插花艺术，插花艺术的发展跟人文社会科学和艺术学科的发展有着密切的联系，也具有浓厚的民族风。

我国的插花艺术从先秦时期打下基础，经历过南北朝时期的初期形态，隋唐五代时开始兴起，直到宋元时期插花的技艺和容器有了进一步的发展，而现在的插花艺术也大多是以宋代以来的插花风格为基础的，明朝时期的插花艺术得到了普遍的推广，并且形成体系开始发展，逐步有了学术性的研究，开始形成较为完整的理论体系，为我国现代插花艺术的发展奠定了较为坚实的理论基础。随着时代的变迁，插花艺术在清代稍显没落，加之当时人们的生活每况愈下，连维持生计都较为困难，无更多精力放在插花艺术方面。

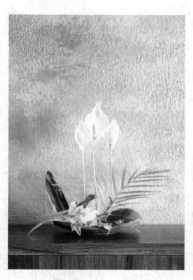

图 6-8　中式插花

现代社会，人民的生活水平不断提高，已从单纯满足生活需要过渡到对美好生活的向往，插花艺术逐步复苏，特别是在 20 世纪末，我国成立了插花花艺行业协会，以带领广大人民群众去学习和传承中国插花艺术的优良传统，为插花行业的振兴奠定了良好的基础。

（2）日本式插花

日本的插花可追溯到飞鸟时代（6 世纪后期至 8 世纪初），初期受到中国文化的影响，将朝拜等习惯引入到日本的宗教仪式中来，为早期的插花艺术奠定了基础。随着后来与中国的贸易往来，从最初的效仿中国举办插花大赛，到形成自己的学术著作，再经历花道的低潮期，到了现代社会日式的花艺形成自己的流派，在现代的日本社会，插花艺术已成为日本女生修养课的必修内容之一。

2. 西方式插花

西方式插花艺术强调理性和色彩搭配，从色彩和质感的角度呈现出抽象的艺术手法，在形态上讲究对称与平衡，是西方式插花独有的风格和特点。从类型上来讲，西方插花艺术也分为传统插花和现代插花。传统的西方插花注重插花造型对称、均衡，色彩具有较强的视觉冲击，与西方建筑和雕塑搭配起来更能呈现装饰美。现代的西方插花将东西方插花艺术相结合，糅合了东方插花艺术的内涵，造型丰富，变化多样，在花材的选择上范围更广，在花器的使用中也更为宽泛，常用玻璃、铁艺、塑料等材质。

3. 现代式插花

现代插花艺术，亦可理解为现代自由式插花，表现的内容丰富，包容性强，插花主题涵盖空间呈现、情感表达、万物生灵等元素，内涵深刻，且在制作过程中将东西方花艺结合起来，在保留各类插花艺术的基础上，让现代花艺呈现出新的姿态，以其自由、抽象的艺术手法表达自然美与人工美的和谐统一。

（三）插花的方法

插花作为一种养生的手段，并非简单地将花材随意组合，也不是简单地造型，而是一种创作体验。当然，体验者应当学习一定的技巧，包括对花材的选择、构图、造型、搭配等，才能最终实现养生的目标。

1. 容器和用具的选择

用于插花的容器，需有一定的容量，能够满足花材对水养的需要，底部平稳、容器开口适中的器具均可使用，包括在日常生活中常见的罐、碗、瓶、杯、碟、坛等。为更好地与花材搭配，容器外观的色调不宜过杂，尽量选择纯色为主。

插花的用具：

剪刀：必备工具，主要用于修剪花枝。

刀：用于削枝、雕刻和去皮。

辅助器具：花泥、金属丝、铁钳、胶带、喷水壶等，辅助工具主要在插花过程中方便对花材的处理，以达到最佳的效果。

2. 插花的主题确定

体验者根据自己心态确定主题，围绕自己想要抒发的情感，结合花材的寓意和色彩，确定作品的主题。

3. 花材的选择

在花材的选择上，需要综合考虑，根据不同的环境、季节、花卉的形态、花卉的发育状态来选择。从养生体验的角度考虑，该项目多为女性参与，根据女性的气质，可选择较为细腻光滑的材质，最终作品可呈现出女性的柔美，以实现养生的目的。

4. 插花的步骤

一般情况下，先用主干花枝构成作品的骨架，再用次要的花枝构成轮廓，比较零散的花枝做配饰，根据不同类型的插花选择合适的器具，从艺术的角度进行搭配，符合主题、环境、作者的构思。

5. 插花的构图技巧

在插花的过程中，首要考虑的就是构图技巧，构图的整体协调性对作品的成功与否起着重要的作用。

（1）色调搭配需和谐

插花的作品应考虑到容器的形状、色调，以及作品摆放的环境。一个容器中，选择花材的色调不宜过多，确定一个主色调，配以辅材烘托即可。

（2）花材选择比例适当

在插花构图时，先根据容器高度、容器口直径选择花材，不宜过长，花枝长度相当于容器 1.5~2 倍较为适中。

（3）注意构图的韵律

插花过程中，应注意作品呈现出的韵律，无论是东方式插花还是西方式插花，花枝、花朵、枝叶的茂密程度，枝条的弯曲程度，作品的高低都应有韵律。

（四）插花的注意事项

一般情况下，插花的保养特别是用水养的花卉，根据不同的花卉类型保养方法不同，能维持盛开的时间也有长短不同，插花过程中应注意以下几点：

1. 选择花材时，应注意选择花茎状态较好的花枝，叶片、枝干状态较好，如出现萎缩的情况，应提前醒花，待花枝恢复正常状态后再插入器具中。

2. 如花枝因切取时间较长导致明显萎蔫的状态，这时不宜直接插花，应对花材进行处理，可将花枝切断面再次斜切，增大吸水面。

3. 对于一些特殊的花卉，也可使用药剂处理，插花之前在水中加入少量高锰酸钾溶液，将花材放入水中浸泡，既可以杀菌也可以防腐。或者在水中加入少量食盐，也可防腐。

4. 在插花养护中，换水是必不可少的，换水时也可以加入适量防腐剂，硼砂或者食盐均可少量加入，既可防腐，也可以在一定程度上延长花期。

（五）插花的养生功效

事实上，无论是哪种插花类型，只要进入到插花的序列，便已是开启了一段美好的生活，无论是从花材的选择、花器的搭配以及花型的设计，从艺术审美的角度、从身体机能的角度，均可以起到调养的作用。

1. 插花与艺术审美

在插花的过程中，人们可以通过作品表达自己的审美意境和审美情趣，通过含苞待放的花蕾、绽放的花朵、饱满的果实，在插花的过程中能够引起人们的共鸣，引起人们对大自然的热爱，对生活的热爱。由于花材本身具有很强的感染力，直接作用于人的视觉感官，从养生角度来讲，对于参与者有一定的要求，需要具备正常的视觉器官，作品里的花、叶、枝等需要眼睛去看；从花艺造型的角度来说，参与者需要有一定的审美能力和艺术修养；不同的人群对作品所要表达的思想也是不同的，从文化背景、知识体系、审美视角都会有一定的差异，但无论是什么样的文化背景，从感官层次来讲，插花都能让人产生愉悦感，这是从美学角度从感官角度最直接的体验。当然，为了对插花有更进一步的认识，参与者也愿意去思考，愿意去升华，这种感受就不再单纯是感官愉悦，就已经是对高尚情操的领略和审美意境的进入。

2. 插花与身体机能调养

现代人的生活，大多处于一种高压的状态，快节奏的生活让人疲惫不堪，但如果能在生活中体验一次插花艺术，能在周末时间走进大自然，定将从摆弄花草的空间里获得身心的愉悦感，忘却烦恼。插花的过程虽短暂，但从花枝的修剪到花器的选择，看似简单，却是极其富有生命力的过程。一剪一修，一插一摆，要求注意力高度集中，同时也需要手脑并用，既锻炼了手指的灵活性，也促进脑细胞的运行，让人处于兴奋状态，进而感受到生机和活力，又产生了成就感，心情随之更加愉悦。而良好的心态，对身体机能的恢复、对疾病的去除都将产生重要的作用。

三、食花养生

（一）花卉的食用价值

食花养生的方法早在我国远古时期就已经有了，可谓历史久远，当时人们用花朵来充饥或者疗病。据可考证的资料《神农本草经》，花粉当时就被认为是养生良药，而嚼食鲜花也早在古罗马时期就已有记载。我国从汉代时期就有菊花酿酒、唐代有桂花做蒸糕等，在日本有将鲜花放入料理，在欧洲有鲜花酿酒等。到了现代社会，菜肴中更是常见各种鲜花，如菊花、茉莉花、兰花、辛夷花、百合、芦荟、仙人掌、海棠花、玫瑰花等早已被制作成各式菜肴。

花卉放入菜品中，其主要的作用在于取其植物之精华，它所含的养分比茎叶相对更多，这些养分经过加热或者蒸煮后，能被人体吸收，促进新陈代谢，调节人体机能。花卉放入菜肴中，色泽鲜艳，从视觉上刺激人的味蕾，让人在食用时更加有食欲，在食用菜品的过程中更加愉悦，身心舒适。除此之外，花瓣中也含有丰富的蛋白质、淀粉、脂肪等多种矿物质，无论是以何种形式食用，都将有一定的养生作用。

（二）花卉的食用方法

食花的方法也颇为丰富，有资料显示花可入粥、可入茶、可酿酒、可做药膏、可制作精油。

1. 花入粥

有资料显示慈禧养生偏爱菊花入粥，成为当时宫廷首选佳肴。花粥的制作方法较为简单，可选择喜欢的花瓣，洗净后与粳米、糯米、小米、黄米等一起放入锅内，煮熟后即可食用，也可以先将花瓣等先用水煮透，取其浓汁，用汁水煮粥，亦可实现养生的功效。除此之外，亦可将花瓣烘干磨成粉状，生粥煮好以后可以直接放入粥中搅拌均匀后食用。

2. 花入茶

这是中国古代的传统花疗方法，在饮茶的过程中可将各类花瓣与茶叶混合，亦可单独泡制饮用。现代生活中，花茶的制作已形成规模，比如茉莉花茶、金银花茶、菊花茶、葛花茶，都可以买到成品茶，可根据其花茶的药性选择，例如金银花茶可清肝明目，菊花茶可以适当调节血压，葛花泡茶可缓解醉酒。

3. 花入酒

在我国的酒文化史上早有记载，酒本身就有一定的药用价值，配以花的加入，更加能突显其养生功效。花入酒的方式不复杂，家庭制作中可选择相对简单的方式，包括浸泡法，即将花瓣洗净晾干后直接放入原液酒中，置阴凉处，经过一段时间即可饮用。还可以采用煮酒的方式，将花瓣与酒一同放入锅中，熬制一定的时间，切忌时间过长，否则会造成酒精挥发。

4. 花入菜

这是最常见的食用方式，可以炒制、煮汤、做糕点的方式烩入菜肴，包括玫瑰花、茉莉花、百合花、荷花、玉兰花、辛夷花、槐花、山茶花等多种花均可食用。

（三）花卉食用的注意事项

在选择使用花卉的过程中，需要根据自身健康状况谨慎选择。有些花卉性寒，体质较弱者则不宜食用，如槐花、栀子花等；有些花卉带有活血化瘀的功效，孕期或经期女性则应谨慎食用，如红花、月季、向日葵等；还有些花本身就具有毒性，更不能食用，比如夹竹桃、芫花等。

第八节　摄影调养

　　每一次摄影都是一次幸福的体验、心灵的陶冶，既可以守望旷野、与云为友，又能忆古思今，借助照相机及摄影作品开阔眼界、抚慰心灵，能起到非同一般的健康功效。摄影创作原本就有非常强大的群众基础，与其他视觉艺术形式相比较，摄影更贴近大众。摄影艺术展示的多是带有原创者思想情感，去记录发生在身边的事或者景物，又或者是大众所关心的现实困扰，所以人们愿意通过影像来获取他们想得到的信息。

一、品影的操作方法

　　（一）捕捉美的瞬间

　　我们在拍摄景物的过程中普遍是拍摄单个景物或全景，拍摄单景时需要表现出景物的核心位置，或画面中仅出现一处景物，使得该景物可以突出花的特征，以很好地满足拍摄的具体要求，而在拍摄大片花朵的过程中，需要使其排列匀称，主要是因为需要将其视为整体来看待。

　　1.摄花

　　（1）一枝独秀的美

　　若在拍摄花卉的过程中可以把握住场景的精髓，聚焦于其中最突出的那朵花，则拍摄出的照片也就不会产生纷繁杂乱的感觉了，只有吸引住观众的眼球，才可以达到拍摄的效果。

　　在花丛中选择被摄物之前应关注到，在丰富多样的画面前，要理智地做出取舍，之后再通过长焦镜头压缩画面的特征，其中还应抓住花朵中最争奇斗艳、角度最突出的花来当作摄影的主体，这也是非常简单的一种操作方式。在突出一枝独秀的画面前，可以不用把被摄对象布满整个画面。反之，通过生机勃勃的绿叶与其附近其他的花卉从形态上来表现主体，使其更为突出。

　　在具体使用摄影题材的过程中，还应关注到景深的使用，需要把被摄主体与衬体间的联系加以良好的处理，并且在曝光控制上还应基于主体展开，由此才能有效地烘托出一枝独秀。

　　（2）均匀排布的美

　　对于花卉摄影中的景别，不仅需要对花的常见样态进行刻画，还应该对花丛的总体纳入画面加以表现。如果从花丛中无法选出有表现力的主体时，应该采取突出整体的拍摄方法。

一般主要使用高角度与平视角来加以表现。从较高处来拍摄花丛，应该对自身所处的摄影角度与焦距加以把握，可通过漫散式来进行构图，由此才可以突出花丛的均匀性，给人带来形式上的美感。若通过平视角来加以拍摄，则存在较大的难度。在拍摄的过程中应该把三脚架调整到非常低的位置，通常情况下仅有规格较高的三脚架才具备该功能，最后使得数码相机的镜头高度与花丛高度处于同一条水平线上，之后以该高度来对花丛进行取景构图。日常所拍摄的角度旨在避免高角度所产生的形变，能够更加精确地突出花朵生长的姿态。

（3）色彩分布的美

在拍摄花丛全景的过程中，可通过不同种类花卉的形态与颜色来构成色彩鲜艳的色块，且将其置于画面之中，由此就能够表现出典型的形式之美。在进行构图的同时，可利用不同的拍摄角度来进行拍摄，从而通过折线图来强化对照片的感受。在对焦距与拍摄距离加以把握之后，能够对单个花朵在画面中所占据的比例进行压缩，由此表现出画面的整体形式感。

<<< 案例 6-2 >>> ··

盛开的荷花

钟爱摄影的袁先生喜欢荷花的高洁，每当荷花盛开的季节，都能看见他在公园里拍摄的身影。虽然拍了很多年，但是袁先生一直觉得很难有突破，眼睛看到的荷花之美，怎么都不能按心意展现在镜头里。其实袁先生的困惑我们都曾有过。

【案例点评】

其实想拍出有意韵、有质感的荷花，可以使用长焦或折返镜头，基于提升影像的质量，可以选择使用三脚架。在拍摄荷花的过程中，画面中频繁出现水中荷花的倒影，可以通过偏振镜能够消除反光的功能，来对水面的质感进行有效的控制，突出荷花的美丽。

··

2. 摄鸟

鸟类摄影作为摄影中的主要分支，由于频繁使用到长焦镜头，其拍摄过程与瞄准射击较为类似，也被摄影圈称作"打鸟"，想准确把握鸟的美，拍摄时我们需要注意以下这些方面：

（1）拍鸟的器材选择

在拍鸟时，为避免把鸟吓飞，应该选用长焦镜头。高端相机在连续拍摄多张、对焦性与画质上的表现更为优秀。入门级的相机可通过增倍镜来扩大焦距，并且还应该附上三脚架来降低手持拍摄的压力。

（2）拍鸟的相机设置

拍摄鸟类的过程中，一般是把鸟儿置于画面最中间的位置，也就是便于测光和对焦。在测光模式下，应该使用中央重点平均测光，其也是优先考虑的模式。如果鸟儿不处于画面正中的位置，则应该采取点测光，保证鸟儿曝光即可，这也是惯用的模式。拍鸟，还应该对快门速度有所保证，由于飞鸟的速度非常快，较低的快门会造成鸟振翅膀在摆动的过程中产生幻影，因此应该选择高快门来拍摄。

（3）选取拍摄场景

在动物园拍鸟的好处体现为空间固定，在焦距上的要求不是太高；鸟不怕人类，在找好角度之后就可以拍摄；鸟类繁多，能够自由灵活地拍摄不同种类的鸟。

在野外寻找鸟类拍摄之前，应该从网上了解当地鸟类栖息的地方，并进一步把握这部分鸟类生活习性，找到最合理的拍摄位置，做好伪装，防止鸟儿受到惊吓而无法拍摄。另外，要求服装不应过于艳丽，因为拍摄中会有非常大的运气成分。拍摄鸟类的时候还要注意文明拍摄，切忌给鸟类带来不良的影响。

3. 摄水

（1）快门

拍摄流水或瀑布，可以将流水拍成如丝绢一样细腻。通常拍摄移动快速的物件会使用高速快门，如果用慢快门拍摄，流水会变得模糊不清，但如果用极慢快门拍摄，流水却会变得十分丝滑，这是眼睛看不到的美感，想要拍摄到这种流水照片，需要视乎流水的速度和现场光度，不同速度的快门，可拍出两种气氛：使用较快的 1/125 秒拍摄，水流被高速快门凝固，感觉较真实；使用 8 秒快门则细滑如丝，恰好是一动一静。

（2）最佳拍摄时间

水量多的时候最好，水流澎湃，浪花也较多，画面更美。但必须注意安全问题，切忌在下雨期间前往拍摄，因为要拍到好的流水作品，经常需要十分接近河道，水流太急或太大都很危险，雨后河道附近很可能非常湿滑，要小心观察环境，最好多人结伴而行。

（3）全天候机身

在河流拍摄，最好选择有防水功能的相机与镜头，因为环境毕竟很潮湿，而且有很大概率会被水花击中，有防水功能比较安全。全天候机身是不错的选择。

（二）摄影作品解读

人们在欣赏分析摄影作品得到愉悦的感官享受的同时，也可以获得很多的知识以及信息。通过摄影作品，可以做到足不出户却见到世界各地的自然美景、风土人情和发生的重大事件。摄影帮助人类记录了生活、文明、历史以及与我们息息相关的一切，使人们能够跨越时空的局限，认识客观与自然。通过摄影技术的发展，我们还可以借助摄影记录微观的世界或广袤的宇宙。摄影赏析所独具的趣味性不仅体现在摄影所表现题材的丰富性上，经过精心设计和瞬间捕捉，我们常可以在照片上看到在生活中见不到的有趣画面。摄影家可以通过各式各样的拍摄技巧，巧妙地把各种景物与人以及场面融合在一起，产生幽默诙谐的效果。想要更好地解读一幅作品，需要掌握如下几方面：

1. 光影

摄影中对光的理解和运用，就像人们用语言、文字表达思想一样。摄影者要利用光影规律及特点创造富有内涵的光影魅力，其可以体现出摄影师对光线的独特见解，如果采取创新的表现形式，其创意能力也就越强。要想创作出一幅好的作品，一定要先了解各种光线效果所引起的人们某些生理方面和心理方面的反应，还有摄影表现技巧方面的种种因素。在艺术实践中，我们只有掌握一定的规律，才能与人们的审美情绪产生共情，使人们获得精神的愉悦和美的享受。

2. 色彩

色彩是摄影表达中浓墨重彩的一笔。在人们感知到某种色彩时，首先会在心理上产生反应。譬如，当人们眼前浮现绿色植物时，内心会有所放松，而眼前浮现红色事物时，会产生紧张的情绪，这都体现为色彩所带来的视觉感知。

3. 透视

摄影中的透视关系，是摄影者借助各种镜头创造和记录与人眼观察完全不同的视觉形态和形象。比如，运用广角镜头可产生变形的视觉形象，因为它夸大了景物本身的透视关系；如果运用长焦镜头，就可以缩小景物本身的透视关系。而摄影作品透视关系的夸大或变形并不是摄影者的无奈之举，而是他们有意通过这样的方式来增强画面的视觉冲击力。

4. 影调

一幅摄影作品，由于色彩深浅不同，形成了丰富的影调。一般来说，影调可分为高调、中间调、低调，它们给人的视觉感受不同，高调明快、纯洁，中间调大方、浑厚，低调深沉、肃穆。画面上的影调无论是哪种类型，一旦形成，这幅作品就会产生一种平面转为立体的视觉效果。

5. 清晰与模糊

摄影作品可以通过虚实结合来表达思想感情，优秀的摄影师也会通过对景深的控制来表现场景。摄影师可按照创作的具体需求，采取改变焦距的方式，由实变虚，由虚变实，以便达到阐明主题、突出主体与陪体关系的目的。摄影还可以通过画面清晰与模糊的对比体现动感。

（三）品影步骤

在掌握了前面所讲的知识后，我们可以基本判断出一幅摄影作品的优劣，我们也可以从技术和技巧的角度来对作品作出初步的品评，为我们下一步欣赏作好铺垫。然而大部分摄影艺术作品背后的故事所包含的思想感情并非从直观层面看得那么单一，还需要我们做出全方位的挖掘与探讨。一般来讲，每幅摄影作品的诞生都是摄影者各方面知识与经验积累的必然结果，每张照片的背后都隐藏着摄影者的潜意识，以及或多或少的历史背景。欣赏摄影作品尤其是在欣赏大师级的摄影名作时，了解他们的拍摄风格和照片背后的故事，对于我们学习欣赏他们的艺术创作会非常有帮助。下面简单介绍一下欣赏一幅摄影作品的步骤：

第一步，读图。摄影图像是涉及非常多的信息的平面。由于摄影是视觉语言，对摄影作品的研究首先应该围绕读图进行。当我们看到某张图片时，最先是想把握摄影师所拍摄的主体、客体分别是什么，由此进一步了解作者是在何时、何地、何种情况下进行拍摄创作的，接着会结合相关的摄影作品来研究作者创作的视角与所采用的方法，譬如对光线与色彩的处理等，接着再研究作者是怎样使用视觉心理学与构图原理来组织画面的。

第二步，了解作者的拍摄意图。图片的主题是灵魂所在，而其中的拍摄技巧、构图原则都是为主题服务的。如果体会不到摄影家的真实拍摄意图，那所看到的摄影技巧、表现形式、美丽画面都是一个没有灵魂的空壳而已。把握作者拍摄图片的主旨，其所采取的拍摄方法与构图技巧等都是服务于主题的。若感受不到摄影师的真实想法，则观众所看到的摄影方法、表现方式与画面渲染等都是虚无的。我们要使用自身所掌握的一系列摄影技巧与方法，对作品由内而外地把握摄影师的内在感受。即使每个观众都有着自身独特的审美观念，在相同的摄影作品看法上可能会有着较大的差异，要求我们先意识到自身是否切实地感知到了作者真实的拍摄想法。若我们广泛地寻找并整理作者的背景资料，那么会在很多层面上与作者产生共鸣。

第三步，解读创作者。从某种程度上而言其实摄影作品的研究过程中较为深刻并且复杂的方面，主要是由于在部分情况下我们缺乏相关的资料。然而在欣赏摄影大师的作品时，这是不可或缺的。比如创作者的背景资料，包括创作者的性格、创作特点、人文立场、个人摄影创作史、创作艺术风格以及流派、在摄影理论上的主张和贡献、在表现方法上的创新等。又比如作品的背景资料，包括作品的拍摄时间、地点、人文背景、历史背景以及文化背景等。没有时代背景和文化背景就无法对大师级的摄影作品作出评价。因为每一位摄影大师都有自己的拍摄观点，他们对摄影艺术本身的理解各不相同，创作风格往往独树一帜，并且他们在每个创作时期的创作特点也会发生变化。所以，我们不能把一张照片抽空成简单的构成形式来看，一定要把这幅作品放到整个影像发展史上来作对比分析，这样才能看出创作者的风格、人文精神，以及摄影家为我们展现了什么、表达了什么。

第四步，再回到读图。对一幅摄影艺术作品的真切理解，通常会从感性认知过渡至理性认知，再从理性认知过渡至感性认识的循环变换才可实现。在历经这一系列的欣赏后，会对眼前所呈现的照片有着全新的感受。会感受到作者拍摄的意图，还会领悟到摄影家是怎样把摄影的主题、摄影方法进行有机的统一，从而呈现出令人震撼的视觉艺术作品。摄影是一种感官语言，摄影欣赏再回到读图阶段应是摄影艺术作品欣赏的必然结果。探讨一部摄影作品的最合理状态是观赏人员与创作人员间形成共鸣，共同思考并分享摄影创作中的感受。

完成了上述几个条件后，我们对摄影艺术作品的欣赏就会变得更加深入，真正体味一幅佳作的价值。摄影家的创作过程也会真切地浮现于我们眼前，我们仿佛会感受到他们创作的艰辛与成功后的欣喜。从某种程度上而言，在和摄影家形成心灵交流的共鸣、把握作品的思想情感后，才可以领悟到摄影艺术作品的内在境界。

二、适宜人群

爱好摄影的人群很多，他们有个共同点：一般都是热爱生活、对生活品质有所追求、具有一定审美能力同时又具有一定文化修养的人。与此相比，摄影器材的高精尖反而显得不那么重要了。整体上，就养生角度而言，摄影更适宜以下人群：

（一）适宜老年人群

老年人最喜爱的拍摄题材一般为景物或身边熟识的人。从审美取向来看，由于中国的教育和传统文化的涵养，很多老年人都喜欢唯美风格的艺术品。他们有个共同特点：看戏要看大团圆结局的戏剧，看画喜欢看中国传统的山水画，喜欢富贵牡丹、红梅报春等有美好寓意的植物，摄影记录家人朋友和美丽风光的照片。一幅漂亮的风光照片，可以让他们不远千里万里地去追求。在这个过程中既锻炼了身体，又可以在前行的过程中结识新的朋友，对老年人心理的积极引导作用极大。毕竟只有精神的世界开阔了、丰富多彩了，其心里才会充满活力。从摄影技术的渐进规律来说，老年人一般都是先拍点花花草草的微距照片，得到大家的表扬后，有了信心再继续进入到风光照片拍摄。等花花草草和风光片拍得差不多了，往往兴趣就进入拍摄人文纪实片的阶段了。从老年人喜欢结伴旅游的角度来说，拍摄旅游景点的风光，就是一种人生记录。

（二）适宜亚健康心理状态的人群

现代人的精神压力普遍很大，心理状态长期呈疲惫不堪的亚健康状态，随着社会竞争变得越发激烈，人们在日常生活中逐渐丧失安全感，与此同时家人与我们对自己的要求也在不断地提高。很多人背负在肩上的都是叠加压力，这时，人本能地会寻找情绪抚慰，而摄影调养，欣赏摄影作品带来悠远意境，很大程度上，让人置身其中忘却烦恼，而这片刻的喘息也许会让很多人有机会重新梳理自己的困扰，从而打开心结。那么什么类型的摄影作品能有这样的功效呢？第一类首推风光摄影，比如一望无际碧绿的草原、辽阔的大海、蔚蓝的天空、清新秀美的田野乡村等，风光摄影讲究意境，运用好留白，人的视觉就有了回旋的余地，可以获得畅游的空间，从而舒缓心理的焦虑。第二类是可爱的动物图片，看到可爱的动物会让人心情变得愉悦，这是有科学依据的。西澳大利亚旅游局和利兹大学进行了一场实验，他们请 15 名大学生观看 30 分钟的可爱动物图片。结果表明他们的血压、心率和焦虑感都有所下降，品影时他们都感觉到快乐和平静。

三、注意事项

（一）了解品影的基础知识

摄影调养中要想做到有效品影，需要我们在一定程度上了解摄影的基本知识，比如对于光线的运用与理解、不同色系的色彩代表的情感、作品中的虚与实哪个才是作者想突出的重点，甚至有些有名的摄影师和作品的风格特点等，总之了解得越多，我们在品影时越能透彻地赏析作品，也会更容易产生共情，以起到抚慰心灵、开解困顿、引人反思等调养作用。

（二）量力而行

摄影与品影在愉悦心灵的同时，也需要财力、体力和精力的支撑，凡事过犹不及，把握好投入的尺度，才不会造成新的困扰。

第九节　旅行养生

旅行养生是近年来兴起的一种养生方式，通过旅行的形式达到养生的目的。一般以近郊旅行、康养旅居、休闲体验为主，是一种适合全年龄段的养生方式。

一、养生方法

（一）郊游为主

郊游，是指到近郊野外旅游以休养身心，强健体魄。不同地区对于郊游有着不同的认知，如陕北地区部分农村，妇幼老年或体质较弱者，通过游览、散步等活动来缓解灾病，又称"游百病"；贵州地区在端午也有此习俗，白天健步郊游，晚间洗艾澡，也称"洗百病"。

郊游除了可以领略周边风景的山清水秀之美，也是一个不可错过的养生契机。新鲜的空气、明媚的阳光、健康的水源，都是大自然对人类的馈赠，在潜移默化中帮助人类祛病强身、延年益寿。故而，郊游既可以开阔视野、愉悦身心，还可以强健体魄，是一种健康的养生方式。

1. 春秋季郊游

春天是大地苏醒、万物复苏的季节，满眼呈现一片新绿。加上空气清新，富含负离子，适宜进行空气浴、日光浴，以吐故纳新，调和呼吸。可到近郊的公园或乡间小路游玩，加以适当的运动，可以改善机体的新陈代谢和血液循环，增强心肺功能，调节中枢神经系统，提高思维能力，并使腿部力量得到增强，筋骨也变得更加灵健。常春游踏青者，还可改善睡眠，使气血冲和、心宁神安，从而达到养生保健的目的。秋天告别夏日的高温，秋风送爽，景色也别有一番韵味，是外出游玩，观赏美丽景色，养阴滋补的最佳养生时机。

春秋两季较适宜的郊游运动项目有登山、跑步、健步走、骑行等。

（1）登山

从运动量看，登山相当于一次远距离的长跑。山里空气清新，既可以观赏风景，又能锻炼身体。

通常，登山前要做好充分准备，登山鞋和登山手杖是必备的装备；登山时准备适量的饮料和碳水化合物，以免因登山出现脱水和能量匮乏。

爬山时不要着急，调整好节奏，并提醒自己一定要坚持。登山时也最好不要单独行动，适宜选择组团，互相督促、互相鼓励就能坚持下来。

（2）跑步

跑步是一项有益的运动，对于改善心肺功能、降低血脂、提高身体代谢能力、增强机体免疫力、延缓衰老等都有良好的作用。

跑步还有助于调节大脑活动，促进胃肠蠕动，增强消化功能，消除便秘。

（3）健步走

健步走既可以陶冶情操，又能强身健体，适合绝大多数人参加。健步走作为最廉价、最简便的一项健康运动，对改善心肺机能尤其重要。但对于肥胖及超重人群，不建议长时间步行。

健步走最好少带不必要的物品，如果一定要带也要注意控制重量，以行走时不觉负重吃力为宜。行走的速度要根据自身的体能状态而定，每天快走半小时至 60 分钟为宜，年轻人心跳一般不超过 130 次 / 分钟，60 岁以上的老年人不超过 120 次 / 分钟，以每分钟 120 至 140 步、心跳 120 次为宜。

（4）骑行

骑行是郊游不错的选择，通过骑行可以锻炼下肢肌肉力量、改善骨骼的灵活性及韧带的柔软度。并且骑车过程中的速度可以调控，对于不同人群都是适宜的，也可以根据自己锻炼的目标设定骑行速度、时间和频率。

若长途户外骑行，首先，建议戴专业运动手套，一是防滑，二是摔倒后可保护手部。其次，骑行时要根据自己的身高调整车座的位置，人站立在地面上，一侧腿部抬起，大腿与地面平行时的高度与车座高度一致即可。

2. 夏季郊游

夏日旅游的主要目的是消夏避暑，因此，夏季郊游的目的地最宜为海滨和山区。二者的气温相对较低且环境宜人，是消夏避暑的好去处。

（1）海滨郊游

海滨气候又称海洋气候，夏日里内陆已是烈日炎炎，但海滨却凉风习习。清凉的海风拂面而来，使人顿觉爽快，倦意全消。还有，宽广松软的沙滩，为人们进行日光浴和海水浴提供了天然场所。海滨气候所具备的特有的综合作用，可协调机体各组织器官的功能，对许多慢性疾患都有一定的防治作用。

因此，夏季旅游最好去海滨休息，这样非常有益于身心健康。

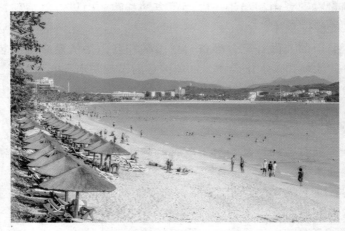

图 6-9　海滨郊游（三亚大东海海滨）

（2）山区郊游

山地气候的特点是气温较低，但昼夜温差大。一般来说，气温的高低与海拔成反比。海拔每上升 1000 米，气温会下降 5℃ ~6℃。山地环境对人体健康较为有利的高度范围是中、低山区，即海拔高度在 500~2000 米的区域。它对人体健康的促进作用，主要表现在山地气候的疗养效应和山地环境中的某些长寿因素。

（3）游泳

游泳是利用人体在水中受到浮力、阻力、摩擦力，以及人体在水中处于失重状态下进行锻炼的一种全身运动，适合于各类人群。

游泳健身运动的强度与跑步大体相似，每分钟心率可控制在 180 减去年龄数，再减去 10，比如一个 60 岁的人，其游泳时的心率可控制在每分钟 180-60-10=110 次，每次运动时间不少于 30 分钟，每周不少于 3 次。

3.适当远游

远游，意为到远方游历。可适当选择赴国内旅游度假胜地、他乡异国以远游，领略自然风光，感受独特的风土人情。下面推荐几处适宜远游的国内外旅游度假胜地：

（1）四川洪雅七里坪国际度假区

七里坪位于四川省眉山市洪雅县高庙镇，占地 12 平方千米，森林覆盖率达 90% 以上，自然资源丰富，环境优美，气候资源优势突出。

七里坪空气清新，负氧离子含量高于市区 200~400 倍，植被茂密，富含多种名贵中药材成分，水质清凉无污染。度假区内建设有度假酒店、养生公寓、花园洋房、温泉会所、风情小镇、户外运动基地等，是融避暑休闲、度假居住、温泉养生、美食购物、户外运动于一体的中国山地度假区。

（2）美国太阳河度假区

太阳河度假区位于美国太平洋西北区的沙漠高地上，国家森林三面环绕。主要由豪华度假区和住宅社区组成，占地面积13.4万平方千米，适合不同年龄的度假旅游爱好者、户外运动爱好者旅游养生。

度假区内可开展运动类活动，如高尔夫、网球、游泳、骑马、独木舟、皮划艇、飞行捕鱼和自行车骑行等活动；康体类活动，如远足、水疗、健康中心等；特色类活动，如观鸟、拓展训练等；同时还兼备太阳河马场、儿童夏令营等活动场所，提供创新型空间养生场所。

（3）法国依云小镇

依云小镇位于法国上萨瓦省北部，背靠阿尔卑斯山，属于地中海气候。依云小镇的核心资源为依云矿泉水、建筑、温泉、鲜花，客源除养生度假人群外，还有常住居民、高尔夫爱好者、医疗康复人士、商务旅游人士。

小镇主要功能有水平衡中心、水厂、高尔夫球场、近郊观光旅游、山峰滑雪等，逐步形成了矿泉水制造、美体保健、商务会展、旅游观光、户外运动为一体的产业体系。

（二）功能性旅游

功能性旅游是指充分利用自然资源，发挥旅游的特殊功能，如利用空气资源、水资源、山林资源、养生文化遗迹资源和养生服务资源以达到休闲、娱乐、养生的目的。国内外符合功能性旅游的地区一般应具有旅游资源富集、生态系统独特、环境较优美等特征。

根据旅游资源的不同功能，旅游资源一般有以下作用：空气、水、山林等观光游览型旅游资源，其以各种优美的自然风光、著名的古建筑、城镇风貌、园林建筑为主，以供旅游者观光游览和鉴赏，旅游者从中获得各种美感享受，借以陶冶性情；养生文化遗迹资源，如素食、儒学养生、冥想、节庆活动、集市贸易等，旅游者可置身其中，亲自参与活动，得到切身体验，乐在其中，乐养其身；养生服务旅游资源，包括各种康复保健、度假疗养设施与活动，如疗养院、度假村、温泉浴、沙浴、森林浴、健功房等，旅游者可从中得到体质的恢复与提高，或对某种慢性疾病的治疗。

1. 空气资源

森林：千岛湖国家森林公园——我国最大的森林公园

千岛湖国家森林公园是森林氧吧，同时还有高山览胜、古镇流连等特色。

业态借鉴包括千岛湖森林氧吧（徒步、森林浴、溯溪、攀岩、野营、环境教育展馆、垂钓中心、水上运动中心等）、梅峰（果园、缆车观光、梅峰滑草等）、皖南徽派古镇。

2. 水资源

温泉：日本草津温泉度假——日本三大名汤之一

日本草津温泉度假包含温泉疗养、主题体验以及休闲生活，业态借鉴包括草津独特温泉法、温泉街、温泉旅馆、温泉民宿、日本特色饭店、草津特色工艺品店等。

滨海：海南博鳌小镇——因博鳌亚洲论坛闻名世界

海南博鳌小镇集高端会议、医疗养生以及滨海度假于一体，业态借鉴有博鳌水城、海南博鳌乐城国际医疗旅游先行区、玉带滩海景酒店群、顶级高尔夫基地、国际游艇俱乐部。

3. 山林资源

高山：瑞士达沃斯小镇——肺病患者最佳疗养地

瑞士达沃斯小镇是集高山疗养、旅游度假以及国际会议于一体的小镇，生态借鉴包括达沃斯会议中心、瑞士过敏及哮喘研究院、达沃斯苏尔和康复中心、欧洲最大的高山滑雪场、基尔希纳美术馆、冬季体育运动博物馆等。

4. 养生文化遗迹资源

民俗养生有藏浴、泼水节、白族歌圩节、古尔邦节、蒙古民俗等，典型案例有西双版纳旅游度假区、重庆黄水民俗生态旅游度假区、内蒙古根河市敖鲁古雅乡；宗教养生有参禅悟道、儒学养生、素食、冥想等，典型案例有东部华侨城大华兴寺、无锡拈花湾小镇、安华辰山绿谷康养基地、贵州梵净山养生度假社区；艺术养生有美术、摄影、插花、戏剧、音乐等，典型案例有丽江古镇、安徽绩溪县家朋乡、浙江省淳安县金峰乡、古剑山音乐森林天然浴场；历史文化养生有养生文化、理学文化、历史名人，典型案例有湖北神农架、铜川药王故里、株洲神农文化旅游区、台湾长庚养生文化村、北京地坛中医药养生文化园。

民俗：黄水民俗生态旅游度假区——重庆十大旅游名片之一

黄水民俗生态旅游度假区有土家风情、绿色生态以及历史文化，业态借鉴有景点（大风堡原始森林、千野草场、药用植物园等）和项目（高端森林假日酒店群、主题度假游憩娱乐组团、黄水康复医院、生态休闲运动公园）。

宗教：东部华侨城大华兴寺——全国首家佛教主题酒店

东部华侨城大华兴寺集宗教文化、佛教体验和酒店度假于一体，业态借鉴有华兴寺和菩提宾舍。

艺术：婺源篁岭景区——挂在悬崖上的古村

篁岭景区有美术摄影、影视创作以及民俗生活，业态借鉴有 500 米天街商铺、水墨梯田、民俗展示、冒险森林、红豆杉群、垒心栈桥等。

历史：湖北神农架——2016 年列入世界遗产名录

湖北神农架有人文历史、森林高山以及稀有物种。业态借鉴有炎帝神农文化园、森林公园以及动植物保护区。

5. 养生服务资源

养生旅游是依靠区域特色康疗资源，融合复合康疗度假、休闲度假、观光旅游等功能为一体，打造养生人士旅游目的地。

庄园服务包括农事体验、生态果蔬花卉、红酒酒庄、农家餐饮、田园慢生活，典型案例有法国普罗旺斯薰衣草庄园、无锡阳山田园东方、宁波北仑丽盛玫瑰庄园；运动服务有瑜伽、太极、气功、传统武术等，典型案例有印度浦那、泰国奇瓦颂、黄山太极养生、武当山太极养生、青城山康体养生旅游等；中医药养生有中医保健、中草药种植、中药膳食、中医文化体验等，典型案例包括海南博鳌乐城、绵阳药王谷、张家界百草园中药养生基地、台湾昆仑养生庄园、南宁中药养生旅游；休闲养生包括养生养老、节事活动、休闲娱乐，典型案例有美国太阳河度假村、天目湖旅游度假区、丽江古城、浙江乌镇；医美养生包括抗衰老、美容、美体、泰式养生、体检等，典型案例有瑞士蒙特勒、泰国科莫香巴拉度假村、韩国首尔狎鸥亭洞、日本高端体检旅游。

（三）结伴旅游

结伴旅游是由一个人或多人发起邀请为相约结伴旅游而设立，发帖人发布结伴出游信息，参加者可以浏览发帖人相关信息方便地找到志同道合的同伴共组活动结伴相约同行，是旅游发展的一种新趋势，是区别于传统团队旅游，发展于散客旅游、自助游、互助旅游基础之上的新型旅游模式。

独自旅游和结伴旅游有很大的不同，独自旅游时可以学习认识自己，倾听内心的声音，学会和自己相处，而结伴旅游时则可以学习团队合作、包容体谅，激发出不同火花。

群体活动既能沟通情感，相互交流，又可制造出更多的欢乐气氛。适宜的游伴有利于身心愉快感的形成，独自一人的旅游容易产生孤独感，不利于身心健康。

1. 结伴徒步游

"结伴徒步游"，回归自然，享受结伴的乐趣，体会行走的意义。由于徒步旅游路程艰辛，难度系数较大，对人们的综合素质也是一个很大的考验，所以有人把这样的活动称作"自虐",其实不然,更准确地说是对自己的一种挑战。向往自然,又不敢真正亲近山水,这曾经是城市人的通病,彻底回归自然,依然是许多人潜在的愿望。

2. 结伴自驾游

"自驾游"起源于20世纪被称为建立在"轮子上的国家"的美国,并迅速成为发达国家中比较受欢迎的一种旅游方式,它被旅游者视为自由和随意的代名词。顾名思义,"结伴自驾游"是指多人相约为伴驾驶交通工具外出旅游的一种方式。其中车辆包括汽车(轿车、越野车、旅行房车)、摩托车和自行车,以私有为主,也可以采用租赁、借用及其他方式。旅游者以私有或租借的汽车为主要交通工具,自己或是同行人驾驶,以休闲或体验为主要目的前往目的地旅行。随着私车保有量的增加和人们收入水平的提高及休闲观念的转变,为自驾游的发展提供了坚实的基础。

二、注意事项

(一)注意安全

在自然风景区旅游时,尽量不要独自去人迹罕至或尚未开发的区域,以防迷路,酿成事故。需爬山越岭时,不要穿皮鞋、高跟鞋,以免扭伤或跌伤。不要为了欣赏一些"不可及"的风光而攀登山石、树木、房屋或涉水。不要随便进入深草丛,以防被野鼠、毒蛇或其他动物咬伤。不要食用种类不明的野果、菌类,以防中毒。

(二)注意气候因素

在不同的气象条件下可能会出现"气象过敏"的现象,其症状主要表现为头痛、恶心、失眠、心情烦躁等,个别人可能会出现腹泻、发热、关节疼痛等。预防的方法,一是外出前要注意收听、收看天气预报,根据天气变化合理添减衣物,以防气候突变诱发疾病;二是老年人和体质较弱的人最好不要到和自己居住地气候差别较大的地方旅游,患有心血管疾病的人不要去高原,风湿病患者不要到森林景区,以防加重病情;三是旅游出发前要准备一些常用药品,以备急需。

(三)劳逸适度

1. 预防过度疲劳

旅游尤其是进行登山、徒步等运动时,要量力而行,有张有弛,在轻松的心态下进行。过度活动反倒容易影响健康,甚或导致组织器官的损伤。

2. 预防晕车晕船

有"晕动症"的游客，预防晕车、晕船要注意：不能空腹，也不能吃得过饱，宜吃清淡易消化的食品，吃东西与开车船时间，要有一定间隔，可在开车船前半小时服 1 片乘晕宁；上车船后，最好挑前边靠窗通风的座位；尽量减少刺激，最好是闭目养神，不看窗外移动的景物。

3. 预防水土不服

初到一个地方，人们易出现消化不良、腹痛、便秘、失眠等症状，即所谓"水土不服"。这是由于微量元素摄取不足或过剩所造成的。微量元素是人体必不可缺的，人主要是通过食物来摄取微量元素，其含量与当地的土壤与水分有极密切的关系。建议带点家乡的蜂蜜、茶叶等食品，以助于较快适应新环境。

本章小结

本章主要介绍了乐养、棋养、茶养、香养、书画调养、花卉养生、垂钓调养、摄影调养、旅行养生九类传统及现代雅事养生内容，对各类雅事养生的概念、特点、功效及操作方法作了重点阐述，通过对本章的学习可以掌握各类雅事养生方法的特点及操作步骤，提高对客户的服务能力。

思考与练习

一、单项选择题

1. 以下哪一项不属于书画的表现形式？（　　　）

A. 小品　　　　　B. 长卷　　　　　C. 条幅　　　　　D. 宣纸

2. 以下哪一项不属于茶味的类型？（　　　）

A. 鲜爽型　　　　B. 清淡型　　　　C. 醇香型　　　　D. 平和型

3. 以下哪一项不属于四大名香？（　　　）

A. 薰香　　　　　B. 沉香　　　　　C. 龙涎香　　　　D. 檀香

4. 以下哪一项不属于花卉的食用方法？（　　　）

A. 花入酒　　　　B. 花入茶　　　　C. 花入药　　　　D. 花入菜

二、思考讨论题

1. 简述常用的音乐养生方法。

2. 简述下棋与养生保健。

3. 简述各朝代茶具之美。

4. 简述萃取香的分类。

5. 简述品影的操作方法。

6. 详述六大茶类的功效及适应人群。

7. 香养的含义及作用是什么。

8. 什么类型的摄影作品适合亚健康状态的人群？为什么？

9. 简述垂钓的操作方法。

10. 旅行养生的服务资源有哪些？

三、实操运用题

1. 如果遇到了一位长期手脚冰冷、体型瘦弱的女性客户，你会为她推荐哪类茶？说明推荐理由。

参考答案

2. 运用本章所学养生知识，为 40~55 岁职业女性客户群体设计一套疏解压力、调养身心的养生方案，并分析客户基本情况及设计理念。

3. 某城市香事服务馆，主营香品销售、香事活动组织、布香施香等业务。近期接到以下业务：张某，48 岁女性，长期从事科研工作，工作压力大，最近睡眠质量差、心情烦躁，欲购香薰改善睡眠。请为张某推荐一款适合的养生香。

第七章

沐浴养生法

本章重点 |||

    本章主要介绍了沐浴养生法的主要类型以及其具体的定义、操作方法、适宜人群及注意事项等。第一节主要介绍水浴养生法及其主要的分类，如何根据不同体质及需求，选择合适的水浴养生方法，以达到保健治疗的功效。第二至五节分别介绍阳光浴、沙浴、泥浴及药浴养生方法的相关操作、适宜人群及注意事项等。本章主要针对沐浴养生的多种方法进行阐述总结，提出各自的适应症状和适宜人群，具有较强的可操作性，是常用养生方法中的重要部分。

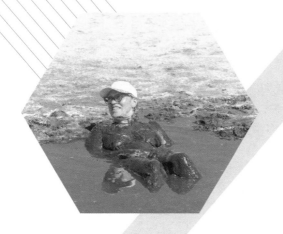

了解沙浴、泥浴养生法的相关内容；熟悉阳光浴养生法的适宜人群和注意事项等；掌握水浴及药浴养生方法的分类及相关操作；掌握不同水浴养生法的适宜人群及各自的注意事项。

■ 本章思维导图

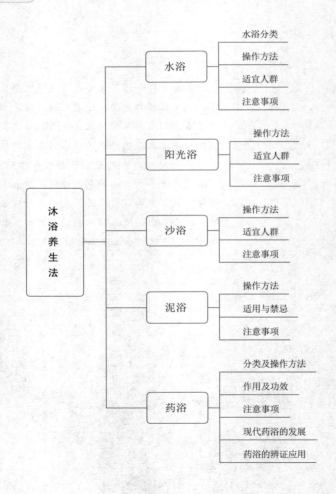

　　沐浴养生法是在中医基本理论的指导下，利用水、阳光、泥沙及中药汤剂等有形抑或无形的天然物理介质与身体的接触，进一步与人体肌肤表面或内部细胞组织产生一系列的物理、化学层面的相互作用，以取得沐浴健身、去疾防病效果的养生方法。

　　我国古代就形成了"天人合一"的哲学思想，并有效应用于人体养生保健之中。人类置身于大自然之中，除摄取食物、水分和氧气以外，更需借助于天地万物灵气、阳光雨露等来生发身体、滋养阳气，以求驱除病魔和身体强健。沐浴养生即是借助天地自然之性来荡涤五脏六腑浊气、防病御病的理论。现代研究亦表明，沐浴养生法对于人体的呼吸系统、免疫系统、循环系统及消化系统等都具有较好的疗效，在现代社会，亦是益气延年和防治未病的有效方法。

第一节　水　浴

　　水浴是指结合不同的洗浴方式，充分利用水分与人体接触产生的物理化学效应，从而对人体机能进行调养修复，以达到卫生保健、防治疾病、益气延年等效果的养生常用方法。水浴疗法在我国由来已久，有着丰富的文化内涵和医学内涵。在古代，水浴经常与社会重大活动相联系，如历朝历代统治者在祭奠或登基等重大事件之前，通常先斋戒沐浴，祛除尘世污尘，以示对天地神灵的敬重。在汉唐阶段，我国就已经形成了较系统的水浴疗法，同时结合中医理论中的药物熏疗、针灸推拿等方法，已经演变成为全面有效的治疗方法。

　　现今，水浴已经是人们生活中的常事，是日常清洁所必需。基于其独特的文化背景和医学内涵，水浴更有其特色的养生效用。现代科学研究表明，除了清洁皮肤，水浴有着推动人体血液循环、加速新陈代谢、舒筋活络、消除疲劳和改善睡眠等多重好处。药补不如食补，食补不如水补，《本草纲目》中有记载"水为万化之源"，水浴疗法科学有效，且能让人身心愉悦、情感协调，在现今的疗养文化和产业中，已经占据着重要的地位。

一、水浴分类

　　依据水的温度以及水中内溶物等因素的差异，水浴可以分为多种洗浴方式。温度会直接影响到身体的机能状态，从而影响其保健养生的效果，依据水温的不同，主要可以分为冷水浴、温水浴、热水浴和蒸气浴等。

除此之外，依据水中内溶物的不同，还可以将水浴分为药浴、矿泉浴等。依据具体的类型又可进一步划分，如药浴可以加入盐、碱等，或者基于中医辨证论治添加不同类型的中药。

洗浴过程中，水中内溶物的极精微成分（如代谢产物、矿质成分和可溶性气体成分等），通过与人体皮肤表面接触或进入人体内部，通过调节肌肤状态或细胞功能等过程达到养生保健的效果。随着科学技术的发展以及人类自身认识论的不断提升，许多新兴的水浴方式因其独特的养生治疗效果，也得到不断的开发和应用，以改善和治疗现代社会中多种多样的疾病。

二、操作方法

（一）冷水浴

将水温调至 20℃ ~25℃为宜，依据养生者体质和需求差异，可分为浴面、擦身、淋浴、浴足和还治等。冷水浴时间因人而异，但不宜过久，3~5 分钟为宜。循序渐进，长久坚持方能达到养生保健效果。

1. 浴面

即面部与冷水接触，以鼻控制呼吸，重复 5~10 次即可；或以冷水湿润毛巾，依次擦拭面、耳和颈部，干毛巾擦拭干净即可，后用手掌擦拭，以皮肤略感红热为宜。

2. 擦身

以冷水湿润毛巾，从面部开始直至下肢依次擦拭身体。擦拭四肢时，注意由肢端开始，方得静脉反流。手法轻重、操作时间因人而异，皮肤略感红热即可停止。

3. 淋浴

首先以冷水湿润四肢，并以毛巾擦拭胸背处，后选择花洒等设施下淋浴。时间不宜过久，寒战期前停止。随即用干毛巾擦拭身体，身体达到清凉、爽朗即可为止。

4. 浴足

即双脚浸浴于水中，相互摩擦 1~2 分钟，随即以毛巾擦拭干净。同时可以用手指按压涌泉穴 30 次左右，以起到协同保健效果。

5. 还治

意为将身体浸浴水中。此法应该考虑养生者体质条件，严格控制水温，可由高到低依次调节水温，使身体逐步适应。还治时间不宜太久，一般低于 3

分钟，随即以干毛巾擦拭全身，至皮肤微红发热后为止。

（二）温水浴

将水温调至 35℃ 左右为宜，以手试温，稍觉微热方可。温水浴方式较多，可选在浴缸或者温泉中，可采取全身沐浴，亦可淋浴，或者施行局部沐浴，如面浴、足浴等。时间不宜过长，15 分钟以内为宜。养生者可根据自身体质、习惯及实际条件的不同，灵活选择沐浴方法和沐浴时间。

（三）热水浴

将水温调至 38℃ ~40℃ 上下为宜，以手试温，略烫即可。热水浴与温水浴方法相似，多为全身沐浴，亦可淋浴或施行局部沐浴，如面浴、足浴等。时间不宜过长，30 分钟以内为宜。养生者可根据自身体质、习惯及实际条件的不同，灵活选择沐浴方法和沐浴时间。

（四）蒸汽浴

相对于前面几种淋浴方式，蒸汽浴的操作方法较为独特，须按以下步骤施行：

步骤一：浴前宜大量饮水，以防止脱水；适当拉伸身体，促进体内新陈代谢，可增加蒸汽浴效果。

步骤二：以温水淋浴，以清除肌肤的污垢，用轻薄毛巾裹拭身体，方可步入蒸汽室内。

步骤三：依据个人体质和舒适程度，选择就座或平躺姿势进行蒸汽浴。

步骤四：闭上眼睛，以鼻吸气，适当屏住呼吸，随即用嘴巴呼气，让心神感觉专注放松。

步骤五：感觉身体温热之后，离开蒸汽浴室，以温水淋浴或出户外降温；温度适宜后，随即用干毛巾擦拭身体，休息若干时间，身体达到舒适放松为宜。

（五）矿泉浴

此法指在不同温度、压力及内容成分的矿泉水中进行沐浴的方法。根据其温度、矿质离子和渗透压的差异，可以达到不同的保健养生效果。《本草纲目》中记载我国 600 余处矿泉浴地址，包括硫黄泉、朱砂泉、雄黄泉及矾石泉等，并分别阐述其作用。常用的方法包括浸浴、直喷浴和运动浴等类型。

1. 浸浴

此法可在浴盆或者浴池中施行，依据浸浴部位，有半身浸浴和全身浸浴两种方式。前者为坐于浴池或浴盆中，以浴巾包裹上半身防止着凉；后者为全身浸入浴盆或浴池里，屏气凝神，全身放松，水面不宜过高，确保呼吸和心脏功能正常。该方式可依据养生者自身体质和要求改变温度，以达到不同的疗养效果。

2. 直喷浴

需设有专门仪器，由操作人员手持水枪执行，患者站在离操纵台 2~3 米处，用一定大气压和温度的热水喷射患者全部或局部身体，每次时间不宜太久，3~5 分钟，本法对腰部疾患具有一定治疗效果。

3. 运动浴

养生者于较大矿泉池中施行，可依据各种养生方法进行锻炼，如缓慢行走、伸展四肢及腰背等，每次不宜超过 30 分钟。本水浴法多用于康复功能的恢复锻炼等。

三、适宜人群

（一）冷水浴

该法可以有效提高机体的适应能力，提升机体免疫力；同时可促进新陈代谢，改善血管及消化功能，防止动脉硬化等疾病。冷水浴适用范围较广，一般青壮年人群都可达到有效的锻炼目的。

（二）温水浴

一般在夏季多用该方法，可以有效地起到镇静安神、减轻心血管负担的作用，特别是针对血压较高、容易失眠且神经衰弱的患者，都有较好的改善作用。

（三）热水浴

该法最为普遍，多数人均可应用此法，主要有着清洁肌肤的功能。同时热水浴还有一定的扩张皮肤血管、加速血液循环的作用，针对神经痛、风湿性关节炎的患者宜多用此法。

（四）蒸汽浴

该法属于全身透热疗法，大部分人都宜进行，能有效改善血液循环和新陈代谢、降低血脂和胆固醇含量，同时还可以起到祛风湿、促睡眠的作用。一般针对风湿病、过劳导致的肌肉损伤以及瘦身塑形的人群，会达到更好的养生保健效果。研究表明，蒸汽浴对老年痴呆症有着一定的预防作用。

（五）矿泉浴

该法根据矿泉性质及活性元素的差异，适宜人群也有所不同。如钠泉、硫酸钠泉，对患有消化道疾病的患者较为适宜；重碳酸氢钠泉可以有效净化脂肪及皮肤分泌物，适用于术后创口愈合患者；碳酸泉、硫化氧泉等，可以改善碳水化合物代谢，进一步降低血糖，改善糖尿病的并发症，对糖尿病患者有更好的疗效。矿泉浴因人而异，以舒适放松为佳。

四、注意事项

（一）冷水浴

有特殊病患者不宜施行冷水浴；患有心脏病、高血压、冠心病、关节炎及胃炎等疾病的患者不适宜施行冷水浴；空腹太久或刚刚饱食之后不宜进行冷水浴；经孕期的女性、婴幼儿及 60 岁以上老年人也要避免水温过低而施行冷水浴；剧烈活动、饮酒过后，应等身体恢复常态以后再进行冷水浴。

（二）热水（温水）浴

该法应用范围较多，但时间不宜太长，较长时间的沐浴可能会造成心慌、头晕、恶心及昏迷等症状，特别是对年龄较大且体弱的养生者；在饥饿或者饱食状态下不可施行沐浴，饥饿状态下会造成机体能量透支而产生头晕、心悸，甚至是昏迷的症状，饱食后立即施行温水浴，会因消化道血管血液量降低，从而影响食物消化；温水浴最好不要用力摩擦皮肤或过量使用肥皂，以免造成上皮细胞的脱落，而易患皮肤疾病；选择地点宜温暖舒适，且通风良好，出汗后不能立即吹风或躺睡过久，用干毛巾擦拭干净后即可穿衣；患有严重心脏、脑部和肺部疾病的患者最好有家人陪护，不宜单独沐浴；患皮肤病、传染病或者经期妇女，最好选择淋浴、擦浴的方法，以防止发生不必要的感染。

（三）蒸汽浴

此法应根据个人体质选择适当的温度和湿度条件，体质较弱者，最好有专业人士指导后施行；饱食或空腹、过度劳累或饮酒之后不宜进行蒸汽浴，以免影响消化系统，造成虚脱等现象；蒸汽浴次数不宜过多，物极必反，频繁施行此法反而会对身体造成伤害；患有急性炎症、高血糖、高血压、心绞痛或动脉硬化等疾病的患者不宜施行蒸汽浴。

（四）矿泉浴

此法注意事项与热水浴接近，但因矿泉浴性质不同，需要留意浴后反应，如若出现身体不适或其他症状，如心悸眩晕、难以入睡、局部红肿疼痛或其他皮肤疾病，宜主动停止矿泉浴；患有严重心脑疾病、糖尿病、传染性疾病、高血压、动脉粥样硬化者不宜施行矿泉浴；妇女经期、孕期禁止药浴。

徐特立的养生之道

徐特立是我国老一辈无产阶级革命家、教育家。终其一生，他为革命事业鞠躬尽瘁，历经种种的艰难险阻和繁重工作，然则得享高寿，达91岁高龄。徐老先生有一个最爱的养生方法，即冷水浴。每日清晨，其必用冷水洗脸，并擦拭头颈及胸背。不管春夏秋冬，从未终止，每次都要擦至皮肤发红方可。

冷水浴可以有效提高机体的适应能力，改善机体免疫力，同时可加快新陈代谢，改善血管及消化功能，防止动脉硬化等疾病。徐老终生不倦，一直有效地施行冷水浴的养生方法，可以说对其始终能以冷静的头脑专注于革命事业，并且达到延年益寿目的起到了重要的帮助。徐老的养生方式，值得我们后人借鉴学习。

··

第二节　阳光浴

阳光浴，也称日光浴，指根据一定的方法使阳光辐射人体，从而产生特定生理、生化反应的保健养生方法。阳光浴在古代又有"晒疗"之称，古人早就认为太阳光可以强身健体，能够助发阳气、温通经脉。药王孙思邈曾在《千金药方》中记载："凡天和暖无风之时，令母将儿于日中嬉戏，数见风日，则令血凝气刚，肌肉牢密，堪耐风寒，不致疾病。"指出阳光浴对儿童保健发育、促进生长有着很大的价值。《老老恒言》指出："日为太阳之精，其光壮人阳气。"说明了阳光浴具有滋养阳气的健身养生作用。

日光中包含的多种光线，包括可见光、红外线或者紫外线，都有较强的杀菌消毒功效，能够有效消灭多种病原菌，提高机体的免疫功能。充足的日光浴能够促进体内维生素 D 的合成，对骨质疏松、骨密度的增加以及癌症的预防都有积极的作用。同时，现代研究表明，日光浴可以协调人体激素水平，特别是提高肾上腺素、甲状腺激素的增加，增加人体中红细胞、白细胞和血色素的含量，从而有效避免失眠抑郁，增加人体寿命。目前，阳光浴已经成为重要的养生保健方法。

一、操作方法

阳光浴大致可以分为两种类型：其一直接施行阳光浴保健养生；其二为结合特定锻炼方式施行阳光浴保健养生。阳光浴的时间一般因季节而定，夏季宜在上午 8~10 点或下午 3~5 点进行；春、秋和冬季可选在上午的 9~12 点进行。

阳光浴的位置室外娱乐场所或者自家阳台均可，空气流畅、适当通风的地址最宜。阳光浴宜穿内衣裤，使阳光与皮肤充分接触，姿势可选择就座或者躺卧，最好每隔一段时间变换姿势位置，可使光照更加均匀。

施行日光浴，要多晒四肢和背部，可以有效地祛除体内寒气、疏通背部经络、有利于心肺脾胃等功能。阳光浴的时间不宜太长，最初应控制在 15 分钟以内，以后可根据自身情况增加沐浴时间，或遵医嘱。

二、适宜人群

多项研究已经表明，经常施行阳光浴的人群，身体更加健康，且能达到延年益寿的效果。阳光浴可谓老少皆宜的养生方法。

阳光是一种天然的杀菌剂，能够杀灭多种细菌病毒，提高人体免疫力，对于体质虚弱、易患流感、过敏性鼻炎或者亚健康的患者尤为适宜。

阳光浴可以促进维生素 D 合成、骨基质钙化，能够有效地避免癌症，对于患有骨质疏松症、风湿性关节炎或者支气管哮喘的患者也十分适合。

同时，阳光浴可以协调人体各种激素水平，对于营养不良、失眠健忘、心情抑郁或者处于康复期的人群，施行一定的阳光浴有利于其病情恢复。

三、注意事项

阳光浴能够达到强身健体、疗养疾病的目的，但是也要讲究技巧。首先选址要恰当，不要在沥青路面进行，以免温度升高导致的有毒物质会妨碍呼吸、污染皮肤。

阳光浴的时间要适当，以免因皮肤受热过度导致灼伤，可以佩戴草帽或墨镜以保护眼睛和头部。

享受阳光浴的过程中，要随时注意自身的身体体征情况，如若产生体温上升、发热头晕、恶心呕吐或者失眠等表现时，宜及时减少或者终止沐浴时间。

进行阳光浴以前，应禁止食用芥菜、雪菜、莴苣、螺、虾、蟹、蚌等光敏性食材，这些食物可能导致光敏性药疹和日光性皮炎等。结束后宜多饮水，多食用水果、蔬菜等以增加维生素C，这样能够减少黑色素的产生。

患有出血性病症、严重心脏病、尿毒症、活动性肺结核等患者不应该长时间进行阳光浴。同时，如果紫外线太强可能出现白内障、光照性皮炎、结膜炎等疾病，应该额外留心预防。

第三节　沙　浴

沙浴，是指用天然沙子将全身或者局部包埋，主要利用沙子的温热属性及其净重对体表产生机械摩擦作用，以达到保健养生的目的。沙浴养生法是现代逐渐发展和流行的方法，兼具加速血液循环、促进新陈代谢及保护表面肌肤等多重功能。在我国古代，亦有对沙浴疗法的相关记载，陈藏器在《本草拾遗》中记载："六月河中诸热沙，主风湿顽痹不仁，筋骨挛缩，风掣瘫痪，血脉断绝。取干沙日暴令极热，伏坐其中，冷则更易之。"表明沙浴疗法能够有效加快体内气血运行，有益于经络通畅，对寒湿之邪造成的疾病有着较好的效果。

沙浴疗法是一种集多种自然疗法于一身的养生保健方法。沙浴于自然沙滩，兼具阳光浴与空气浴的效用；于海滩或矿泉沙地，则兼具海水浴及矿泉浴的功效；于磁铁沙场浴疗，同时具有磁疗的功效。因原矿的差异，亦会产生不同的保健功能，如沙漠沙常用于软组织损伤、胃肠功能紊乱的治疗；麦饭石有利于胃肠道的功能；天然矿物盐于多种皮肤病，有一定的疗效。历经多年实践，沙浴疗法的功效十分显著。鼓浪屿沙浴场开展多次该方法的疗效观察，结果表明其对老年人的心理调节和心脑血管疾病等都有很好的效果。

一、操作方法

沙浴方法可因人因地而异，选择干净卫生、沙粒均匀且透气性能较好的沙滩或海滩地即可。养生者可身着短衣短裤，取仰卧姿态，双腿自然前伸，双手靠身体两侧平放。头部尽量不与热沙接触，可枕于空心枕头上，且头部尽量避免被太阳直射，可戴上墨镜以防止中暑。将沙石包埋于身体或局部进行治疗即可。

沙浴的时间在夏季傍晚 4~6 时为宜，因个人体质和沙子温度而异，大概 30 分钟即可。结束之后，可用温水冲洗身体，休息 30~60 分钟，饮少量水后方可离去，可分为多个疗程进行治疗。

二、适宜人群

研究表明，沙浴疗法对于膝关节周围乃至全身的血液循环有着非常好的改善功能，因此对于老年人中患有不同类型的骨关节退行性疾病、肌肉疼痛以及骨质疏松的患者最为适宜。

同时，沙浴疗法对于心脑血管疾病、心理调节等也有着较好的康复保健效果。

三、注意事项

沙浴虽然适用度较广，但也需注意以下事项。沙浴多为夏季施行，避暑为第一要务，一定要特别预防中暑，且注意温热沙石伤到眼部。

如若选择室外沙浴，一定要提前了解天气变化，以免受到恶劣天气影响。

严重心肾功能不全、癌症、急性炎症及出血倾向者，不可施行沙浴；经孕期女性、儿童及体质衰弱的老年患者，不宜进行沙浴治疗。

第四节　泥　浴

泥浴，也称泥浆浴，也叫热矿泥浴，属于一种温热疗法，是用泥类物质以其本身固有温度或加热后作为介体，温度在 42℃~65℃，热矿泥里含有多种对人体有益的化学元素。它们以离子形态存在，具有一定的离子交换、氧化还原、整合能力及生理活性。用这样的热矿泥进行全身或者局部埋浴、擦浴或者敷在人体某些部位上，将热传至肌体，其中所含的成分、微生物等进行共同作用，能刺激和调节肌体的神经和体液，以达到治疗和缓解症状的作用。

在我国古代医学中，晋代葛洪的《肘后备急方》、唐代孙思邈的《千金要方》等，都有关于泥疗的记载。李时珍的《本草纲目》中曾说及泥与人体的关系，曰："诸土皆能胜湿补脾。"中医认为，脾属土，自然界的泥土敷于人体，皆于人体的脾"同气相召"，凡因脾引起的疾病，用泥疗效果明显。

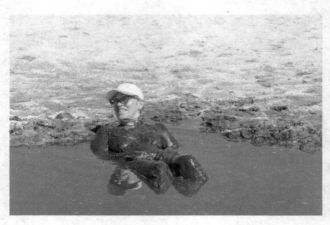

图 7-1　泥浴

公元 2 世纪古埃及人就会用尼罗河畔的泥治关节炎。近年来国外泥浆浴比较流行，泥浴作为养生体验项目已成为一种流行，并且效果显著，特别是俄罗斯、德国较为普遍。在越南，芽庄的泥浆浴早已闻名遐迩，凡是到芽庄的游客，大多都要去体验泥浆浴，一次泥浆浴，让游客享受的是一份有趣、有益的快乐。

热矿泥里含有大量的矿物质，有刺激神经、调节肌体的体液、清洁皮肤、收紧毛孔的效果，养生作用十分显著，主要表现为以下三个方面：

1. 热能作用

泥浴属于一种温热疗法，因其具有某些特殊的理化性质，故在温热方法中有它独特的作用。在泥浴的过程中，除了手部和足部，将 42℃~48℃ 的热泥覆盖在人体表皮上，热作用于皮肤，加快人体血液循环，局部毛细血管迅速扩张，排汗的同时体内的毒素也随之而排出，对于风湿和类风湿等湿疹的效果尤为适合。同时，热能可以使神经系统敏感度降低，也可以帮助关节痛、外伤后遗症、腰腿疼痛等的患者减轻疼痛。在数个疗程后，疼痛感会适当缓解。

2. 物理作用

在泥浴过程中，泥浆也能产生一定的重力压迫，人的表皮会产生一定的抵抗力，通过这种物理压迫的方式，会促进人体皮肤的吸收，通常在泥浴以后人会感觉皮肤光滑，摸起来更加有弹性。

3. 化学作用

泥浴中，通过热矿泥的多种化学物质，通过离子交换、氧化还原等方式，从皮肤表面渗透到体内产生化学作用，促进新陈代谢，刺激细胞组织进行愈合再生，从而达到养生的效果。

一、操作方法

泥浴包括身体浸浴和局部涂抹式包裹两种方法。浸浴又分为全身、半身、局部浸浴，根据需要加以使用。涂抹式包裹是将泥均匀涂布全身，保持15~20分钟，皮肤偏油性或者体重较重者应增加包裹时间。

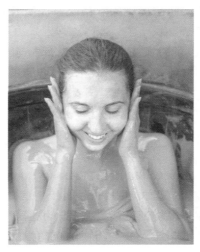

图7-2　浸浴

二、适用与禁忌

适用：泥浴适用于各种关节痛、腰腿疼痛、外伤后遗症等疾病。

禁忌：皮肤感染、身体表皮有开放性伤口、有严重器质性病变者，妇女经孕产期均不应进行泥浴。

三、注意事项

（一）泥浴前要保证身体机能正常，空腹和醉酒不适合进行。

（二）对于体质较弱的人，准备入浴时应提前进行检测体温、血压、脉搏等，对于有心脏病、高血压史的，要告知其风险，让其根据身体实际情况选择是否进行。

（三）进入泥浴池后，感觉身体不适的话，应立即停止，如出现出汗、身体发抖、头痛、心跳加速等症状时，应立即请医护人员查看。

（四）泥浴后，身体毛孔被打开，不适合参加剧烈运动，也不宜再进行日光浴，以免因体能消耗过度对身体造成伤害。

（五）如皮肤有轻微皮损，在泥浴过程中可能会出现刺痛等情况，一般情况下，待皮肤表面热矿泥清洗干净后就会消失，属于正常现象。

（六）热矿泥有一定的吸附性，大多矿泥在 15~20 分钟就会对人身体产生作用，但时间过长就会使肌肤出现失水情况。泥浴时时间不宜过长，一般不要超过 30 分钟。

（七）结束泥浴后，及时清洁皮肤表面，保持愉快的心情，适当补充水分，可饮用含糖和盐的饮料，如有饥饿感，可增加蛋白质的摄入量，适当补充维生素。

第五节　药　浴

药浴，作为沐浴养生保健方法之一，属于中医外治法范畴，历史悠久。它是以中医理论为指导，以辨证论治为基础，根据个体及疾病治疗的需求进行选方用药，通过在浴水中加入煎煮药物汤液的方法，对局部或全身进行熏洗、熏蒸、敷熨、洗浴，从而达到养生保健、防病治病的目的。因其操作简便、安全可靠、疗效显著，而被大众接受，是我国医学的重要组成部分。药浴学是研究药浴起源、作用机理、配方用药及临床应用的一门学科。

我国早在三千年前殷商甲骨文里，就有"沐""浴""澡"等字的记载。战国时期《山海经·西山经》明确提出了药浴可治病。《五十二病方》中载有大量的外治方法，其中记载了多种关于药浴的方法。《黄帝内经》也有"其有邪者，渍形以为汗""渗之泄之、渍之发之"等诸多关于以浴治病的记载。药浴的作用机理主要是药物对人体的影响，其有效成分可通过体表皮肤和呼吸道黏膜对机体起到扶正祛邪、理气和血、疏通经络、调和脏腑、平衡阴阳的作用。

药浴用药一般多选择中药，处理方法同煎药一样，入砂锅煎煮前，先将药物用清水冲洗一遍，然后浸泡 20~30 分钟，即可开始煎煮，煎煮时先用武火烧开，再用文火煎 20~30 分钟。煎药时应注意相应药物的煎煮方法，如先煎、后下等，如用新鲜药材，可适当加大用量，并且采用捣碎或榨取其汁液入药煎煮备用。

一、分类及操作方法

根据机体需要，药浴可分为全身浴和局部浴。

（一）全身浴

全身浴是借助浴液中药物的功效将身体浸泡在水里，促进腠理宣通而使药液渗透从而达到发汗解表、温通经脉、散寒除湿、调畅气血等治疗作用。

方法：浴缸或浴桶里加入适量热水，把煎煮好的中药药液放入，调成适宜温度进行洗浴。时间一般在 30 分钟左右，浴后可以清水冲洗，也可不洗，擦拭干净，穿好衣物。全身浴时间一般一日一次，7 次为一疗程。

（二）局部浴

局部浴是将人体的某一部位置于药液中浸泡或用药液进行洗浴的方法。常见的局部浴包括头面浴、手足浴、目浴、坐浴、半身浴等。

1. 头面浴

将煎好的中药浴液置于沐浴温度适宜的干净面盆中，进行洗面、洗头、洗发。该方法针对头面部护法美容等方面疗效显著，并且针对头面部疾病有一定的治疗作用。头面浴时要注意及时擦干头面部，以躲避风寒。

2. 目浴

将煎好的中药浴液熏洗眼部。可用消毒纱布、洗眼布，也可先熏蒸，再用装满药液小碗紧扣住眼部，频繁眨眼。每日可进行两次，每次不超过半个小时。目浴可疏通眼部经络，促进眼部气血运行。使用时要注意滤过药渣，以免进入眼内造成刺激，且浴液温度要适宜。当眼部有外伤或急性充血时，不能使用本法。

3. 手足浴

手足洗浴时应注意水温，一般不超过 40℃，每次 20~30 分钟，根据局部患病的情况及部位，采取浸泡或淋洗的方式。手浴一般将手掌和前臂置于浴液中，足浴时一般水面要浸过踝关节，有助于局部的血液循环。手足洗浴可用于治疗局部皮肤及软组织疾病。

4. 坐浴

将下半身坐于盛有浴液的盆中，称为坐浴。温度一般 40℃ ~50℃ 为宜，不宜过烫或过冷，以免造成刺激，每次不超过半小时。坐浴可以治疗前后二阴病症，通过药液的温度，促使局部黏膜吸收，从而起到杀虫止痒、清热燥湿等妇科疾病或肛门、直肠、外生殖器等疾患。

5. 半身浴

一般指将腰部以下的部位浸于药液中的一种沐浴方法。沐浴时注意室内温度一般控制在 30℃为宜，时间控制在半小时内。半身浴时可以借助浴液温度并采用按摩等方法对下部肢体进行相应功能锻炼。结束后及时擦干身体以避免感寒。半身浴可促进局部血液循环或缓解肢体疲劳，可用于治疗下肢如坐骨神经痛、血栓性脉管炎等疾患。

二、作用及功效

随着社会的发展及当代人养生观念的日益进步，关于药浴的研究和应用越来越多。药浴是基于中医辨证施治，运用相应的中药药物，采用适宜温度的水溶液或其他介质，通过浸泡、熏蒸等方法，接触人体的皮肤和黏膜以达到治疗或调养的目的。中医理论认为肺主皮毛，肺卫有抵御外邪入侵机体的作用。现代医学认为皮肤是人体最大的器官，具有调节体温及感受触觉功能，同时还可以分泌、排泄机体代谢物，体表黏膜同样具有吸收的作用。药浴就是依据皮肤和黏膜这一生理功能，将药物有效成分溶于水中，通过皮肤或黏膜被机体吸收从而发挥作用。

药浴在体表发挥治疗作用时，是基于中医外治法的基本原理，主要针对局部典型的症状，辨证选取药物对局部进行浸泡熏洗，从而达到治疗及保健的作用。其特点是不需内服，药物可直接作用于局部，易被患者及普通人群接受。药浴在体内发挥治疗作用时，通常采用先熏后洗的方式，利用熏蒸时产生雾气中有效的药物成分通过局部黏膜被机体吸收，再进行局部浸洗。中医理论认为"内治之理即外治之理，所异者法耳"，这也是采用药浴方式的理论依据所在。

药浴除了辨证用药以外，水也是其重要的介质。水在药浴中发挥的主要作用是基于其物理特性如热传导性，从而对机体产生温度刺激作用，一般药浴的水温温度，控制在 10℃左右或 40℃左右。10℃的温度主要用于发热或急性组织损伤，如踝关节扭伤，可起到收缩血管和局部降温的作用。40℃的温度，可促进毛孔打开，增强局部的血液循环和皮肤吸收功能，以缓解局部的疼痛痉挛，促进肌肉的松弛，从而起到治疗或保健的作用。

三、注意事项

药浴疗法同样需要严格根据疾病的特点进行辨证施浴，同样是基于中医辨证论治选择适当的方法进行，比如根据患者的体质及患病的情况等因素，选择相应的方药及方式进行药浴。

（一）药浴时间

药浴时间一般选择饭后 1~2 小时，切忌空腹或饱餐后进行。入浴时间一般不超过半小时且浴后感觉舒适为宜，如果沐浴时间过长、沐浴中脉搏超过 120 次 / 分，或者感觉疲惫，则应停止药浴，先休息。

（二）药浴温度

根据治疗的目的和药物的使用特点来决定药浴浴液的温度，温度过冷或过热可引起诸如感冒、皮肤烫伤，并且浴液过烫，会对心脏功能产生一定的影响。如患有高血压、出血倾向或发热疾病不宜采用热水浴。局部皮肤破损、出血性疾病以及孕妇腰骶部禁用热水熏蒸或熨烫。

（三）避免感冒

药浴后要及时擦干穿衣，避免受风感寒，注意保暖；秋冬时节进行药浴，尽量选择在温度适宜的房间进行，以免感冒。

（四）注意防止意外

药浴要循序渐进，在水温适宜的前提下，先进行适应性沐浴，再进行全身浸浴，特别是年老体弱或血压异常者，时间不宜过长，以防发生意外。心脑血管疾病如冠心病、心脏功能不全者，水温不宜过高，且应有家属在旁协助，以防发生意外。

四、现代药浴的发展

随着社会的不断发展，人类自我保健和健康意识日益提高，传统的中医药治疗方法也越来越受到人们的重视，具有简、效、廉、便特点的药浴又再次走入寻常百姓家。药浴是以中医学基本理论为指导，以中医辨证论治为基础，根据个体情况选取相应的药物进行辨证施浴。药浴可直接作用于病变部位，并且具有起效快、无痛苦的特点，同时还能达到预防保健的作用，尤其适合家庭化个体治疗。在民间，药浴应用广泛流传，如端午节，部分地区百姓就以艾蒿等芳香之性的中草药进行煎煮沐浴，从而达到祛邪养生的作用。药浴在当代不仅可以用来治疗皮肤疾病，同时在妇科、儿科、骨伤科、五官科等方向，也被广泛运用，诸如失眠、微循环障碍、高血脂、高血压、月经不调、痛经、小儿腹泻、肥胖、慢性咽炎、前列腺增生、骨关节炎等疾患均可采用药浴方法进行辅助治疗。除治疗作用外，药浴也被广泛运用于养生保健方面，比如药浴可以改善睡眠质量，轻身降脂减肥，美容养颜，润泽皮肤，改善循环，缓解疲劳。

五、药浴的辨证应用

药浴同样要运用中医辨证论治的思维，以八纲辨证为纲，辨清表里、寒热、虚实、阴阳。

1. 阴证阳证辨证

阴证：面色苍白、精神不振、行疲倦卧、畏寒肢冷、语音低微、食欲不振、口淡不渴、大便稀溏、小便清长。

阳证：面色红赤、精神烦躁、易怒、肌肤灼热、口干喜饮、气粗、大便干结、小便色黄。

2. 表证里证辨证

表证：发热、恶寒、头痛、四肢疼痛、舌苔薄白、脉浮数。

里证：发热、口渴、大便干、小便色黄、舌苔黄厚、脉浮数。

3. 寒证热证辨证

寒证：畏寒、肢冷、身瘦、大便溏泄、小便清长、舌苔白、脉象沉细；局部表现可见皮色淡白、按之不痛或微痛、浓汁色清。

热证：发热、口渴、大便干结、小便短赤、舌黄苔厚、脉象滑数；局部表现可见红、肿、热、痛，浓汁色黄质黏稠。

4. 虚证实证辨证

虚证：精神不振、食少便溏、小便清长、舌质淡、苔白、脉虚无力；局部表现可见初起难发、疮平未成脓或创口难敛、脓液清稀。

实证：发热烦渴、胸膈满闷、大便干结、小便黄赤、舌质红、苔黄厚、脉数有力；局部表现可见红肿热痛、拒按、易成脓、溃后脓液黏稠色黄。

本章小结

本章主要介绍了沐浴养生法的主要类型以及具体的定义、操作方法、适宜人群及注意事项等。通过对水浴、阳光浴、沙浴、泥浴、药浴等沐浴养生的概念、特点、操作方法及注意事项的学习，使学习者掌握对客服务技巧及流程，提高服务能力。

思考与练习

一、单项选择题

1. 以下哪项不属于沐浴养生法？（　　　）

A. 泥浴　　　　　　B. 沙浴　　　　　　C. 冰浴　　　　　　D. 水浴

2. 沙浴的时间在夏季傍晚 4~6 时为宜，因个人体质和沙子温度而异，大概（　　　）分钟即可。

A. 20　　　　　　B. 30　　　　　　C. 40　　　　　　D. 50

3. 药浴，作为沐浴养生保健方法之一，属于（　　　）范畴。

A. 中医内治法　　B. 中医外治法　　C. 西医内治法　　D. 西医外治法

4. 全身浴时间一般一日一次，（　　　）次为一疗程。

A. 7　　　　　　B. 8　　　　　　C. 9　　　　　　D. 10

5. 阳光浴的时间不宜太长，最初应控制在（　　　）分钟以内。

A. 10　　　　　　B. 15　　　　　　C. 20　　　　　　D. 25

二、思考讨论题

1. 简述冷水浴的操作方法。

2. 简述沙浴的注意事项。

3. 简述泥浴的养生功效。

4. 详述水浴的分类和操作方法。

5. 详述药浴的作用及功效。

参考答案

第八章

药物养生法

本章重点 |||

药膳及药膳调养的概念，药膳应用原则，常用药膳方法；药酒及药酒调养概念，药酒调养应用原则，药酒制作方法。

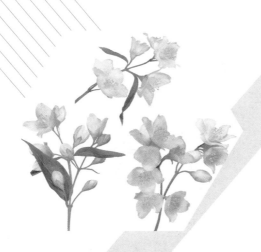

了解常用药膳方法及药酒制作方法，熟悉两种以上药膳制作方法及药酒制作方法，掌握药物养生、药膳及药膳调养、药酒调养的基本概念，掌握药膳及药酒的应用原则。

■ 本章思维导图

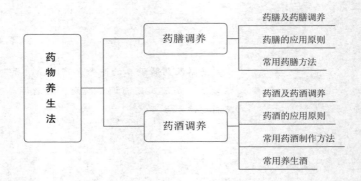

生老病死是我们不可抗拒的自然规律，如何适应环境，抵抗疾病，追求健康与长寿，是古往今来的美好理想。中医养生，源远流长，博大精深，为保障人民健康与长寿，积累了很多宝贵的经验。作为传统中医四大养生法之一的药物养生法，是通过内服或外用天然中药并借助其补养或通泻作用，调和气血、平衡阴阳、和调脏腑、畅通经络，达到祛病强身，益寿延年的目的，一直备受人们的青睐。药物养生根据药物的搭配和给药途径不同，主要分为药膳调养、药酒调养、药浴调养。本章重点介绍药膳调养与药酒调养。

第一节　药膳调养

具有健身、养生、防病的食品和美味佳肴，在我们的日常饮食生活中深受欢迎。尤其作为中国宝贵文化遗产的药膳，在保健、养生、康复中有着重要的地位，既有防病治病，又有强身健体、延年益寿的功效，深受大众喜爱。药膳由于富有东方饮食文化艺术内涵，可在居家、休息、饮宴、娱乐交际、接待宾客、旅游、疗养活动中，丰富饮食保健内容、改进烹调技术、美化人民生活、弘扬中国饮食文化等诸多方面产生良好而深远的影响。

一、药膳及药膳调养

药膳一词最早出现在《后汉书·列女传》中"母亲调药膳思情笃密"的记载，形成于秦汉，发展于晋唐，兴盛于宋元，普及于明清。药膳是在中医药理论的指导下，严格按一定配方比例，将不同药物与食物进行合理的组合，采用我国独特的饮食烹调技术和现代科学方法制作，使之成为具有调整人体脏腑阴阳、气血、生理机能功能及具有一定色、香、味、形的药膳食品。它"寓医于食"，既将药物作为食物，又将食物赋以药用，"药借食味，食助药效"，二者相辅相成，相得益彰。

药膳调养是根据中医养生学的原理，在辨明个体体质的基础上，依据一定原则与方法选择适宜的药膳食品，使人体达到健康、长寿目的的一种养生方式。随着人们生活水平的提高，养生保健意识的增强，未来药膳产业的发展具有极大的空间和潜力。

二、药膳的应用原则

药膳虽有促进健康，延年益寿的功效，但在制作和食用药膳时，需遵循因证施膳、因时用膳、因人配膳、因地选膳等原则。

（一）因证施膳

辨证论治是中医理论体系的主要特色之一，作为具有防病治病、养生保健的药膳，在应用时也应在辨证的基础上选料配伍，做到因证施膳。病证有寒热之分，食物同样也有寒热之分。如食物中的面粉、姜、葱、蒜、羊肉等属温性，而小米、绿豆、白菜、西瓜、甲鱼属寒性。寒证应予以热性饮食，忌食生冷咸寒，外感风寒证可选食适量的生姜、葱、蒜等辛散之品；热证应予以寒性饮食，忌食辛辣刺激食物，热盛伤津，可选食西瓜、绿豆、梨等寒凉滋阴之品，即"寒者热之，热者寒之"。病证本质皆属邪正相争，无论病中或病后，正气必然遭到不同程度的损耗。本着"虚则补之"的原则，采用药膳调补时，以"五谷为养，五果为助，五畜为益，五菜为充"等形式来补益精气，达到单独用药治疗所不能起到的作用，所以有"药补不如食补"之说。同时对于虚证，还应该分清气虚、血虚、阴虚、阳虚之别。气虚之人多食粳米、糯米、茯苓、山药、黄芪、人参等益气健脾、养肺益肾之品；血虚之人多选用当归、羊肉、牛羊肝、黄豆、花生等养血补血之品；阴虚之人多使用百合、石斛、绿豆、芝麻、甲鱼、鸭肉等补益肝肾、养阴降火、安定神志之品；阳虚之人多使用桂圆、鸽蛋、韭菜、葱等温脾养肾、助阳化湿之品。只有因证用料，才能发挥药膳的保健作用。

（二）因时用膳

中医认为，人与天地相参，与日月相应，自然界四时气候变化对人体的生理、病理变化都会产生一定的影响，因此在组方施膳时，必须注意采用相适宜的方法和药膳，以减少外界的变化对人体的影响。"用寒远寒，用热远热"，意思是说在采用性质寒凉的药物时，应避开寒冷的冬天，采用性质温热的药物时，应避开炎热的夏天，这一观点同样适用于药膳。

春季阳气升发，万物萌芽，宜保护体内阳气，应选用温养阳气的食物或药物，以养肝护肝为主。春季在脏属肝，肝主疏泄，调畅气机，进而直接影响到人的精神情志、气血运行、胆汁分泌及排泄、脾胃之气的升降运动等；肝主藏血，能养筋荣爪濡目。若肝主疏泄的功能不及，则会影响到情志，使人郁郁不乐、多疑善虑；影响到脾胃，则会出现食少、腹胀、嗳气等症状；影响到气血运行，可见胸胁刺痛、月经不调等。若疏泄功能太过，肝气过旺，则会出现急躁、易怒、头痛、失眠多梦、耳鸣甚至中风等病症。因此春天常用胡萝卜、银耳、木耳、芹菜、小白菜、菠菜、莴笋、黄瓜、茄子、豆芽、豌豆苗、鸭血、牛肉、黄鳝、猪肚、鲫鱼、南瓜、扁豆、山药、大枣、蜂蜜、香橼、菊花、玫瑰花、龙眼肉、枸杞、何首乌、桑葚子、佛手等常用食物及药物作为药膳材料，制成葱豉豆腐汤、天麻炖鸡汤、桑菊薄竹饮、百合粳米粥、芜荽豆腐鱼头汤、杞菊茶、紫苏粥、防风粥等药膳方以养肝护肝。南方因春季阴雨连绵，湿气困脾，宜食的药膳适当加减党参、薏苡仁、茯苓、茵陈等以健脾运湿。

夏季暑邪盛行，又有湿邪的重浊黏滞，暑湿为患，常见胸痞、呕恶、身重、心烦等病症症状，宜以解暑利湿及养阴益气为主。夏季在脏属心，心主血脉，心藏神，为五脏六腑之大主。在生理上，心主神明、主血脉，对人体的精神、思维、情感及脏腑、气血、津液活动具有重要作用，上述功能正常与否，全赖心之阴阳的协调作用。心之阴阳协调平衡，则血液运行有力、神志清晰、思维敏捷等。在病理上，若心阳不足，则血液运行无力，脉道失充，则见胸痹、心痛等；若心阳过剩或者心阴不足，则见心烦、失眠、面红，甚至出现吐血、衄血或发狂等症状。夏季暑热之邪易扰心神、耗气伤津致口干、多饮、心烦、失眠等病症，严重者可致心悸乏力、神昏谵语、津气欲脱等危重症状。暑多夹湿，又容易困阻脾胃之阳气，而出现纳差、腹胀、呕恶、腹泻等病症。因此夏季宜使用绿豆、苦瓜、番茄、柠檬、草莓、乌梅、葡萄、山楂、菠萝、杧果、猕猴桃、丝瓜、薏苡仁、莲子、赤小豆、木瓜、菊花、金银花、车前草、薄荷、冬瓜、荷叶、山药、白茅根等食物及药物，制作成具有清暑益气养阴的丝瓜瘦肉汤、绿豆百合汤、扁豆粥、藿香粥、绿豆薏米粥、柠檬饮、荷叶粥、菊花枸杞茶、冬瓜粥、百合银耳莲子羹、芦根荷叶粳米粥、枸杞菊花茶等药膳之品。同时避免过食生冷、寒凉食物，以免伤及脾阳，出现消化系统疾病。应慎食辛辣温热以及油腻煎炸之品，以免出现脾受湿困、运化不佳症状。

秋季阴气渐长，万物华实，应以滋阴润燥、养肺平补为主。秋季在脏属肺，肺为娇脏，肺性清肃，喜润而恶燥，具有主气，司呼吸，主通调水道，朝百脉，主治节的作用，对人体之气、血、水等功能活动具有重要的调节作用。在病理上，外界燥邪多由口鼻而入，最易耗伤肺津，致肺失津润，宣降失常，从而出现咽干口渴、干咳少痰、痰黏难咯、痰中带血、大便燥结等燥邪伤肺的病证。因此，秋季宜使用银耳、梨、柿子、苹果、石榴、葡萄、柚子、枇杷、白萝卜、黑木耳、猪肺、鸭肉、百合、龙眼肉、冬虫夏草、杏仁、玉竹、黄精、山药、大枣、白果、枸杞、桑葚等药材及蔬菜瓜果类食物，制作成具有养阴润肺功效的番茄豆腐鱼丸汤、冰糖银耳汤、川贝秋梨膏、百合粥、百合二冬膏等药膳之品。慎食辛辣煎烤之物。

冬季天气寒冷，寒为阴邪，主收引，易伤阳气。寒性凝滞，主痛，故人们常周身寒冷、疼痛不适，宜以甘润养阴、温补助阳、平补肺肾为主，冬季在脏属肾，肾主藏精，与冬之闭藏的特性相似。肾中所藏精为生命之元，是人体各种生理活动的物质基础，人体五脏六腑、四肢百骸等都有赖肾精的滋养；肾又主水，调节人体水液代谢，通过汽化将有濡润作用的津液蒸腾、布散全身。肾主藏元阴元阳，为人体阴阳根本所在，调控机体的代谢及生理活动。若肾主藏精、主水的功能失常，就会出现一系列肾精不足、肾气不固、肾阴、肾阳亏损及水液代谢失调的病证，如生殖机能减退、精神疲乏、腰膝酸冷、小便清长、遗精、失眠多梦等病症。因此，常用羊肉、牛肉、狗肉、虾仁、猪血、糯米、韭菜、甲鱼、猪腰子、核桃仁、人参、黄芪、芝麻、何首乌、海马、桂圆、大枣、山药、阿胶、鹿茸、肉苁蓉、巴戟天、锁阳、冬虫夏草、益智仁、杜仲、菟丝子等食材及药材，制作成具有温补滋养作用的当归生姜羊肉汤、生姜红糖汤、山药羊肉汤、甘草肉桂牛肉汤、韭菜花炒虾仁、归地焖羊肉等养生药膳。慎食寒凉及过于辛燥之物，以免伤阳或滋生内燥。

总之，人体应根据季节不同进补药膳，调整阴阳，既不使当旺之气过于亢盛，又不使所克之气有所伐伤。

（三）因人配膳

由于人的性别、年龄、体质、生活习惯的不同，在组方配膳时也应有差别。如胖人多痰湿，宜清淡化痰，当忌肥甘滋腻；瘦人多阴虚火旺，应滋阴生津降火，不宜食辛温燥热之品；妇女平素气有余，容易肝气郁结，多常用百合、合欢皮、韭菜等配膳以疏肝理气，而在经期、妊娠、产后等特殊时期，则多血不足，常以八珍汤、四物汤等配膳以养血调营；老年人多肝肾不足，气血亏虚，脏腑生理功能减退，多患虚证，宜平补，多用十全大补汤、复元汤等组方配膳；小儿脏腑娇嫩，气血未充，脾常不足，但生机旺盛，应以调养后天为主，促进生长发育，选择原料不宜大寒大热，常用药膳有八仙糕等。

（四）因地选膳

我国地域广阔，不同的地区，气候条件、生活习惯有一定差异，人体生理活动和病理变化亦有不同。有的地处潮湿，饮食多温燥辛辣；有的地处寒冷，饮食多热而滋腻。在应用药膳选料时也是同样的道理，东南潮湿炎热，病多湿热，宜选清化之品；西北地高气寒，时多燥寒，宜用辛润之品。同样采用温里回阳药膳，在西北严寒地区，药量宜重，而在东南温热地带，其药量宜轻。

三、常用药膳方法

药膳形式多种多样，依据药膳的作用、制作方法和应用以及药膳原料等方面进行分类，常用药膳有粥食类、米饭面点类、菜肴类等 10 余种，下面重点介绍几种药膳方法。

（一）粥食类

以大米、小米、秫米、大麦、小麦等谷物为主料，配合具有养生食疗作用的食物或药物，加水熬煮而成半液体的食品。中医历来就有糜粥自养之说，故尤其适用于年老体弱及病后、产后脾胃虚弱者。如健脾补气的补虚正气粥，补肝肾、养血明目的桑仁粥以及补肾壮阳的韭菜粥，清肝热、降血压的芹菜粥，健脾、开胃、止泻的鲜藕粥，健脾开胃、润肺止咳、养血通乳的落花生粥，滋阴、养血、调经、消瘀、解渴、除烦的益母草汁粥等。

拓展知识

（二）米饭面点类

以稻米、糯米、小麦面粉等为主料，加入具有补益且性味平和的药物制成的米饭和面食类食品，常见的有米饭、糕、卷、饼等种类，如补益五脏、强筋健体、滋补养生的四喜煨饭，益气养血的参枣米饭，补脾益胃、强健筋骨、利水消肿的姜汁牛肉饭，补气健脾、益卫固表补气双菇面，益脾胃、涩精气的山药茯苓包子、补益脾胃、润养五脏的山药汤圆等。

拓展知识

（三）菜肴类

是按其食疗作用配伍鱼肉禽蛋等动物性食物、蔬菜果核等植物性食物或中药，调制成的荤菜类、素菜类等药膳。这类药膳可以制成冷菜、蒸菜、炖菜、炒菜、炸菜、卤菜等。如益气养血、补肾滋阴、涩精止汗的归参山药煨猪腰，凉血止血的木耳炒黄花，补肝益肾的枸杞炖鸡等。

拓展知识

（四）汤羹类

汤液是将要做药膳的药物或食物经过一定的炮制加工，放入锅内，加清水用文火煎煮，取汁而成，是药膳中应用最广泛的一种剂型。食用汤液多是一煎而成，所煮的食料亦可食用，如用于脾胃虚寒的温补鸡汤、用于肾虚腰痛的地黄田鸡汤等。羹是以肉、蛋、奶或海产品等为主要原料加入药材而制成的较为稠厚的汤液。如益肝肾、补气血、润肠的当归煨鸡汤，解热生津、清利头目之藕羹以及补肾益气、散寒止痛的羊肉羹，壮元阳、强筋骨的

拓展知识

什锦鹿茸羹等。

（五）茶饮类

将作为药膳原料的药物或食物经粉碎加工制成粗末，以沸水冲泡，温浸即可。其制作特点是不用煎煮，省时方便，有时可加入茶叶一起冲泡而制成茶饮。如疏风散热、益气生津、和中除烦的薄荷茶，急性肠胃病可饮姜茶饮，风寒感冒可饮姜糖饮等。

拓展知识

（六）汁类

由新鲜并含有丰富汁液的植物果实、茎、叶和块根，经捣烂、压榨后所得到的汁液。制作时常用鲜品，如用于热病后烦渴的西瓜汁、雪梨汁，用于气阴两虚型噎膈食难的五汁饮，用于血热出血证的鲜荷叶汁。

拓展知识

（七）膏类

膏类亦称"膏滋"。将药材和食物加水一同煎煮，去渣，浓缩后加糖或炼蜜制成的半流体状的稠膏。具有滋补、润燥之功，适用于久病体虚、病后调养、养生保健者长期调制服用。如清热生津、润肺止咳、利咽开音的秋梨膏等。

除以上几种常用药膳方法外，还有丹、丸、散等多种药膳方法，可以因人、因时、因地等不同，加以选择。

拓展知识

第二节　药酒调养

随着我国中医药学和酿酒业的发展，人们意识到可以将酒和药材适当搭配，形成药酒，取其功效，用于治病和保健，逐渐形成一种药物养生之法。

一、药酒及药酒调养

药酒，顾名思义，是用酒作为溶剂，将中药材中有效物质溶解在酒中而制得的一种内服、外用均可的澄清酒类制剂。酒有通血脉、助药效、防寒醒脾的功效，故有"酒为百药之长"的说法。常见酒的种类有白酒、啤酒、葡萄酒、黄酒等。其中，白酒是中国特有的一种蒸馏酒，由谷物等原料制成酒醅或发酵醪经蒸馏而得；葡萄酒是用新鲜的葡萄或葡萄汁经发酵酿制而成；黄酒又称米酒，是中华民族特产，属于酿造酒，这三种酒常用于药酒的制备。

将酒和药材适当搭配，取其功效，用于治病和保健，从而形成药酒这一剂型。药酒分为内服和外用两大类，内服的作用方式与口服药相似，外用的药酒是渗透到皮下组织，发挥活血化瘀、消炎止痛的效果。

药酒调养即根据人的体质、病证不同，将药酒内服或外用，达到防治疾病、强身健体、抗衰益寿的一种传统疗法。药酒调养能防病治病、延缓衰老，适用范围广泛，有其独特优势：①选材容易，制作简单，适于家庭制作。②药材加减灵活，便于适应个体需求，辨证施药。③便于某些不溶于水却溶于酒的药物发挥疗效。④酒能加快血液循环，促进药物的吸收。⑤酒有杀菌防腐作用，便于保存，适于长期服用。⑥酒中大多数可以加入糖和蜂蜜调味。

二、药酒的应用原则

药酒虽能防病治病、延缓衰老、延年益寿，但不同的药酒有着不同的功效和适用范围，还有不同的禁忌证，所以切不可当作普通饮料来饮用。在用药酒时，也要遵循中医辨证施治的原则，药酒也不宜多饮，要根据自己的体质适量饮用。

（一）辨证选用

中医治病防病重视辨证思想，譬如同样是感冒，中医用药就可能完全不一样，病人感冒可能是受寒或受热，受寒时选择辛温解表药，受热时选择辛凉解表药，这个不同的治法就体现了辨证论治的特点。药酒的使用也应根据中医的理论进行辨证选用，不管是用于治病的药酒还是用于养生保健的药酒，都应根据病证选用。

（二）限量服用

酒中的主要成分是乙醇，饮用后，小部分经胃吸收，大部分经小肠吸收。乙醇摄入后，对人体的神经系统产生影响，短时间内大量饮用，初始使人兴奋，随着乙醇摄入量的增加，随后由兴奋变为抑制。这是因为初始饮用乙醇时，乙醇抑制了某些大脑中枢的活动，这些大脑中枢活动平时起兴奋作用。随着乙醇量的增加，对大脑的抑制也增加，限制了大脑的活动，从而大脑功能变为抑制。因此，药酒的饮用也需要限量服用，一般情况下，酒精的量，男性控制在每天25克以内，女性控制在每天15克以内。

（三）因人使用

药酒服用因人而异。平常不饮酒的人，可以先从小剂量开始，逐步增加到需要服用的量，也可以冷开水稀释后服用；平时饮酒较多的人，服用药酒量可以比一般人略多一些，但也要掌握分寸，不能过量。对于女性来说，在妊娠期、哺乳期一般不宜使用药酒；在月经期，也不宜服用具有活血化瘀功效的药酒。儿童禁止服用药酒。药酒，多以保健强身为主，随药酒所用药物的不同而具有不同的功效。有意选用药酒养生者，不但要熟悉药酒的种类和性质，还要考虑自己的身体状况。饮用者必须认清自己的体质与身体状况，有针对性地选择适宜的药酒，如虚寒体质者宜用温补药酒，虚热体质者宜用清补药酒。切不可人用亦用，不辨体质、不问虚实，见酒就饮，否则，反使阴阳气血平衡失调，有害无益。

（四）择时而用

饮用药酒，四季皆宜，但饮用养生药酒，冬令时节为最佳时机。据"天人相应"的观点，按四季"春生、夏长、秋收、冬藏"的特点，冬令时节，是万物闭藏的季节，天气寒冷，食欲旺盛，此时进补容易为人体所吸收和储藏。此外，冬季严寒，饮酒有助机体温补而御酷寒。因此冬天饮用养生药酒滋补强身效果比较好，不但补充了气血阴阳，更重要的是增强了体质，使精力充沛，为来年不生病、少生病做准备。

养生药酒通常在一天的早、晚饮用，一般可在饭前或睡前饮用。通常情况下，不应在吃饭时服药和治疗时饮用药酒，以免影响药效的发挥。不过滋补性养生药酒，是可以在就餐时佐膳饮用的。进餐时或用餐后饮用养生药酒，可减少酒精对胃黏膜的刺激，并使药性迅速吸收，较快地发挥治疗作用。由于药酒多由度数较高的白酒泡制而成，故不善饮者若空腹喝下，易导致心跳加速、头晕，所以平时不善饮酒者，最好别空腹饮用，以防发生意外。

三、常用药酒制作方法

药酒历史悠久，关于药酒制作工艺的起源与发展，古书中早有记载。随着药酒酿造技艺的不断提升，其制作工艺得到不断改进，已经从中药浸酒传统工艺的基础上扩展到利用萃取、浸提和生物工程等高新化技术，提取药材中的有效物质，制成有效成分含量高、疗效突出的功能性药酒，但冷浸法、热浸法、酿制法、煮酒法、渗漉法仍是药酒常用制作方法。

（一）冷浸法

冷浸法最常用，是将药材洗净，切碎或切片，或干燥，然后研成粗末，将药物置于瓷坛、酒坛等容器中，加定量酒液，密封坛（瓶）口，每日至少搅拌或振摇1次，一周后，可以3~5天搅拌或振摇1次，一般浸渍7~30天，取上清液饮用。药酒常用50度以上的白酒，有些也可以选黄酒或米酒。在制作过程中，还可加适量糖或蜂蜜矫味。

（二）热浸法

热浸法常用白酒，将白酒和药材的量按比例配好，洗净药材，切片或捣碎，再将药材和酒同煮，或隔水蒸，将药酒加热至沸腾，然后放冷，放置一段时间后服用。热浸法通过加热，可以缩短浸泡时间，加快药物有效成分的充分析出。但煮酒时一定要注意安全，既要防止乙醇燃烧，又要防止乙醇挥发，所以，选择隔水蒸较为安全。

（三）酿制法

酿制法是一种古老的炮制法，又称为发酵法。是先将药物按比例配好，新鲜或干燥的药物都可以，洗净药材、切片、煎熬、浓缩成药汁，再将药汁过滤后与米、酒曲等一起酿造成酒，放置数月，即可饮用。这种方法，类似民间的米酒酿造，但是增加了药物的功效。所以，这种药酒不仅有酒醴的香甜，还因有药物成分而具备治病防病作用，借助酒的发散作用，药物更易起效，且乙醇浓度不高，可广泛适用于各类人群，适于大多数人服用。

（四）煮酒法

煮酒法是将配好的药材洗净，切片，置煮锅中，加入酒或酒、水各适量，一般煮 3~4 沸，过滤去渣，趁热服用。这种方法，一般即煮即饮，药性温热，能促进药力宣散，起到温中散寒、活血止痛的效果。

（五）渗漉法

渗漉法是将药材粗末装入渗漉筒中，基酒缓缓自渗漉筒上部加入，渗过药材粗末，收集从下端渗出口流出的渗漉液，由此浸提出药酒的一种方法。若处方中需加糖或炼蜜矫味者，可加至渗漉完毕后的药液中，搅拌密闭，静置适当时间，过滤即得。渗漉筒是一种上面敞口、下有出液口的圆锥体或圆筒体状装置。该法所浸出的效果优于浸渍法，成分提取也较完全。使用渗漉法时，药材加工成粗末，不可过细。装药末时，不能过紧或过松，渗漉筒中药粉以装至容积的 70% 为宜，上部不可装满，需留有一定的空间。一般漉液达到所需量的3/4 时，便可停止渗漉，取药渣进行压榨，然后将压榨液与渗漉液合并、静置，滤取上清液即得。渗漉法浸提药酒适用于药酒企业的批量生产。

四、常用养生酒

（一）补气补血药酒

补气补血药酒，是指具有补气、补血或气血双补作用的一类药酒，此类药酒中的中药，大多具有补气或补血的作用。适用于气血两虚证，症见面色苍白、心悸怔忡、头晕目眩、

拓展知识

体倦乏力、食少懒言、舌淡、脉虚细无力等。中药材中补气药常有人参、党参、白术等，补血药常有当归、熟地黄、枸杞、白芍等，补气之品多具甘温之性，易壅滞气机，血虚者多夹血瘀，因此，常配伍理气活血之品，使补而不滞。禁忌证：感冒、发热、呼吸道疾病，或其他病急性发作期患者忌服。

（二）补肾壮阳药酒

补肾壮阳药酒，是指具有补肾、壮阳作用的一类药酒，此类药酒中的中药，大多具有补肾、补阳的作用。适用于肾阳不足证，症见精神萎靡，女子宫寒不孕，男子阳痿早泄，精冷清稀等。中药材中补肝肾、强筋骨的药常有鹿茸、海马、仙茅、淫羊藿、巴戟天、肉苁蓉，肾为后天之本，阴阳的根本，"善补阳者，必于阴中求阳，则阳得阴助而生化无穷"，故常配伍滋阴之品，如熟地黄、山茱萸、麦冬、石斛等，以助阳生化，并制约补阳药的温燥之性。禁忌证：阴虚内热、实火内炽者忌服。

拓展知识

（三）强筋健骨药酒

强筋健骨药酒，是指具有强壮筋骨，促进骨骼健康作用的一类药酒，此类药酒中的中药，大多具有补肝肾、祛风湿的作用。适用于风湿侵袭、痹阻经络证，症见腰膝、肩背疼痛，关节屈伸不利等。常用羌活、独活、五加皮、千年健等祛风除湿，通络宣痹之药；因风寒湿邪易导致血行不畅，故常配伍养血活血之品当归、川芎、肉桂、鸡血藤等，以达到"治风先治血，血行风自灭"的效果；因风寒湿邪易闭阻经络，使营卫不畅，津液不输，痰瘀互结，故多配伍通络之品乌梢蛇、蕲蛇、白花蛇等。需要注意，川乌草乌等药有祛风寒湿邪作用，但因含乌头碱毒性成分，在酒剂中摄入乌头碱，有中毒致死的报道，应慎用。

拓展知识

"酒借药势，药借酒功"，药与酒的完美融合，是我国古代人民的智慧结晶，开创了我国医药发展的新辉煌，在历史上画下了浓墨重彩的一笔。现如今，人们的生活质量已经有了实质性的提高，对健康理念的传播和关注也会只增不减。药酒作为一种功能性的酒类制剂，迎合人们对健康的需求，必然会受到人们的喜爱。在养生热潮的推动下药酒事业的发展壮大，不仅能够高效地提升国民的身体素质，保障人体健康，而且也为我国医药发展国际化提供了更大的可能性。

本章小结

　　本章节主要介绍了药物养生、药膳、药酒的基本概念，药膳、药酒应用的基本原则，常用药膳、药酒制作方法。其中重点是药酒的制作方法，难点是根据药膳、药酒的应用原则，选择不同功能的药膳、药酒以及具体的制作方法。

思考与练习

一、多项选择题

1. 常用的药酒制作方法有哪些？（　　　）

A. 冷浸法　　　　　B. 热浸法　　　　　C. 煎熬法　　　　　D. 煮酒法

E. 酿制法

2. 药膳调养的基本原则有哪些？（　　　）

A. 因证施膳　　　B. 因时用膳　　　C. 因人配膳　　　D. 因地选膳

E. 整体观念

二、思考讨论题

1. 常用药膳有哪些类别？

2. 药酒剂型的优势有哪些？

3. 药酒的应用原则有哪些？

参考答案

第九章

灸推养生法

本章重点

本章介绍了灸推养生法中艾灸调养、按摩调养和其他调养的基本概念；重点阐述了艾灸调养和按摩调养的操作方法、常用养生穴位（部位）、注意事项及异常情况的处理，简要介绍了其他养生法。

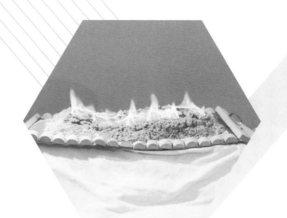

掌握艾灸调养和按摩调养的操作方法、常用养生穴位（部位），熟悉艾灸调养和按摩调养的注意事项及异常情况的处理，了解其他养生法，达到初步形成灸推养生理论基础、具备基本操作能力。

本章思维导图

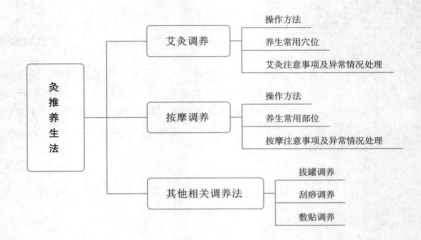

第一节　艾灸调养

艾灸调养是一种以中医基础理论为指导，运用艾灸养生法使人们达到阴平阳秘的健康理想状态的调养方法。艾灸养生法，又称保健灸法（简称灸法），是用艾条或艾炷在身体表面某些特定穴位上施灸，以调和阴阳、行气活血、温通经络、调整脏腑功能，达到防治疾病、增强体质、益寿延年等目的的方法。灸法适应症广、疗效确切、安全可靠、易于操作，广泛运用于各科疾患治疗和养生保健。艾灸养生法不仅用于强身健体，亦可用于各体质人群，特别适用于久病体虚人群的调养，是我国独特的养生方法之一。艾灸法用于防病保健的历史悠久，古人对其推崇备至，时至今日，亦受广大人民群众认可而广泛流传。

一、操作方法

艾灸法是艾灸养生法的主体，应用广泛，根据操作方式不同，可分为艾炷灸、艾条灸、温针灸、温灸器灸、特殊灸等，但以艾炷灸和艾条灸最为常用，是艾灸法的主体部分。温针灸需要较强的医学专业知识，在此简略介绍。根据本专业特点、施灸难易、适用人群等因素，将详细介绍艾炷灸、艾条灸和温灸器灸。

（一）材料

1. 艾和艾绒

艾为菊科多年生草本植物，我国各地均产，普遍野生，以湖北蕲州产者为佳，叶厚而绒多，故称蕲艾。艾味苦、性辛温，入脾、肝、肾经，具有温经通络、行气活血、祛湿散寒、消肿散结、回阳救逆等功效；具有搓捏性好、易成型、易燃烧且其热力温和，穿透力强，可直达深部等优点，适用于各体质人群的调养。

艾绒，指艾叶经加工制成的淡黄色、细软的绒状物。将艾叶反复晾晒，置于石臼或其他器械中充分捣杵，令其细软如棉，并筛去灰尘、杂梗，再焙燥，即成艾绒。

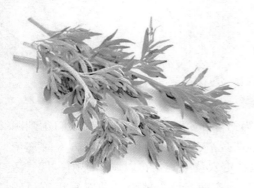

图 9-1　艾叶

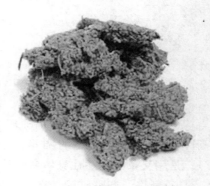

图 9-2　艾绒

2. 艾炷

　　艾炷，指用艾绒制作成的小圆锥形物体。每燃 1 个艾炷，称为灸 1 壮。艾炷的大小有不同，如麦粒、黄豆、枣核，分别称为小壮、中壮、大壮，其高和炷底直径分别为 0.3 厘米、0.5 厘米、1 厘米。

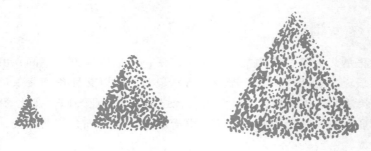

图 9-3　小壮、中壮、大壮

3. 艾条

　　指以艾绒为主要成分，用纸卷成的圆柱形条状物。根据是否内含药物，分为清艾条和药艾条。一般长约 20 厘米，直径约 1.8 厘米。因使用方便，易于操控，应用广泛。

　　（1）清艾条

　　取纯净艾绒 20~30 克，不加任何药物，用 26×20 厘米绵皮纸等包裹，卷成直径约 1.8 厘米圆柱形长条。卷的松紧度要适中，太紧不易燃烧，太松则易掉火星造成烫伤。

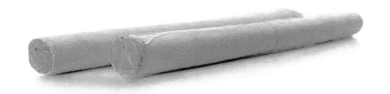

图 9-4　清艾条

（2）药艾条

将中药与清艾条混合，可制成药艾条。取肉桂、干姜、白芷、木香、独活、细辛、苍术、乳香、没药、蜀椒各等份，研成细末。将 6 克药末混入艾绒中，制作方法同清艾条。此外，制作时采用不同的药物配方、不同卷制材料、不同规格，可命名为不同的药艾条，如太乙针、雷火针等。药艾条较清艾条辛温通透之力更强，用于顽固性虚寒之疾。太乙神针常用于风寒湿痹、寒性腹痛、痛经等；雷火神针则用于腹痛、风湿病、痛经等。

（二）艾炷灸

1. 直接灸

直接灸是将艾炷直接放在穴位皮肤上施灸的方法。根据对皮肤刺激程度不同，可分为非化脓灸法和化脓灸法。非化脓灸法痛苦小，灸后无化脓或瘢痕，易于接受，且适应症广，被临床和大众喜爱及应用；化脓灸法虽疗效好，但因刺激量大、皮损等因素，如处理不当，恐致局部感染，故不适合非医疗专业使用。

非化脓灸法也称为无瘢痕灸，该灸法刺激量轻，灸后不易引起化脓，不留瘢痕。其具体方法为：先在穴位皮肤上涂抹可增加黏附或刺激作用的大蒜汁、凡士林、甘油等液汁，然后将艾炷粘贴其上，点燃艾炷尖端，待艾炷燃烧过半（50%~80%），局部皮肤潮红或灼痛时，用镊子移去艾炷，更换另一艾炷，连续灸足应灸的壮数。

化脓灸法也称为瘢痕灸，灸法刺激量重，局部组织经灸灼后产生无菌性化脓（灸疮）并留有瘢痕。其具体方法为：施灸前准备和点燃艾炷同非化脓灸，当艾炷燃烧过半，局部皮肤潮红、灼痛时，可用手在施灸穴位周围轻抓挠或轻拍，以分散其注意力，减轻痛苦。待艾炷燃尽，易炷再灸，直至灸足应灸的壮数。

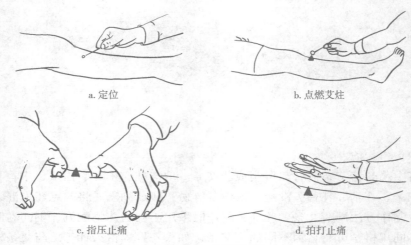

a.定位 b.点燃艾炷

c.指压止痛 d.拍打止痛

图 9-5 化脓灸法

2. 间接灸

间接灸是在艾炷与皮肤之间垫隔适当的中药材而施灸的方法。根据选用中药材和规格的不同，又分为隔姜灸、隔盐灸、隔蒜灸、隔药饼灸、铺灸等。该灸法较为温和，适应症广，易于接受，适宜于各体质人群的调养。

（1）隔姜灸

把鲜姜切成直径 2~3 厘米、厚 0.4~0.6 厘米的薄片，中间以针刺数孔，然后置于应灸的穴位或部位，再将艾炷放在姜片上点燃施灸。当艾炷燃尽，易炷再灸，直至灸完应灸的壮数。灸毕，皮肤潮红，但没有灼伤。常用于治疗因寒而致的呕吐、腹痛、腹泻及风寒痹痛等，适宜于各体质人群的调养，尤宜于阳虚质、寒湿质。

（2）隔盐灸

将纯净的食盐填敷于脐部，或于盐上再置一薄姜片，再于其上置大艾炷施灸。当艾炷燃尽，易炷再灸，直至灸完应灸的壮数。此法多用于治疗伤寒阴证或吐泻并作、中风脱证等，适宜于各体质人群的调养，尤宜于阳虚质。

（3）隔蒜灸

用鲜大蒜头切成厚 0.3~0.5 厘米的薄片，中间以针刺数孔，然后置于应灸穴位或部位，再将艾炷放在蒜片上点燃施灸。当艾炷燃尽，易炷再灸，直至灸完应灸的壮数。此法多用于治疗瘰疬、肺结核及初起的肿疡等，适宜于各体质人群的调养。

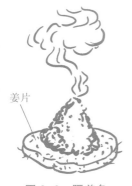

姜片

图 9-6　隔姜灸

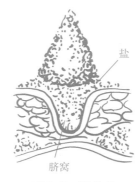

盐

脐窝

图 9-7　隔盐灸

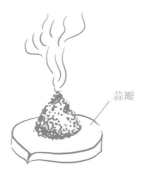

蒜瓣

图 9-8　隔蒜灸

（4）隔药饼灸

将药物（附子末、白胡椒末、淡豆豉末）于适当的黏合剂进行调和，做成直径 2~3 厘米、厚 0.5~0.8 厘米的薄饼，中间以针刺数孔以透热，然后置于应灸穴位或部位，再将艾炷放在药饼上点燃施灸。当艾炷燃尽，易炷再灸，直至灸完应灸的壮数，适宜于各体质人群的调养。

根据药饼的不同，分为隔附子饼灸、隔椒饼灸、隔豉饼灸。隔附子饼灸多用于治疗命门火衰而致的阳痿、早泄或疮疡久溃不敛等；隔椒饼灸多用于治疗风湿痹痛及局部麻木不仁；隔豉饼灸多用于治疗痈疽发背初起，或溃后久不收口等。

（5）铺灸

铺灸是在传统隔姜灸、隔蒜灸等基础上演变而来的，是一种新型的间接灸法。因其艾炷大、火力足、灸时长、面积广、穴位多、功效强等特点，非一般灸法所。而铺灸常选择背腰部的督脉经，状如长蛇，故称"督灸""长蛇灸"，若在灸饼与皮肤之间铺上一层特定的药物，则称为"火龙灸"。

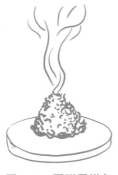

图 9-9　隔附子饼灸

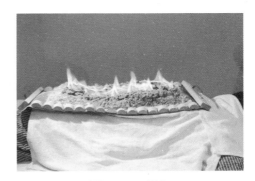

图 9-10　督灸

施灸前先制作长方形隔灸饼，将300~600克生姜或蒜捣成泥，挤去多余汁液，按大椎至腰俞穴的长度，宽约4厘米，厚约1.5厘米制成大号隔灸饼；再取适量艾绒制成长条形艾炷置于隔灸饼上，使艾炷的底宽和底长都略短于隔灸饼。施灸时取俯卧位，将隔灸饼置于其背腰正中线，可用棉纸固定周围，并从大椎穴点燃艾炷进行施灸。待有灼热感或难以忍受时，可取下燃尽的艾绒，保留隔灸饼，易炷再灸。每次施灸3壮，3~6次为一疗程。

中医学认为，督脉为"阳脉之海"。铺灸督脉，可治疗阳脉虚损或风寒湿痹所致的病症，亦可作为各体质人群的调养，尤宜于阳虚质、瘀血质等。

（三）艾条灸

1. 悬起灸

以点燃的艾条垂直悬于选定的穴位或部位上，使艾条燃着端不接触皮肤，以局部感到温热舒适为度。根据操作方式的不同，可分为温和灸、回旋灸、雀啄灸。

（1）温和灸

操作者手持艾条，将艾条燃端直接悬于施灸部位上距皮肤2~3厘米处，灸至有温热舒适的感觉，无灼痛，皮肤稍有红晕为度，一般每穴可灸10~15分钟，温和灸因火力温和，不宜用于急危重证或慢性病证的急性发作，但广泛适用于保健养生，适宜于各体质人群的调养。

（2）回旋灸

操作者手持艾条，将艾条燃着端悬于施灸部位上距皮肤2~3厘米处，平行往复回旋熏灸，使皮肤有温热感而不至于灼痛为宜，一般每次可灸10~15分钟。此法火力较强，适用于治疗风寒湿痹证，亦广泛适用于保健养生，适宜于各体质人群的调养，尤宜于阳虚质。

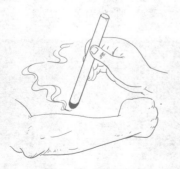

图 9-11　温和灸

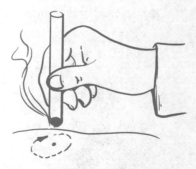

图 9-12　回旋灸

（3）雀啄灸

手持艾条，将艾条燃着端悬于施灸部位上距皮肤 2~3 厘米处，对准穴位，上下移动，一起一落，忽近忽远，犹如鸟雀啄食样，但不接触皮肤。本法具有较强的温热效应，一般每穴 5~10 分钟，多用于小儿疾患、急性痛性疾病等，适宜于各体质人群的调养。

2. 实按灸

实按灸是传统的艾条灸法之一。在施灸部位上铺设 6~8 层绵纸、纱布、绸布或棉布。手持一端点燃的艾条，将艾条燃着端对准施灸部位直按其上，停 1~2 秒钟，使热力透达皮肤深部。待感到灼烫、疼痛即移开艾条。反复点按，以皮肤红晕为度，每次治疗时每穴可按 3~7 次（太乙针和雷火针按 7~10 次），因操作简便，广泛适用于保健养生，适宜于各体质人群的调养。可根据不同的病症选用不同的艾条，如药艾条、太乙针、雷火针等。

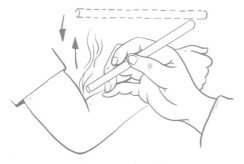
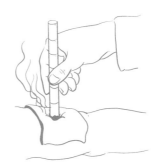

图 9-13　雀啄灸　　　　　　　　　图 9-14　实按灸

（四）温针灸

温针灸是将针刺与艾灸相结合的一种治疗方法，适用于既需要留针又需要艾灸治疗的病症，如痹证。其操作方法：先在选定的腧穴上针刺，毫针刺入穴位得气并施行适当的补泻手法，留针时将 1~3 厘米长的艾条段直接插在针柄上，从底部点燃；或将 2~3 克艾绒包裹于毫针针柄顶端，捏紧成团状，点燃艾绒，待艾条段或艾绒燃尽，至无热度后除去灰烬。灸毕，将针取出。为防止灸治过程中艾灰脱落而灼伤皮肤，可在针灸针贴近皮肤处垫一硬纸，接住落灰。此法针灸并举，简单易行，深受欢迎，但要求较强的医学知识，不适于非医疗专业，故不推荐。

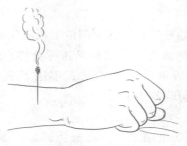

图 9-15　温针灸

（五）温灸器灸

温灸器灸法是以将艾条或艾绒放入温灸器内进行施灸的方法，具有使用方便、安全、舒适、节省人力、热力足、不烫伤皮肤等优点，适用于广大群众和各体质人群的调养。温灸器是专门用于施灸的器具，根据温灸器的不同，常分为灸架灸、灸筒灸、灸盒灸等。

1. 灸架灸

将艾条点燃后插入灸架顶孔，对准穴位固定好灸架。可通过上下调整艾条的高度以调节温度，以耐受为度。灸毕，移去灸架，取出艾条并熄灭。

2. 灸筒灸

首先，取出灸筒的内筒，装入艾绒后安上外筒，点燃内筒中的艾绒，放置室外，待灸筒外面热烫而艾烟较少时，盖上顶盖取回。在施灸部位上预放置 8~10 层棉布或纱布，将灸筒放在棉布上，以耐受为度，灸毕，移去灸筒，取出灸艾并熄灭灰烬。

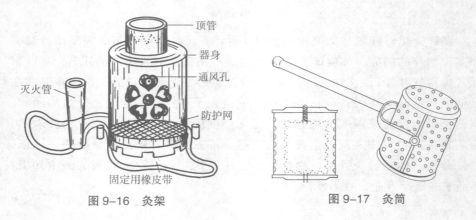

图 9-16　灸架　　　　　　　　图 9-17　灸筒

3. 灸盒灸

将灸盒安放于施灸部位的中央，视治疗时间取用合适的艾段或艾绒，点燃艾条段或艾绒后，置放于灸盒内中下部的铁纱网上，盖上盒盖。灸至患者有温热舒适无灼痛、皮肤稍有红晕为度。如感到灼烫，可略掀开盒盖或抬起灸盒，使之离开皮肤片刻，旋即放下，再行施灸，反复进行，直至灸足应灸的量。灸毕，移去灸盒，取出灸艾并熄灭灰烬。

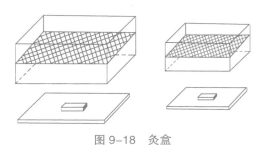

图 9-18　灸盒

二、养生常用穴位

（一）头颈部

1. 百会

属督脉经穴，为手足三阳、督脉之交会穴。位于巅顶部，两耳尖连线中点。具有升阳举陷、回阳救逆等功效，适宜于各体质人群的调养，尤适用于阳虚质、特禀质等。一般施予艾炷灸或艾条灸，可灸 7 壮或 5~10 分钟。

2. 风池

属足少阳胆经穴，为足少阳、阳维之交会穴。位于项部，当枕骨之下，与风府相平，胸锁乳突肌与斜方肌上端之间的凹陷处。为搜风要穴，具有醒脑开窍、疏发少阳经气等功效，适宜于各体质人群的调养，尤宜于特禀质、气虚质、气郁质等。一般施予艾条灸，每次 5~10 分钟。

（二）胸腹部

1. 神阙

属任脉经穴。位于当脐正中处。具有补阳益气、温肾健脾、延年益寿等功效。适宜于各体质人群的调养，尤宜于气虚质、阳虚质、痰湿质等。一般多施间接灸法，如隔盐灸，可灸 7~15 壮。

2. 中脘

属任脉经穴。位于上腹部，前正中线脐上 4 寸。为强壮要穴，具有健脾益胃、培补后天等功效，适宜于各体质人群的调养，尤宜于气虚质、痰湿质等。一般可施艾炷灸法，可灸 5~7 壮。

3. 关元

属任脉经穴。位于下腹部，前正中线脐下 3 寸。为保健要穴，具有温通经脉、调整阴阳、补气固精生血等功效，适宜于各体质人群的调养。一般可施艾炷灸法，可灸 5~7 壮。

4. 气海

属任脉经穴。位于下腹部，前正中线脐下 1.5 寸。为保健要穴，具有强壮健体之功效，适宜于各体质人群的调养。一般可施艾炷灸法，可灸 5~7 壮。

5. 天枢

属足阳明胃经穴，为大肠募穴。在腹部，横平脐中，前正中线旁开 2 寸。具有升清降浊、调畅气机等功效，适宜于各体质人群的调养，尤宜于气郁质、痰湿质等。一般可施艾炷灸法，可灸 5~7 壮。

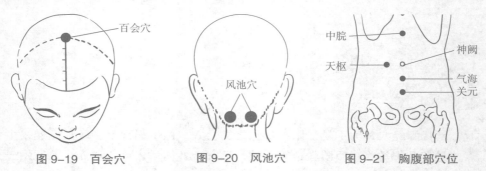

图 9-19　百会穴　　　　图 9-20　风池穴　　　　图 9-21　胸腹部穴位

（三）肩背腰部

1. 大椎

属督脉经穴，为手足三阳与督脉经之交会穴。在项背部，当第 7 颈椎棘突下凹陷中。具有益气壮阳之功效，适宜于各体质人群的调养，尤宜于气虚质、阳虚质等。一般可施艾炷灸或艾条灸，可灸 3~7 壮或 5~15 分钟。

2. 肩井

属足少阳胆经穴，为手足少阳、阳维之交会穴。在肩部，当大椎与肩峰端连线的中点处。具有祛风清热、理气降痰、活络开窍等功效。适宜于各体质人群的调养，尤宜于痰湿质、湿热质等。一般可施艾炷灸或艾条灸，可灸 3~7 壮或 10~30 分钟。

3. 肺俞

属足太阳膀胱经穴，为肺之背俞穴。在肩胛部，第 3 胸椎棘突下旁开 1.5 寸处。具有清热解表、宣理肺气、滋补肺阴、通络止痛、益气固表等功效。适宜于各体质人群的调养，尤宜于气虚质、气郁质。一般可施艾炷灸或艾条灸，可灸 3~7 壮或 5~15 分钟。

4. 膏肓

属足太阳膀胱经穴。位于肩胛部，第 4 胸椎棘突下旁开 3 寸，当肩胛骨内缘处，为强壮要穴，具有增强体质、延年益寿等功效，宜于各体质人群的调养。一般可施艾炷灸或艾条灸，可灸 7~15 壮或 15~30 分钟。

5. 命门

属督脉经穴。位于腰背部，第 2 腰椎与第 3 腰椎棘突之间的凹陷处。具有固本强肾、温肾壮阳、强健腰膝、延缓衰老、疏通督脉、调节任督二脉等功效，宜于各体质人群的调养。一般可施艾炷灸或艾条灸，可灸 7~15 壮或 15~30 分钟。

6. 肾俞

属膀胱经穴，肾的背俞穴。在腰部，当第 2 腰椎棘突下旁开 1.5 寸。具有益肾助阳、强腰利水等功效，宜于各体质人群的调养。一般可施艾炷灸或艾条灸，可灸 7~15 壮或 15~30 分钟。

（四）四肢部

1. 合谷

属手阳明大肠经穴，原穴。位于手背，当第一、二掌骨间，当第二掌骨桡侧的中点处；或以一手的拇指指骨关节横纹，放在另一手拇、食指之间的指蹼缘上，当拇指尖下便是穴。具有宣通气血、清热解表、镇静安神、健脾和胃等功效，宜于各体质人群的调养。一般可施艾炷灸或艾条灸，可灸 5~9 壮或 10~20 分钟。

2. 内关

属手厥阴心包经穴、络穴，八脉交会穴，通阴维脉。位于前臂内侧，腕横纹上 2 寸，当掌长肌腱与桡侧腕屈肌腱之间。具有宁心安神、理气止痛等功效，宜于各体质人群的调养，尤宜于阴虚质、气郁质。一般可施艾炷灸或艾条灸，可灸 5~9 壮或 10~20 分钟。

3. 曲池

属手阳明大肠经穴，合穴。位于肘关节外侧，屈肘 90°，肘横纹外侧端外凹陷中；或极度屈肘，肘横纹桡侧端凹陷中。具有清热解表、疏经通络的作用，宜于各体质人群的调养。一般可施艾炷灸或艾条灸，可灸 5~7 壮或 5~20 分钟。

4. 足三里

属足阳明胃经穴，合穴，胃之下合穴。位于小腿外侧，外膝眼下 3 寸，胫骨外大筋内。为全身性强壮要穴，可健脾和胃，益气增力，促进消化吸收，提高人体免疫机能和抗病能力，甚至可预防中风，宜于各体质人群的调养。

一般可施艾炷灸或艾条灸，可灸 5~15 壮或 10~30 分钟。亦有养生家主张在此穴施瘢痕灸，使灸疮延久不愈，可强身益寿。

5. 涌泉

属足少阴肾经穴，井穴。位于足底部，蜷足时足前部凹陷处，约当足底第二、三跖趾缝纹头端与足跟连线的前 1/3 与后 2/3 交点上。具有补肾壮阳、养心安神、健身强心、延年益寿等功效，宜于各体质人群的调养。一般可施艾炷灸，可灸 3~7 壮。

6. 三阴交

属足太阴脾经穴，为足三阴经（肝、脾、肾）之交会穴。位于小腿内侧，足内踝高点上 3 寸，胫骨后缘。具有健脾和胃、调补肝肾、行气活血、疏经通络、强腹腔诸脏器，特别是生殖系统等功效，宜于各体质人群的调养，尤宜于阴虚质、瘀血质等。一般可施艾炷灸或艾条灸，可灸 3~7 壮或 5~15 分钟。

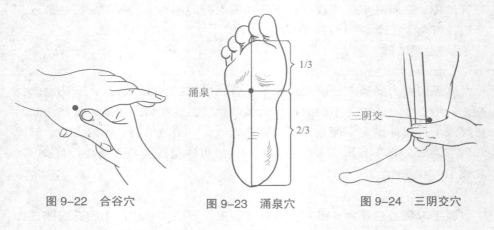

图 9-22　合谷穴　　　　图 9-23　涌泉穴　　　　图 9-24　三阴交穴

7. 太冲

属足厥阴肝经穴，腧穴、原穴。位于足背侧，第一、二跖骨接合部之前凹陷处。具有清肝泻火，平肝潜阳等功效，宜于各体质人群的调养，尤宜于阴虚质、气郁质。一般可施艾炷灸或艾条灸，可灸 3~7 壮或 5~15 分钟。

三、艾灸注意事项及异常情况处理

（一）艾灸注意事项

1. 环境和宾客的注意事项

艾灸操作室应注意清洁卫生，避免污染且通风；冬季注意保暖，夏季注意降温；有条件的地方，可安装空气净化设备。

宾客应在艾灸前提前告知基础疾病和状态，是否存在艾灸调养禁忌证，部分疾病如中暑、高血压危象、肺结核晚期大量咯血、糖尿病、精神紧张、大汗后、劳累后或饥饿等；或意识不清、感觉障碍、精神错乱、局部循环障碍等。

2. 操作者的注意事项

在施灸前，应检查灸材、灸器是否完好，且需向宾客解释可能发生的状况。如体毛较多的部位施灸时，需剃去毛发，应事先征得宾客的同意。

颜面、心前区、大血管部和关节、肌腱处及妊娠期妇女腰骶部和少腹部，不宜施灸。直接灸时，操作部位应注意预防感染，应避免沾水、保持治疗部位洁净；乳头、外生殖器官，不宜直接灸。

施灸时，艾灸火力应先小后大，灸量先少后多、先轻后重，以使宾客逐渐适应，不建议使用瘢痕灸。对婴幼儿施灸时，操作者应将另一手食、中二指岔开垫于施灸部位旁，感受热度，以免发生烫伤。

应注意防止艾灰脱落、艾炷倾倒等因素，以防皮肤烫伤或烧坏衣被。艾条灸毕后，应将剩余的艾条套入灭火管内或将燃头浸入水中，以彻底熄灭，防止再燃。如有艾灰脱落床上，应清扫干净，以免复燃。

艾灸调养时，应注意艾灸量。艾灸量是指艾灸调养时所用的艾量，以及局部达到的温热程度。不同的灸量产生不同的效果。艾炷灸的灸量是以艾炷的大小和壮数的多少计算，炷小、壮数少则量小，炷大、壮数多则量大；艾条温和灸、温灸器灸则以施灸的时间计算，时间越长，灸量越大；艾条实按灸是以点按皮肤的次数计算，点按次数越多，灸量越大。一般而言，艾灸量由艾灸的不同部位、疾病、自身情况而决定。在头面、胸部、四肢末端皮薄而多筋骨处施灸，灸量宜小；在腰腹部、肩及两股等皮厚而肌肉丰满处施灸，灸量可大。病情如属沉寒痼冷、阳气欲脱者，灸量宜大；若属外感、痈疽、痹痛，则应适度，以灸量小为宜。凡体质强壮者，灸量可大；久病、体质虚弱、老年和小儿患者，灸量宜小。

施灸调养时，选好穴位后，应选择适当的施灸体位。要选择患者舒适、安全、能坚持施灸的全过程，并且便于操作的体位，可选取仰卧位或俯卧位。艾灸调养时，还应注意施灸顺序和时间。一般而言，先上后下，先背腰后胸腹，先头后四肢。每次施灸时间为 10~40 分钟，依疾病辨证和体质确定。艾灸 5~15 次可为一个疗程。

（二）艾灸异常情况处理

1. 灼伤

灼伤后会发生水肿或水疱，如水疱直径在 1 厘米左右，一般不需做任何处理，待其自行吸收即可；如水疱较大，可用消毒针刺破疱皮，放出水疱内容物，并用消毒剪剪去疱皮，暴露被破坏的基底层，涂搽消炎膏药以防止感染，创面的无菌脓液不必清理，直至结痂自愈。灸疱处皮肤可在 5~8 天内结痂并自动脱落，愈后一般不留瘢痕。

2.晕灸

发生晕灸后，应立即停止艾灸，使患者头低位平卧，注意保暖，轻者一般休息片刻或饮温开水后即可恢复；重者掐按水沟、内关、足三里穴即可恢复；严重时按晕厥处理。如果症状没有缓解，有必要寻求专业医生的帮助。艾灸师在进行上述操作时必须遵循自己所在地区的相关规定。

<<< 案例 9-1 >>> ....

阳虚质人群的艾灸调养

问：您好，请问有什么可以帮助您？

宾客：您好，我想向您咨询一下健康问题。另外，想体验一下艾灸调养，请您给一些建议。

问：好的，我明白了。接下来，我要问您一些问题：您多大年纪？结婚了吗？有小孩吗？小孩今年几岁了？您从事什么工作？

宾客：我今年 37 岁，从事行政工作，结婚了，有一个小孩，今年 10 岁。

问：好的，我记下了，接下来请您简单介绍一下您的生活和工作状态。

宾客：平时我不怎么爱说话，性格比较内向，说话的声音也小，容易犯困，白天没精神。饮食上喜欢吃热的东西，一旦吃了冷的东西就拉肚子。近几年还出现怕冷、手脚冰凉的问题。对了小便也多，房事都没什么兴趣，大概就这些了。

问：好的，我明白了，您月经和带下怎么样？

宾客：带下量有点多清稀，月经周期还算正常。

问：好的，我了解了。根据现在的信息，可以初步判断您为阳虚体质。给您艾灸调养建议：可灸百会、大椎以提升阳气；可隔盐灸神阙以固阳；可盒灸命门、肾俞与关元气海，调节任督二脉；可重灸涌泉，或铺灸督脉等以激发先天的阳气；可重灸足三里、天枢、中脘以调节免疫、健脾和胃。

【案例点评】

该宾客长期伏案，性格内向，少气懒言，声音低微，精神不振，易疲乏，怕冷，手足不温，喜食热饮，尿频，大便稀溏，白带清稀，性欲衰退等，可判断为阳虚体质，拟出的艾灸调理方案合理。

第二节　按摩调养

一、操作方法

按摩调养是一种以中医基础理论为指导，运用按摩养生法使人们达到健康理想状态的调养方法。按摩养生法是指针对健康或亚健康人群，运用按摩手法（简称手法）在体表、经络、穴位等部位上给予机体良性的物理刺激，使脏腑协调，气血畅通，达到防治疾病和保健养生目的的一种方法，其作用主要通过按摩手法结合经穴的效应具体实现。

按摩又称为推拿，古称按跷、案杌等。按摩手法是指用手、肘、足等部位或借助特定的器械，按一定操作技术要求和流程，在体表、经络及穴位等部位上进行规范性操作的手法。按摩手法虽多种多样，但均有均匀、有力、持久、柔和、渗透的要求。根据手法的动作形态及其作用，可归纳为摆动类、摩擦类、振动类、挤压类、叩击类、运动关节类按摩。根据本专业特点、手法难易、便于操作、适用人群等要素，以下选取常用按摩手法，就其操作方法、要领、功效、注意事项、适用范围等予以详细介绍。

（一）摆动类手法

摆动类手法是指以指或掌、鱼际等部着力于体表，通过腕关节协调的连续摆动，使手法产生的力轻重交替、持续不断地作用于操作部位的一类手法。主要包括一指禅推法、㨰法和揉法三种，适用于各体质人群，其中一指禅推法和㨰法操作较难，主要介绍一指禅指峰推法和掌指关节㨰法，揉法操作简单、适用范围广，将予以详细介绍。

1. 一指禅推法

用拇指指端、偏峰或罗纹面着力于施术部位或穴位，通过前臂的主动摆动带动腕关节有节律的被动摆动，从而产生轻重交替、持续不断的作用力的一种手法，称为一指禅推法。一指禅推法为一指禅推拿流派的代表手法。根据着力点的不同分为指端推法、罗纹面推法、屈指推法和偏峰推法，以下介绍一指禅指端推法。

（1）操作方法

以拇指指端吸定于穴位或体表部位，拇指自然伸直，其余四指的指间关节和掌指关节自然屈曲，食指远端指间关节桡侧缘紧贴拇指指间关节的腹侧缘。腕关节自然屈曲，放松，悬腕，垂肘，沉肩，前臂的主动摆动带动腕关节有节律的左右摆动，使拇指指间关节自然的被动交替屈伸，使之产生的力持续不断地作用于施术部位或穴位上。摆动频率每分钟120~160次。

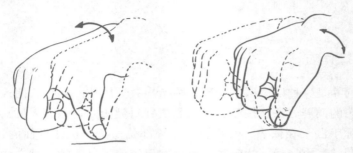

图 9-25 一指禅指端推法

（2）操作要领

沉肩：肩关节放松，双肩端平，禁止耸肩用力，以腋下能容一拳为宜。

垂肘：肘关节放松，自然下垂，屈曲120°，肘关节低于腕关节。以肘部为支点，前臂作主动摆动，带动腕部摆动。

悬腕：在腕关节放松的基础上，腕关节自然屈曲90°。

指实：拇指指端自然着实吸定于一点，使产生的力持续地作用于治疗部位上，不能产生跳跃，同时切忌拙力下压。

掌虚：除拇指外，其余四指及掌部自然放松屈曲，呈握空拳状。

紧推慢移：前臂及腕关节的摆动较快，但着力面移动的速度缓慢。

（3）功效

舒经活络、活血祛瘀、调和营卫、解痉止痛。

（4）适用范围

因接触面积小、渗透性好、刺激柔和等特点，适用于全身各经络、穴位及各体质人群。

（5）注意事项

操作过程中着力部位的压力变化、摆动的幅度要均匀，动作要灵活，使产生的力自然轻重交替，而宾客无不舒适感。着力部位应吸定，不要随摆动与体表之间产生滑动、摩擦，紧推慢移时应在吸定的基础上缓慢移动。

2. 擦法

小指掌指关节背侧着力于一定部位，由腕关节伸屈和前臂旋转的复合运动，使小鱼际与手背在施术部位上，作持续不断地滚动的一种手法，称为擦法。根据着力面的不同可分为小鱼际滚法、掌指关节滚法、拳滚法、前臂滚法，以下介绍小鱼际滚法。

（1）操作方法

拇指自然伸直，无名指和小指的掌指关节屈曲 90°，其余掌指关节及指间关节自然屈曲，使手背呈自然弧形，以第五掌指关节背侧为着力起始点，吸定于体表部位或穴位上，以肘关节为支点，前臂主动摆动，带动腕关节作伸屈和前臂旋转运动的联动动作，使小鱼际尺侧部在施术部位上进行持续不断的来回滚动。频率每分钟 120 次。

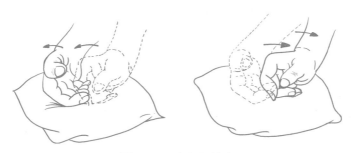

图 9-26　小鱼际滚法

（2）操作要领

沉肩：肩关节放松，双肩端平，禁止耸肩用力，以腋下能容一拳为宜。

吸定：第五掌指关节背侧既是着力起点，也是吸定点，第五掌指关节背侧皮肤和小鱼际尺侧皮肤始终不离开施术部位，紧贴体表，不能拖动、辗动或跳动。

均匀：滚动时要尽力减小摩擦力，动作协调而有节律，压力、频率、摆动幅度要尽量保持一致。

运动轨迹：滚动着力面为第五、四、三、二掌指关节背侧，来回滚动为一直线。

紧滚慢移：滚动的频率每分钟 120 次左右，随腕关节的屈伸作用而作缓慢地向前移动，移动幅度小。

（3）功效

舒筋活血、滑利关节、缓解痉挛、消除疲劳。

（4）适用范围

因接触面积大、渗透性好、刺激平和、易于接受等特点，适用于全身各经络、穴位、颈项部、背腰部、四肢部及各体质人群。

（5）注意事项

操作过程中要充分放松腕关节，腕关节作伸屈和前臂旋转运动的联动动作是由前臂的主动摆动带动的被动运动，禁止使用腕关节的拙力，从而出现折刀样的突变动作，造成腕关节的僵硬使动作出现打击感、跳动感。对体表产生均匀一致的刺激，前揉和后揉时力度、频率、幅度一致，避免出现"有去无回"或"有来无去"等单方向用力等顿拙感。体表接触面应为肌肉丰厚处，尽量避免与脊柱棘突、关节等骨突部位发生猛烈撞击。

3. 揉法

用手掌大鱼际、小鱼际、掌根、全掌或手指罗纹面着力吸定于一定部位或穴位，带动该处的皮下组织，一起作轻柔和缓的回旋运动的一种手法。根据着力部位不同，分为指揉、掌揉等。

（1）操作方法

以手掌大鱼际、小鱼际、掌根、全掌或手指螺纹面为着力点吸定于施术部位，其余关节保持放松，以肘关节或腕关节为支点，前臂的主动摆动，带动腕部或指关节作轻柔和缓的回旋运动。摆动频率每分钟 100~200 次。

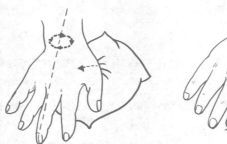

图 9-27　大鱼际揉法

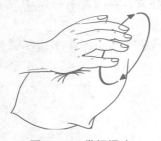

图 9-28　掌根揉法

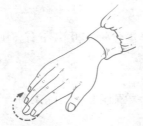

图 9-29　多指揉法

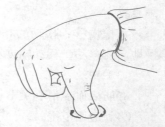

图 9-30　拇指揉法

（2）操作要领

吸定：肩、肘、手腕上肢各关节充分放松，以前臂的主动摆动带动腕、指的回旋运动。

均匀：揉动时的压力、幅度、速度应保持相对一致。

肉动皮不动：着力点要带动施术部位皮下组织作回旋运动，而着力点与局部皮肤保持紧贴状态无位移，尽量不与皮肤发生摩擦。揉动的动作连续而有节律，作用力应遵循"小—大—小—停止"的原则。

紧推慢移：在每次揉动吸定的基础上，可逐渐在一定的部位或面上缓慢地移动，回旋的速度快，而移动的速度慢。

（3）功效

调和气血、舒筋活络、缓解痉挛、消肿止痛、消积导滞、健脾和胃、温经通络、祛风散寒。

（4）适用范围

因力度渗透和缓、易于接受和操作、皮下组织产生摩擦易于产生温热感等特点，适用于全身各部经穴和各体质人群，但阴虚质和湿热质人群要注意操作时间和力度。

（5）注意事项

操作时着力面于皮肤保持吸定，两者不应相互摩擦，而是施术部位的皮肤和皮下组织之间产生摩擦；揉动时各方向的力度、幅度、频率应保持相对一致，避免出现"有去无回"或"有来无去"等单方向用力使宾客晃动，亦可边揉边移动，注意节奏性、灵活性，应视具体情况掌握力度和频率。

（二）摩擦类手法

以掌、指或肘臂部附在体表作直线来回或环旋移动，使之产生摩擦的一类手法称为摩擦类手法，包括摩法、擦法、推法、搓法、抹法等手法，适用于各体质人群，因摩擦生热，阴虚质和湿热质人群要注意操作时间和力度。

1. 摩法

以食指、中指、无名指相并拢的罗纹面或掌面为着力点，以腕关节为中心使之作环形而有节律的回旋摩动的一种手法。根据着力点的不同，分为指摩法、掌摩法。

（1）操作方法

以着力点贴敷于施术部位，其余关节保持放松，腕关节保持不动，在体表上作轻柔的环旋运动与之产生摩擦。

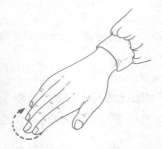

图 9-31　指摩法

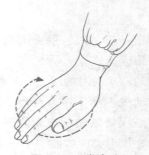

图 9-32　掌摩法

（2）操作要领

不吸定：肘关节自然屈曲，沉肩，腕关节放松，指掌自然伸直，动作和缓而协调；肘、腕、指掌相互协调运动，运动中腕关节尽量保持不动；压力轻柔，指掌接触体表部位自然贴附，不要产生向下的拙力，使接触部位产生麻木触电感、温煦感等。

皮动肉不动：指掌部与皮肤产生相对运动，幅度大而不带动皮下组织，与揉法相对。

均匀：摩动的速度、范围、压力宜均匀。

一般指摩法宜稍轻快，掌摩法稍重缓。

（3）功效

提神醒脑、行气舒肝、温中和胃、消积导滞、温阳益气。

（4）适用范围

摩法刺激温和，是最古老的手法之一，适用于全身各部经穴和各体质人群，尤适用于中焦虚寒、下元虚冷的阳虚体质人群。

（5）注意事项

根据操作时缓急和方向的不同，有补泻之分，常以急摩为泻、缓摩为补，摩腹时顺时针方向可消积导滞为泻、逆时针方向可温中健脾为补。平补平泻时速度适中，不宜过快，也不宜过慢；压力不宜过轻，也不宜过重。

2. 擦法

用掌指的一定部位附着于体表，稍向下用力，作快速直线往返运动，于体表发生摩擦产生热感的一种手法。根据着力部位不同，分为掌擦法、鱼际擦法、指擦法等。

（1）操作方法

以全掌、大小鱼际、拇指、四指等贴附于体表，其余关节自然放松，以肩关节或肘关节为支点，通过肘关节或腕关节带动施术部位作快速的直线往返运动，使体表产生热量。

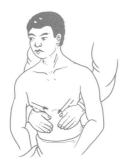

图 9-33 掌擦法

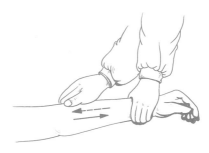

图 9-34 大鱼际擦法

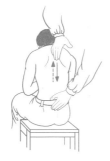

图 9-35 小鱼际擦法

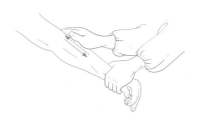

图 9-36 拇指擦法

（2）操作要领

轨迹：上肢放松，带动着力部位作直线往返运动。

支点与动力源：掌擦法、鱼际擦法以肘关节为支点，肩关节的屈伸为动力源，摩擦距离较长；四指擦法应以肘关节为支点，前臂为动力源，摩擦的距离较短；拇指擦法应以腕关节为支点、腕关节的屈伸活动为动力源，摩擦的距离最短。

均匀：动作均匀连续，有如拉锯状，不可跳跃跨越，也不可中途停顿；着力部位紧贴体表，压力均匀，不可使皮肤产生皱褶。

热量：应在一定的距离内摩擦，摩擦频率从快到慢，距离从长到短，摩擦至透热为度。

（3）功效

温经通络、活血止痛、温阳散寒、宽胸理气。

（4）适用范围

擦法压力轻、摩擦力强，具有较强的温热效应，适用于体表平坦部位和各体质人群，尤适用于阳虚、气郁、气虚等体质人群。

（5）注意事项

操作中往返用力均匀稳当，呼吸自然，不可屏气，擦动的路线要保持直线不要歪斜，往返频率120次/分。不可隔衣操作，应充分暴露施术部位，其操作距离宜长不宜短，掌握好手法操作要领，适当使用介质，不要擦破皮肤。操作完毕后，在该部位不应再用其他手法，以免导致皮肤受损，故多为结束手法。

3. 推法

用指、掌、拳、肘部着力于一定的部位或经络上，紧贴体表作单方向直线运动的一种手法，所谓"按而送之，推而行之"。根据施术部位不同分为指推法、掌推法、拳推法、肘推法等。

（1）操作方法

以操作者一定部位着力于宾客一定部位，保持一定的按压力，使施术部位作单方向的直线推动，并与着力部位产生摩擦位移。

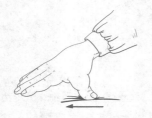
图9-37 指推法

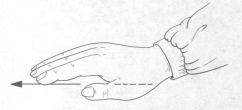
图9-38 掌推法

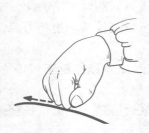
图9-39 拳推法

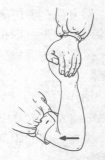
图9-40 肘推法

（2）操作要领

压力：指、掌、肘要紧贴体表，动力着实。压力从轻到重，施术者呼吸自然，不可屏气。

方向：推动的线路呈直线，一般顺经络、肌纤维及静脉的走行方向，推动的速度和力量要均匀，不要在体表产生跳跃、歪斜。

距离：指推法的推动距离较短，其余推法的推动距离宜长。

（3）功效

舒经通络、活血化瘀、行气止痛、理筋整复。

（4）适用范围

推法灵活，具有舒适的温热效应，适用于全身各部及各体质人群。

（5）注意事项

常配合使用一些介质以防止皮肤破损。在关节端部推动时，推的方向应指向肌肉肌腱的起止点，有利于理筋顺筋，在肢体中部推动时，则固定一端推向另一端。推动的方向不同所起的作用也不同，顺静脉的方向推动有利于消肿，顺动脉的方向推动则加强活血化瘀，顺经络为补，逆经络为泻，上推为升，下推为降。推动的速度不可过快，压力不可过重也不可过轻。

4. 搓法

用双手指、掌或指掌相对紧贴于受术部位或单手、双手掌面着力于体表，作相反方向，自上而下地来回摩擦揉动的手法称为搓法。根据用力方式的不同分为夹搓法、推搓法，以下介绍夹搓法。

（1）操作方法

用双手指、掌或掌指相对用力夹住操作部位，以肩关节为支点，肩关节的主动屈伸运动带动双上肢作快速的相反方向的搓动，同时作上下往返移动。

（2）操作要领

沉肩坠肘：操作者肩肘关节放松，上身稍前屈。

挟持力：双手自然伸开，五指并拢，以手指、掌或掌指着力，对向挤压，挟持住操作部位，挟持力均匀柔和，以挟持住为宜。

略带牵引：保持挟持力的基础上，略向离心牵引。

频率与速度：搓动频率快，速度由快到慢，由慢到快，上下移动要慢。

（3）功效

舒经通络、活血止痛、调和气血、祛风散寒、舒筋解痉。

（4）适用范围

搓法作为常用的辅助手法，作用比较温和舒适，适用于四肢部位的放松及各体质人群。

（5）注意事项

手法施力要深沉，但不可用暴力，以免损伤皮肤。施术时双手用力对称，搓动要快，移动要慢。指、掌、腕配合协调，动作要轻快灵活，力量要均匀连贯，快慢适宜，以皮肤发热为度。施术者不能屏气，呼吸自然均匀。

5. 抹法

用单手或双手拇指罗纹面或掌面紧贴皮肤，在体表作上下、左右往返抹动或弧形曲线的抹动手法称为抹法。根据着力部位不同，分为指抹法和掌抹法，以下介绍指抹法。

（1）操作方法

以拇指罗纹面贴附于体表，其余关节放松，以腕为支点，通过拇指掌指关节的屈伸活动，带动拇指罗纹面作上下或左右、直线或弧线的抹动。可根据施术部位轮廓的不同，灵活采取不同的抹动方式。

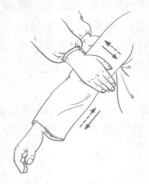
图9-41　夹搓法

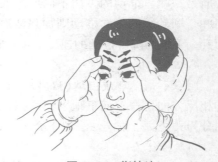
图9-42　指抹法

（2）操作要领

压力：贴附于体表，不加压力，不可带动皮下组织。

方向：可上下、左右抹动。

轨迹：可直线往返、弧线运转，根据部位灵活变化。

（3）功效

舒筋活络、开窍醒神、舒肝解郁。

（4）适用范围

抹法轻柔舒适，适用于头面部美容及各体质人群，有益于气郁质人群。

（5）注意事项

注意抹法与推法的区别，推法是单方向的直线运功，抹法则是或上或下，或左或右，或直线往返，或曲线运转，根据部位灵活变化运用。抹法操作时用力要求"轻而不浮、重而不滞"，可使用介质以润滑皮肤，频率宜轻快，动作均匀协调，不可带动皮下组织。在抹法中掌抹法最重，性平降；多指抹法最轻，性升散，应有所区别，且抹法多用作结束手法。

（三）挤压类手法

用指、掌、肘或肢体的其他部位按压或对称性地挤压体表的一类手法。可分为按压类和捏拿类两类。其中前者是出现最早的手法之一，古称按摩、按跷就来源于此。

按压类手法是用指、掌、肘或肢体的其他部位垂直用力按压体表的手法，其代表手法为按法，还包括点法、拨法等。捏拿类手法是用指、掌对称性的挤捏体表或肢体的手法，此类手法包括捏法、拿法、捻法等。

1. 按法

用指、掌、肘等部位着力于体表并与之垂直，由轻到重向下逐渐用力按压，按而留之的一种手法。根据着力部位不同，可分为指按法、掌按法、肘按法等。

（1）操作方法

以指、掌、肘等部位着力于体表，与体表垂直，以上肢为传力，运用上半身的重量，对施术部位进行垂直向下按压，用力由轻到重，到达最大力时停留片刻，逐渐减力，再反复加压，使整个动作过程既平稳又具有节奏感。

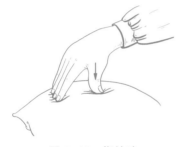
图 9-43　指按法

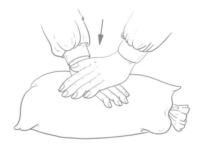
图 9-44　掌按法

（2）操作要领

吸定：施术部位与体表无位移，紧贴于体表，使着力部位力量着实可靠。

方向：垂直于体表。

力量：逐渐加力，停留片刻后逐渐减力，不可使用暴力。

节奏：按压过程用力有一定的节奏性，渐加渐减，使刺激逐步渗透到组织内部。

配合呼吸：掌按法用于腰背及胸腹时要宾客配合呼吸，呼气时逐渐用力向下按，吸气时逐渐减压。

（3）功效

舒筋通络、解痉止痛、温经散寒。

（4）适用范围

按法刺激量强，适用于肌肉丰厚部位及穴位，亦适用于各体质人群，尤适用于阳虚质。

（5）注意事项

骨质疏松、骨结核、骨肿瘤等骨质病变，严重肺胸疾患，有心脏疾患或严重代谢疾患，年老体弱、孕妇等禁用掌按法。指按法接触面积小而刺激较大，故临床操作中常与揉法结合应用，边按边揉，有"按一揉三"的说法，即重按一下，轻揉三下，形成有规律的按揉结合的连续手法操作。

按法的用力一定要逐渐加压，从轻到重，从重到轻，禁止突发突止，暴起暴落或寸劲。掌按法在腰胸部应用时要注意患者的骨质情况，避免造成意外。

2. 点法

用指端、指间关节着力于患者体表，持续向下进行点压的一种手法。点法由按法发展而来，可属于按法的范畴，故有"按而压之，戳而点之，谓之点法"。根据着力面的不同，可分为指端点法、屈指点法，以下详细介绍指端点法。

（1）操作方法

用拇指或中指指端着力患处或穴位，其余手指自然屈曲握空拳，肩肘放松，上臂主动用力下压，通过肘、腕关节传导，使指端持续向下点压。

（2）操作要领

手型：宜手握空拳，用相邻的手指固定着力指第一指间关节，以免用力时损伤指间关节。

方向：用力方向多与受力面相垂直，点在穴位上时，压力方向常常与针刺穴位的方向相一致。

压力：操作时，应由肩或前臂发力，并施以身体的重量，意念集中于着力处。用力要由轻到重，持续而稳定，使刺激逐步渗透到机体的组织深部，使之产生"得气"的感觉，并以能忍受为度。

（3）功效

舒筋活络、调经通气、活血化瘀、解痉止痛。

（4）适用范围

点法接触面积小，压强较强，是一种刺激很强的手法。适用于全身各部位和穴位，亦适用于各体质人群。

（5）注意事项

对于年老体弱、久病体虚者不宜使用点法，尤以有心脏疾病的患者忌用。用力要注意逐渐加力和逐渐减力，禁止使用暴力或寸劲，并且力量的大小既要产生"得气"感，又要以耐受为度，避免造成局部损伤。常与揉法配合使用，边点边揉，可以避免气血积聚和局部的组织损伤。

3. 拨法

以手指端深按于治疗部位，进行单向或往返拨动的手法，称为拨法，又称为指拨法、拨络法等，有"以痛为腧，不痛用力"的说法。根据着力指端的不同可分为拇指拨法、三指拨法，以下介绍拇指拨法。

（1）操作方法

五指自然伸直，腕关节自然屈曲，以拇指端着力于体表部位，其余手指置于相应位置以固定和助力。拇指用力下压至一定的深度，使局部产生酸胀感时，再作与肌腱、韧带、肌纤维或经络成垂直方向的单向或来回拨动。若单手指力量不足时，亦可用双拇指重叠进行拨动。

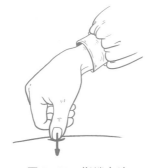

图 9-45　指端点法

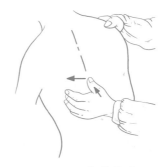

图 9-46　拇指拨法

（2）操作要领

方向：向下的按压力、垂直肌纤维方向的横向拨动力。

吸定：拨动时指端应按住皮下肌纤维、肌腱或韧带，带动其一起运动，指端尽量不与皮肤产生摩擦。

力量：拨动的用力应由轻到重，然后由重到轻，不可突加猛力。

（3）功效

解痉止痛、松解粘连、活血祛瘀。

（4）适用范围

拨法接触面积小，力量深沉，刺激较强，常常用于阿是穴或肌肉痉挛部位，各体质人群均可适用。

（5）注意事项

操作中，拨动用力要注意掌握"以痛为腧，不痛用力"的原则。先在位于患处的某一体找到最痛的一点，用拇指按住此痛点，然后转动患部肢体，在运动中找到并保持在指端下的痛点由痛变为不痛的新体位，然后再使用拨法。

操作时，要与弹拨法区别。弹拨法力量更强，且拨法对皮肤无摩擦移动，而弹拨法除对肌纤维、肌腱或韧带施以弹拨外，与表皮之间亦有较重的摩擦。

4. 捏法

以拇指和其他手指相对用力，在操作部位作有节律的、一紧一松的挤捏，并作匀速上下移动的手法称为捏法。根据拇指与其他手指配合的多寡分为三指捏法、五指捏法。

（1）操作方法

用拇指与食、中指的指腹，或用拇指和其他手指的指腹自然贴附在体表的两侧，相对用力挤捏，随即放松，再用力挤捏、放松，反复重复挤捏和放松动作，并循序匀速移动。

（2）操作要领

吸定：操作时拇指和其他手指的指面及虎口、掌面自然紧贴在体表。

柔和：拇指和其余手指要以指腹着力，腕关节放松，施力时双方用力对称，用力轻柔，轻重交替。

均匀：操作中用力均匀，动作要有节奏性，连续而不间断。一般顺经挤捏，且随一张一合连续缓慢移动，轻重适度。

（3）功效

通经活络、行气活血、解痉止痛、消炎利肿。

（4）适用范围

捏法刺激量较强，主要适用于疼痛肢体部位，亦可适用于肢体放松，各体质人群均可适用。

（5）注意事项

操作中避免指端用力，应用指腹着力，腕关节放松。如用指端着力则失去挤压的作用，并带来不适感。

挤捏移动的方向不同作用有差异。抬高肢体，向心性移动，能使津血归心、消炎利肿；反之，肢体下垂，离心性移动，可使气血发散、活血化瘀。挤捏时不要含有揉、提的手法，如捏中带揉、提，则类似拿法。挤捏前，可先在腋下或腹股沟处点按、弹拨，从而使经脉畅通。

5. 拿法

用拇指和其余手指相对用力，提捏或揉捏肌肤的手法称为拿法。有"捏而提起谓之拿"的说法。根据拇指与其配合手指的数目，可分为三指拿法、五指拿法。

（1）操作方法

用拇指与其他手指相对用力，在挤捏肌肤的同时用腕关节的力量向上提起肌肤，继而放下，并用拇指和其他手指施以揉动，持续有节律地进行以上手法的重复操作。

（2）操作要领

手型：挤捏和提起时用拇指和其余手指的指面着力，避免使用指端着力。

吸定：操作中拇指和其余手指的指腹、虎口及掌面尽可能地紧贴体表。

松腕：操作中腕关节要放松，动作灵巧、力量柔和，富有节律性。

拿法是一复合手法，提捏中含有揉法的作用，实际上包含了捏、提、揉三种手法。

（3）功效

舒筋通络、解痉止痛、发散风寒、升举阳气、行气活血、消积导滞。

（4）适用范围

拿法既有力量又柔和舒适，易于接受，适用于全身各部位和各体质人群，尤适用于瘀血质、阳虚质人群。

（5）注意事项

拿时一紧一松地提起、放下，力量由轻到重，和缓而有节律性，逐步达到渗透的作用，切忌突然加力或减力。操作中要注意腕关节的灵活性，动作协调，可双手交替操作或同时操作，避免死板僵硬。

6.捻法

用拇指和食指夹住宾客的指、趾或肌腱等部位，作对称、快速的捻线状的搓揉，并作上下往返移动的手法，称为捻法。

（1）操作方法

用拇指罗纹面与食指桡侧缘或罗纹面相对捏住施术部位，稍用力作对称的、快速的捻线状的搓揉动作，并作上下往返移动。

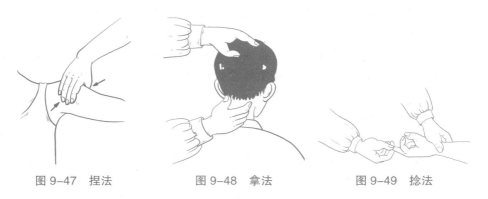

图9-47 捏法　　　　图9-48 拿法　　　　图9-49 捻法

（2）操作要领

挤压：拇指和食指夹持，用力灵活、均匀，夹持力适中。

力量：捻动时着力面于皮肤，使皮下组织移动，不与皮肤产生摩擦。在捻动时揉劲宜多，搓劲应少。

方向：捻动时拇食指作相反方向，是一种相向运动。

速度：捻的速度要快，上下、左右的移动要慢而有连贯性，不可呆滞。

（3）功效

理筋通络、消肿止痛、活血祛瘀、滑利关节。

（4）适用范围

捻法刺激量小，适用于四肢末端指、趾或体表肌腱处，适用于各体质人群，尤适用于瘀血质。

（5）注意事项

操作时两指夹持力以能夹持住施治部位为宜，太重则捻动呆滞，太轻则摩擦过大，揉动的力量减少。捻动时，常常稍同时牵拉施治部位，使理筋、顺筋作用更好。捻法与搓法相似，搓法着力部位是手掌，夹持部位较大，用力大，搓动、上下移动幅度大；捻法着力部位是手指，夹持部位较小，用力小，搓动、上下移动幅度小。

（四）振动类手法

以较高频率的节律性交替刺激持续作用于人体，使受术部位产生震动感觉的手法称为振动类手法。常作为结束手法，与搓法常配伍使用。本类手法包括抖法、振法。

1. 抖法

用双手或单手握住患者的上肢或下肢远端，静止用力作连续的、小幅度的上下颤动，使肌肉、关节有轻松感，达到放松肌肉、关节目的的手法。

（1）操作方法

以双手或单手握住患者的上肢或下肢远端，略带一定的牵引力，静止作连续的、小幅度的上下颤动，并使抖动所产生的抖动波似波浪般地传递到肢体近心端关节。

（2）操作要领

牵引：抖动上肢时，手握腕部，向外侧牵引60°左右，作上下的连续抖动；抖动腰部时，双手握住宾客的两踝部，向下牵引将下肢抬至于床面30°，作上下兼有内旋的连续抖动。

传达：抖动上肢时，抖动从腕部经肘部传至肩部；抖动下肢时，抖动从踝部经膝部传至髋腰部。

幅度与频率：操作者呼吸自然，不可屏气，抖动的幅度小，频率快，动作连续，一气呵成。抖动上肢，频率一般在200次/分钟左右；抖动腰部时，频率一般在100次/分钟左右。

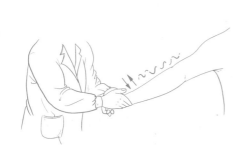 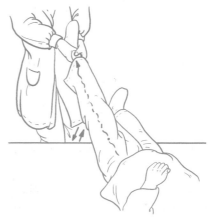

图9-50　上肢抖法　　　　　　　　　　图9-51　下肢抖法

（3）功效

舒筋活络、滑利关节、活血祛瘀。

（4）适用范围

抖法具有和缓、放松、舒适、疏导的特点，常常作为肢体结束手法使用。各体质人群均可适用。

（5）注意事项

对于有习惯性肩、肘、腕关节脱位病史者，严禁使用本手法；腰部疼痛剧烈，腰部肌肉痉挛以及腰椎滑脱等疾病不适用本手法；对于有骨质疏松、年老体弱的患者慎用该手法。

抖动前要使患者充分放松，使肌肉处于最佳松弛状态。抖动时要适当地牵拉肢体，使肢体绷直。抖动应通过上肢肌肉强直性静止用力产生，使抖动幅度尽量小，避免使肢体产生大幅度的波动。

2.振法

将指端或手掌紧贴体表上，通过前臂和手部的肌肉强力地静止性用力，作持续性快速振动，使治疗部位产生高速振动的一种手法。根据着力部位的不同分为指振法、掌振法，以下介绍指振法。

（1）操作方法

以食指或中指指端垂直放于体表（掌振法以手掌掌面紧贴于体表），注意力集中于指端（或手掌），通过前臂屈肌群和伸肌群交替的强直性静止用力，产生快速的振动，使受术部位产生温热感、松动感。

（2）操作要领

吸附：指端（或手掌）贴附于体表，不离开皮肤，也不可施加额外的压力。

静止性用力：注意力要高度集中于掌指部，前臂静止，屈肌群和伸肌群交替的等长收缩，不能屏气，呼吸自然而有节律。

频率：一般认为，振动的频率要达到 400~600 次 / 分钟左右。

幅度：幅度要小，不能使肢体产生抖动或摆动。

（3）功效

镇静安神、温中散寒、行气消积、升举阳气。

（4）适用范围

振法具有柔和舒适、频率较快的特点，主要用于头面部和胸腹部穴位，各体质人群均可适用，尤适用于阳虚质、气虚质、气郁质。

（5）注意事项

操作时除前臂主动静止性用力外，其余部位不要作故意的摆动及颤动，也不可向施术部位加以压力。指掌自然贴附体表，既不可离开体表，也不可施加压力，操作要使治疗部位产生温热感及松动感，并从操作部位向周围扩散。

（五）叩击类手法

用手掌、拳背、手指或特制的器械叩击体表的手法为叩击类手法。本类手法包括拍法、击法、叩法等。

1. 拍法

五指并拢，用虚掌拍击体表的手法，称为拍法。

（1）操作方法

五指自然并拢，掌指关节自然微屈，使掌心空虚，沉肩，垂肘，腕关节放松，肘关节主动屈伸运动，带动虚掌有弹性、有节奏、平稳地拍击施术部位。用双掌操作时，以双掌一起一落交替拍击施术部位。

（2）操作要领

手型：操作时虚掌蓄气拍击施术部位，使振动感渗透到组织深层。拍击时不可拍实体表部位。

弹性与节奏：拍击动作要平稳，使掌周、指周边同时接触体表，使击打声清脆，拍击部位无痛感。拍击时腕关节要充分放松，力量从前臂通过腕关节传到掌部，使击打的力量刚柔相济，拍击的动作灵活自如。

刺激量：直接接触皮肤拍击时，以皮肤轻度潮红为度。

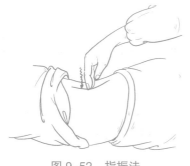

图 9–52　指振法

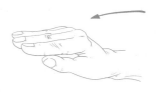

图 9–53　拍法

（3）功效

活血化瘀、解痉止痛、益气升阳。

（4）适用范围

拍法具有力的传导、声的刺激，容易操作和接受等特点，运用较广，常作结束手法使用。适用于肌肉丰厚部位，各体质人群均可适用，尤适用于瘀血质、阳虚质。

（5）注意事项

对有结核、冠心病、肿瘤等症者禁用拍法。

拍击时应用虚掌，忌平掌拍击。拍击的动作干脆利落，不可在体表产生拖、拉等动作。拍击时用力应与体表垂直，不可偏移，一拍即起，不可拍实，否则易抽击皮肤而疼痛。

2. 击法

用拳背、掌根、掌侧小鱼际、指尖或桑枝棒击打体表一定部位，称为击法。根据接触体表的部位或使用器械可分为：拳击法、掌击法、侧击法、指尖击法、桑枝棒击法，以下介绍拳击法。

（1）操作方法

握拳，腕关节稍背屈，不可屈伸，前臂外旋，通过肘关节的屈伸使拳背有节律地平击在施术部位。

（2）操作要领

方向：击打的方向要与体表垂直。

力量：击打时用力要稳，含力蓄劲，收发灵活。发力短暂而迅速，有反弹感，即一击到体表就迅速收回，不可有停顿和拖拉。力量应因人、因病、因部位而异。

（3）功效

舒筋通络、活血祛瘀、行气止痛。

（4）适用范围

击法作用时间短，刺激量强，主要适用于肌肉丰厚部位或颈背部、腰骶部。适用于各体质人群，尤适用于气郁质。

（5）注意事项

风心病、脑栓塞、高血压病史者忌用本法。本手法刺激较强，在头部、心前区、两肾区操作时宜轻，避免造成损伤。击打要避免使用暴力。

3.叩法

以小指尺侧或空拳的尺侧缘叩击体表的手法，称为叩法。叩法刺激程度较击法轻，有"轻击为叩"的说法，可类同于击法范畴。分为佛手掌叩法、屈拳叩法，两种叩法没有严格的部位操作差别，以下介绍佛手掌叩法。

（1）操作方法

双手并拢，十指自然分开，双手手指自然紧贴，掌心空虚，两腕关节背伸，呈拜佛状，指、掌、腕关节放松，前臂主动旋转，使小指尺侧节律性叩击体表，若操作正确，常可发出"嗒嗒"声响。

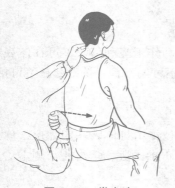

图 9-54　拳击法

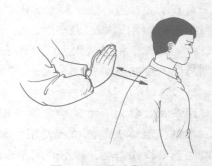

图 9-55　佛手掌叩法

（2）操作要领

力量：适中，使宾客感觉有轻微的振动，伴随清脆的响声。

手型：保持手型，同时腕关节及手指要放松，不可实力击打。

节奏：叩击时要有很强的节奏感，常可发出"嗒嗒"声响。

（3）功效

行气活血、舒筋通络、镇静安神、醒脑开窍。

（4）适用范围

叩法作用时间短、刺激舒适，运用于头痛头晕、肌肉疲劳不适的调养，各体质人群均可使用。

（5）注意事项

操作时要尽量产生空响声，使局部产生振动感，感觉轻松舒适，而无被实力击打感。叩击时不要施以重力，重力叩击就失去了叩法的作用。

（六）运动关节类手法

使关节作生理活动范围内的屈伸、旋转、内收或外展等被动活动的手法，称为运动关节类手法。本类手法主要包括摇法、背法、扳法和拔伸法，是常用的治疗手法之一。其具有理筋整复、松解粘连的作用，对某些疾病常能取得"立竿见影"的功效。然而，运用这类手法，要求具有医学知识，特别是对解剖较为熟悉，且操作较为复杂，故选取具有较好养生保健功效的摇法和拔伸法进行介绍。

1. 摇法

使关节作被动的和缓回旋运动的一种手法，称为摇法。根据运动关节的不同可分为颈项摇法、腰椎摇法、肩关节摇法、肘关节摇法、腕关节摇法、髋关节摇法、膝关节摇法、踝关节摇法等，以下介绍肩关节摇法的托肘摇肩法。

（1）操作方法

宾客取坐位，肩部放松，一侧肘关节自然屈曲，操作者站于其身侧后方，用一手扶按住肩关节上部，另一手腕托其肘部后方，双手协调用力，使肩部作顺时针或逆时针方向的从小到大幅度的环转摇动。

（2）操作要领

精准：两手协调配合，动作柔和，用力稳、准，除被摇动的关节外，其余部位应固定，避免产生晃动。

速度：摇动时切勿使用暴力或蛮力，摇动的速度由慢渐快，尤其刚开始摇动时速度要慢，可随摇转次数的增加和宾客的逐渐适应而逐渐加快速度，但摇动的速度总以慢为宜；

方向与幅度：摇动的方向和幅度要在生理范围或病理范围内，且在宾客耐受度内进行，幅度由小渐大，循序渐进。

（3）功效

滑利关节、松解粘连、解痉止痛、行气活血。

（4）适用范围

为运动型手法，操作灵活，简单易行，适用于全身各主要关节，为常用保健养生手法，各体质人群均可适用。

（5）注意事项

有习惯性脱位病史、颈部外伤、腰椎滑脱、脊柱骨折、四肢伤筋疑为肌腱、韧带断裂伤等禁用摇法。对于椎动脉型、交感型、脊髓型颈椎病慎用摇法。

摇法使用前应先用和缓轻柔的手法充分放松后才可操作。摇转时其运动轨迹是圆锥形，常用一手固定关节的一端，另一手摇动；或以关节为中心，两手同时做相向的环转运动；其幅度要限制在正常的生理范围或病理范围且应耐受度内进行，禁止使用暴力、蛮力。

2.拔伸法

固定关节或肢体的一端，沿其纵轴方向牵拉另一端，使关节或半关节伸展的一种手法，称为拔伸法，又称为"牵引法""牵拉法""拉法""拔法"等，是正骨推拿流派常用手法，包括全身各部关节、半关节的拔伸牵引。根据拔伸的关节或半关节分为颈椎拔伸法、肩关节拔伸法、腕关节拔伸法、指间关节拔伸法、腰椎拔伸法、骶髂关节拔伸法、踝关节拔伸法等，以下介绍肩关节拔伸法之上举拔伸法。

（1）操作方法

宾客取坐位，双上肢自然下垂。操作者立于其身侧后方，用一手托握住上臂下段，并将其手臂自前屈位或外展位缓慢抬起，至肩关节外展120°~140°时，用另一手握住其前臂近腕关节处，同时托上臂的一手自然上移，握住其前臂，两手协调用力，向上缓慢地拔伸，至有阻力时，以钝力持续进行牵引。

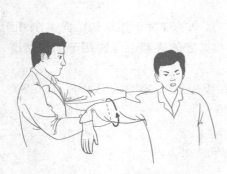

图9-56　托肘摇肩法

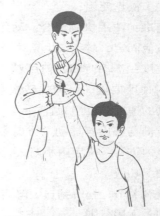

图9-57　肩关节上举拔伸法

（2）操作要领

牵引力：牵引拔伸时力量应循序渐进，由小逐渐增大，拔伸到一定的程度后，则需维持一个稳定的牵拉力，以宾客能耐受为度。

力量：拔伸动作要稳而缓，用力均匀而持续，不可突然暴力牵拉。

方向：牵拉时要注意固定好近端，牵拉远端，牵拉的方向应顺应肢体的纵轴线，不可歪斜。

（3）功效

理筋整复、松解粘连、滑利关节、顺筋舒筋、解痉止痛。

（4）适用范围

拔伸法是相对或相反方向的拔伸运动，适用于脊柱和四肢各关节，各体质人群均可适用。

（5）注意事项

根据病情轻重缓急的不同和施术部位的不同，要注意顺应关节的生理特点、控制和调节拔伸的力量和方向。拔伸中禁止突然的暴力牵拉，以免造成神经、肌肉组织的牵拉损伤。

拔伸前，应充分放松后在无痛或在宾客能忍受的范围内实施手法；不可在疼痛、痉挛较重的情况下拔伸，以免增加患者的痛苦及软组织的对抗反应，造成手法的失败。

二、养生常用部位

（一）头颈部

1. 揉太阳

太阳经，外奇穴。位于头侧颞部，眉梢与目外眦之间，向后约一横指的凹陷处。以双拇指螺纹面吸定于太阳穴，其余四指分置于头侧加以固定，保持一定的力度作和缓柔和的回环运动，操作 1~2 分钟，有解除疲劳、振奋精神、止痛醒脑等功效，宜于各体质人群的调养。

2. 分抹眉弓

眉弓，即眉头至眉梢一弧线。以双拇指螺纹面内侧着力于眉弓作往返轻轻的抹动，操作 1~2 分钟，有祛风散邪、清利头目等功效，宜于各体质人群的调养。

3. 揉颞筋

颞筋，即双头侧颞肌处。以双手第二、三、四指指腹或螺纹面着力，双手拇指置于枕部加以固定，着力部位以一定的压力，吸定于双头侧，作和缓柔和的回旋运动，操作 2~3 分钟，有祛风活络、调理少阳气机、缓解疲劳、舒畅心情等功效，宜于各体质人群的调养，尤宜于气郁质、瘀血质等。

4. 推桥弓

桥弓，在颈部两侧大筋（胸锁乳突肌）一直线，转头时隆起处。以食中两指指腹着力，保持一定的按压力，从头向胸单方向直线推动，操作 2~3 分钟，具有缓解神经紧张，降血压的作用。宜于各体质人群的调养，尤宜于气郁质。

5. 拿揉风池

风池，位于项部枕骨之下，与风府相平，胸锁乳突肌与斜方肌上端之间的凹陷处。以一手拇食指分别吸定于双侧风池穴，另一手置于前额加以固定，拇食指保持压力、方向朝另一手，双手协调，作有节律的拿揉动作，一拿三揉。操作 1~2 分钟，具有祛风醒脑、疏肝解郁之功效，宜于各体质人群的调养，尤宜于特禀质、气虚质、气郁质等。

6. 叩巅顶

巅顶，即头部。双手并拢，十指自然分开，双手手指自然紧贴，掌心空虚，两腕关节背伸，各关节放松，前臂主动旋转，使小指尺侧节律性叩击头部，操作 1~2 分钟，具有醒脑宁神之功效，宜于各体质人群的调养。

7. 拿颈项

颈项，即项部。以拇指与其他手指指腹吸定于项部相对用力，在挤捏同时用腕关节的力量向上提起，一张一弛，操作 2~3 分钟，具有缓解颈项部疲劳，调畅气机的功效，宜于各体质人群的调养，尤宜于气郁质。

8. 擦颈项

颈项，即项部。以手掌附着于颈项部皮肤，稍向下用力，作快速的直线往返运动，一般可操作 1 分钟，以潮红为度。具有温经通络、行气活血、升阳举陷等功效，宜于各体质人群的调养，尤宜于阳虚质、气虚质、瘀血质。

（二）胸腹部

1. 点揉天突

天突，属任脉穴。位于颈部，当前正中线上，胸骨上窝中央，在左右胸锁乳突肌之间。以中指指腹吸定于天突穴，垂直于胸骨上窝，与中轴线呈 45°缓慢用力，"按而留之，戳而点之"，然后再作环转运动，一点三揉，反复数遍。有宽胸理气、通利气道、降痰宣肺等功效，宜于各体质人群的调养，尤宜于气虚质、气郁质、痰湿质、特禀质等。

2. 按揉膻中

膻中，属任脉穴。位于前正中线，平第 4 肋间，两乳头连线的中点，在胸骨体上。以拇指指腹着力，吸定于膻中穴，缓慢向下垂直按压，停留片刻，逐渐减力，再作环转运动，一按三揉，反复数遍。有宽胸理气、降气化痰等功效，宜于各体质人群的调养，尤宜于气郁质、痰湿质等。

3. 分推胸胁

胸胁，即胸廓。双手五指自然分开，以各指指腹着力置于肋间隙，从正中线向两侧沿肋间隙单方向推动，反复数次。具有宽胸理气、舒畅心情等功效，宜于各体质人群的调养，尤宜于气郁质。

4. 揉中脘和振揉关元、气海

以一中指吸定于中脘穴，另一中指吸定于关元或气海穴，双手保持一定的按压力，协调作回旋运动；置于关元或气海之中指，向下加力，再实施振法，一振三揉，反复数次，一般可操作3~5分钟。具有调理气机、健脾和胃、补肾温阳、行气利水固脱等功效，宜于各体质人群的调养，尤宜于阳虚质、气虚质、痰湿质等。

5. 拿揉天枢

以拇中指分别吸定于双侧天枢穴，保持一定的按压力，对向挤压的同时向上提起，但不离开腹直肌外侧缘，再轻揉，一拿三揉，反复数次，一般操作1~2分钟。具有调节胃肠功能、理气健脾、清利湿热等功效，宜于各体质人群的调养，尤宜于湿热质、气郁质等。

6. 振揉腹

以手掌掌面吸附于腹部，掌心正对肚脐，保持一定的向下按压力，施加振法，再稍减力，作环形运动，一振三揉，反复数次，一般操作3~5分钟，具有调节肠道内环境，促进排便的作用，宜于各体质人群的调养。

7. 摩腹

以手掌掌面贴附于腹部，作逆时针或顺时针摩动，一般操作3~5分钟，具有调节胃肠功能、促进消化吸收和排便等功效，宜于各体质人群的调养。

（三）肩背腰部

1. 拿肩井

以双手拇指与其余四指夹持肩井，对向用力地同时向上提起，但不要离开肌肉，左右交替，反复操作1~2分钟，具有祛风清热、行气活络、缓解疲劳等功效，宜于各体质人群的调养，尤宜于湿热质、气郁质、瘀血质人群。

2. 揉膀胱经

以双手全掌或掌跟分别置于背部双侧膀胱经，保持一定的按压力，作环转运动，缓慢移动，自上而下，反复操作3~5遍。有舒缓背腰部肌肉疲劳、提高免疫力等功效，宜于各体质人群的调养。

3. 揉肩胛

以双手全掌掌面分别吸附于双侧肩胛部，保持一定的按压力，作环转运动，操作 1~2 分钟。具有宽胸理气、补肺祛痰等功效，宜于各体质人群的调养，尤宜于气虚质。

4. 推督脉

以全掌掌面着力大椎穴，在后正中线向腰骶部单方向直线推动，反复 3~5 次。有温阳散寒、调节免疫力、延年益寿等功效，宜于各体质人群的调养，尤宜于阳虚质。

5. 拿揉肾俞

以拇指和食中指分别吸定于双侧肾俞穴，保持一定的按压力，对向挤压的同时向上提起，但不离开竖脊肌外侧缘，再轻揉，一拿三揉，反复数次，一般操作 1~2 分钟。具有强身健腰、延年益寿等功效，宜于各体质人群的调养。

6. 擦振命门、腰骶

以手掌着力贴附于命门或腰骶部，垂直于身体纵轴，作来回直线摩擦运动，以透热为度，再以手掌附着于命门行振法，使表皮温度透入至深层组织，反复数次。有温肾壮阳、延年益寿等功效，宜于各体质人群的调养，尤宜于阳虚质。

7. 拍叩背腰

双手五指并拢，用虚掌拍击背腰部，与以空拳的尺侧缘叩击背腰部交替进行，反复数次。有振奋体表阳气、缓解疲劳等功效，宜于各体质人群的调养。

（四）四肢部

1. 拿上肢

以拇指和其余四指吸定于上肢，对向挤压的同时向上提起，从肩部起，紧拿慢移，反复数遍。有缓解上肢疲劳、活血化瘀等功效，宜于各体质人群的调养。

2. 搓抖上肢

用双掌相对紧贴于上肢，从上臂开始，作方向相反、自上而下的来回摩擦揉动，紧搓慢移，搓至腕关节，再握其腕部略加牵引，静止用力作连续小幅度的上下颤动，反复数次。有缓解上肢疲劳、滑利关节等功效，宜于各体质人群的调养。

3. 拿揉内外关

以拇中指分别吸定于内外关穴，保持一定的按压力，对向挤压的同时向上提起，但不离开皮肤，再轻揉，一拿三揉，反复数次，一般操作 1~2 分钟。有调节维系全身经脉之功效，宜于各体质人群的调养。

4. 揉点合谷、太冲

合谷、太冲，合称四关穴，为人体生命之关口，为常用保健穴。以拇指螺纹面分别吸定于合谷、太冲穴，保持一定的按压力作环旋运动，再向下用力，戳而点之，停留片刻，一点三揉，左右交替，反复数次。有祛风散寒、镇肝熄风、醒脑开窍、镇心安神、行气活血、解郁助眠等功效，宜于各体质人群的调养，尤宜于瘀血质、气郁质等，但孕妇慎用。

5. 按揉足三里

以拇指螺纹面吸定于足三里穴，保持一定的按压力作环旋运动，再向下用力，按而压之，停留片刻，一按三揉，左右交替，反复数次。具有增强免疫、调理脾胃、补中益气、通经活络、疏风化湿、扶正祛邪等功效，适用于各体质人群的调养。

6. 揉三阴交

以拇指螺纹面吸定于三阴交穴，保持一定的按压力作环旋运动，左右交替，反复数次。有调理足三阴、调肝补肾、健脾益血、安神助眠等功效，宜于各体质人群的调养，但孕妇禁用。

7. 摇运四肢各关节

以双手分别握住四肢关节的远近端，双手协调，在关节生理活动或病理活动范围内作轻柔的回旋运动，幅度逐渐增大。有滑利关节、缓解疲劳等功效，宜于各体质人群的调养。

三、按摩注意事项及异常情况处理

（一）按摩注意事项

1. 环境和宾客的注意事项

按摩操作室应保持安静、卫生、通风，避免强光和噪声的刺激。冬季注意保暖，夏季注意降温。

宾客应避免过于紧张，且提前告知基础疾病和状态，是否存在按摩禁忌证，如各种传染病；骨与关节感染性疾病；骨与关节及软组织肿瘤；各种烧伤、烫伤或溃疡的创面；各种出血性倾向的疾病；严重心、脑、肝、肾等器官的器质性疾病；酗酒或不愿配合的精神病患者；脊柱急慢性损伤或伴有脊髓症状的；年老体弱者；经期、妊娠期妇女的腰骶部和腹部；极度疲劳、过饥过饱、大运动量后、久病体虚者。

2. 操作者的注意事项

操作者应保持手、指甲的清洁和修剪，不戴饰品，冬季保持温暖，夏季保持干爽。操作者应提前明确按摩方案，排除禁忌证，同时做好沟通，排除宾客的顾虑，得以更好地实施操作。

操作者手法应具有一定的力度。一般说来，力度越重，刺激性越强；力度越轻，刺激量弱。力度不是越重越好，力度的大小应根据宾客的年龄、性别、体质等情况灵活掌握，还需符合人体组织的力学与生理特性，使手法对人体形成一种良性刺激，即愉悦感。一般而言，年老体弱、妇女儿童，体型消瘦者，手法力度宜轻；年轻体壮者，手法力度宜重。软组织新伤早期手法宜轻，陈伤后期宜重。针对整个操作过程，一般应遵循"轻—重—轻"原则，即手法操作过程中，两头宜轻便于放松，中间稍重便于针对性调养。对于同一部位的操作，一般遵循轻重交替的原则，并结合点、线、面交替使用，切记不可在同一部位或点上长时间、持续重手法的操作，以免出现意外。

操作时应遵循一定的操作顺序，即自上而下、先左后右、从前到后、由浅入深，循序渐进，可根据具体情况来调整。

操作者还需根据宾客的需求、体质，手法的类别和力度等因素，来确定按摩调养所需要的时间。时间太短，达不到目的；时间过长，可能引起不良反应。一般来说，软组织新伤早期时间宜短，陈伤后期宜长。每次保健调养时间建议不超过 50 分钟。

操作者在操作过程中，要注意观察和询问宾客，适当、适时地调整手法的力度和时间，注意刺激量的把握。在实施运动关节类手法时，切忌粗暴，幅度应从小到大，循序渐进，避免超出生理活动或病理活动范围。

按摩调养时，根据宾客的需求和手法特点等因素，选择适当的体位和姿势。选择体位与姿势是否合适，与手法的施展和调养后的愉悦感密切相关。选择体位时，既要有利于宾客舒适、安全、肌肉放松，又要有利于操作者手法发力、节省体力、持久操作。

（二）按摩异常情况处理

1. 皮下出血

皮下出血是指宾客在接受按摩调养时或调养后，局部皮下出现瘀青、青紫并伴有疼痛的现象。其原因多由于宾客自身有出血倾向的疾病，如血小板减少症、血友病等或按摩手法过重或按摩手法不当等引起。

对轻度的皮下出血或小面积的瘀青，一般不必特殊处理，3~5 天可自行消退；若面积比较大，疼痛明显，可制动、冷敷或用弹力绷带固定，有防止继续出血的作用；当出血停止后，可在局部使用轻手法，如揉、摩等，同时加以热敷，有促进血肿吸收、消散的作用。按摩前应询问宾客，是否有出血倾向的疾病；正确掌握各手法的操作要领，手法不宜过重；出血早期，不宜使用热敷，应在出血停止后使用。

2. 破皮

破皮是由于操作者操作不当，使宾客皮肤表面出现破损、出血的现象，其原因多是手法使用不当、未使用介质等。

皮肤破损处，不应继续操作，要保持伤口清洁，并实施清创，一般不需要缝合与包扎，数日后可痊愈。使用摩擦类手法时，注意把握力度、时间等因素，防止手法过重，可适当使用介质。

3. 骨折、脱位

因手法操作不当或粗暴，会造成宾客骨折和（或）关节脱位现象。其原因多是因为对关节活动范围认识不清，超过宾客骨骼或关节正常生理或病理活动范围。

出现骨折、脱位时，应制动、冷敷，尽早就医。操作者手法应规范柔和，不可暴力；操作前，应详细询问宾客是否患有骨肿瘤、骨结核等按摩禁忌证；应熟悉各关节活动度，活动关节时，幅度应由小到大，循序渐进。

4. 晕厥

晕厥是宾客在按摩调养过程中，突然出现头晕、恶心、心慌、面色苍白、全身无力伴虚汗、四肢欠温，甚至出现晕倒、昏厥、不省人事等现象，又称为"晕推"。其原因多是宾客过于紧张、体质羸弱、极度疲劳、过饥过饱或操作室空气不流通，或者操作者手法过重、操作时间过长等。

当发现宾客晕厥时，应立即停止按摩，并将宾客去枕平卧于空气流通处，将其双下肢抬高，且松解宾客衣带，安静休息，尽量不要搬动宾客。轻者静卧片刻，或饮温水或糖水后即可恢复；重者在上述基础上，加掐人中、合谷、十宣等急救腧穴，促进其苏醒。若上述措施无效或起效较慢时，应立即进行现场急救，并拨打"120"急救电话，直至救援到达。当宾客紧张时，做好沟通，消除其恐惧感；对体质羸弱、极度疲劳、过饥过饱的宾客，按摩力度不宜过重，时间不宜过长；注意操作室环境舒适，保持空气流通。

<<< 案例 9-2 >>> ···

气郁质人群的按摩调养

问：您好，请问有什么可以帮助您？

宾客（男）：您好，我想体验一下按摩调养，请您给一些建议。

问：好的，我明白了，接下来，我要问您一些问题。您的年龄？结婚了吗？有小孩吗？小孩今年几岁了？您从事什么工作？

宾客：我今年 40 周岁，有一个男孩，12 岁，从事教育行业。

问：好的，我记下了，接下来请您简单介绍一下您的生活和工作状态。

宾客：我工作压力挺大，情绪不好，比较敏感，家里人常惹我生气，有时不开心喜欢一个人发呆，睡眠也不好，每天只能睡 4~5 个小时，多梦容易醒，有时胸闷，喜欢叹气，觉得把气叹出来心情要好些。

问：您胃口怎么样？大小便情况如何？

宾客：胃口还行，偶尔喝点啤酒，不多；大便一般清晨起来解，一天一次，条状，很少拉肚子，喝水比较多，小便淡黄色。

问：好的，我了解了。根据现在的信息，可以初步判断您为气郁体质。给您按摩调养的建议：揉太阳、揉颞筋以缓解疲劳，疏肝解郁；分抹眉弓、直推桥弓以解压；扣巅顶以醒脑宁神；拿揉风池、拿颈项、拿肩井以祛风醒脑、疏肝解郁、疏理气机；按揉膻中、分推胸胁以宽胸理气、舒畅心情；拿揉内外关、揉点合谷、太冲以镇心安神、行气活血、解郁助眠；揉三阴交调理足三阴，安神助眠。

【案例点评】

该宾客工作压力大，情绪不稳定，或易怒或抑郁，喜叹息，失眠，可判断为气郁体质，拟出的按摩调养方案合理。

第三节　其他相关调养法

其他相关调养法在本章节我们主要介绍拔罐调养、刮痧调养和穴位贴敷调养，这三者都是建立在中医基础理论上，运用中医传统且简、效、廉、便的方法技术进行养生调养的方式方法。下面根据上述三种方法进行具体介绍：

一、拔罐调养

拔罐法又称吸筒疗法，历史悠久，初起主要是运用于中医外科学里关于皮肤疮疡病证的方法，如吸毒排脓或除虫的治疗。拔罐养生保健是指以罐为工具，利用抽吸燃烧等方法，排除罐内的空气形成负压，进而使罐体吸附于人体局部，如病证处或经穴部位，从而达到治病防病、养生保健的目的。随着社会的不断发展和医疗实践的不断应用，拔罐从方法到器具都得到了进一步的发展，被广泛运用于临床及日常生活中，涉及内外妇儿等诸多病症，也常常与针灸治疗相结合应用。

（一）材料

1.常用罐具

（1）竹罐

用直径 3~5 厘米的竹筒按节截断，一端去节作口，一端留节作底，将口部打磨光滑，可根据罐口直径的大小选择相应的罐体，具有轻便价廉的特点。

（2）角制罐

一般由牛角或羊角制作而成，削去顶尖留实心部分作为罐底，刀口打磨光滑，即可应用，具有经久耐用的优点。

（3）陶罐

陶土烧制而成，罐底与罐口大小接近，罐肚稍大，形如石臼，具有吸力强的特点。

（4）玻璃罐

目前最常用的拔罐器具，由玻璃烧制而成，小口大肚，形如球状，罐口光滑且质地透明，具有易于观察拔罐部位皮肤情况的优点。

（5）抽气罐

由有机玻璃或塑料加工制成，形态如一个吊钟，吊钟顶有一活塞便于抽气，具有使用安全、便于调节吸力的优点。

2.拔罐辅助工具

（1）消毒用品

拔罐操作前要对器具及操作部位进行消毒，可采用棉签或酒精脱脂棉球，同时，在起罐时还可以帮助排气。

（2）燃料

最常用的是酒精，一般选取浓度为 95% 的酒精。

（3）润滑剂

多采用凡士林、液体石蜡或植物油，也可选取具有药效作用的油剂，如松节油、丁香油、红花油等，同时起到润滑及治疗的保健作用。

（4）针具

拔罐操作方法有时会运用到针具，如刺血罐，此时需用到三棱针、注射器或皮肤针。

（二）操作方法

1. 罐法的分类

（1）投火法

将酒精棉球拭子点燃投入罐内，迅速将火罐扣于选定的部位或穴位上。此法要注意宾客体位，宜采取坐位，侧面拔罐，避免燃烧的酒精棉球烫伤局部皮肤。

（2）闪火法

用镊子夹持点燃的酒精棉球，靠近火罐，置于罐内环绕后立即取出，迅速扣置于操作部位。操作时注意燃烧酒精棉球不可置于罐口过久，以免引起烫伤。

（3）贴棉法

将酒精浸湿的 1 厘米 ×1 厘米的消毒棉片贴于火罐内侧壁中段或罐底处，点燃，然后扣置于操作部位。操作时注意燃烧酒精棉球不可滴水，以防酒精燃烧引起烫伤。

（4）架火法

在拔罐操作前，在操作部位放置如萝卜皮、橘皮、土豆片等不易导热的材料，在上放置点燃的酒精棉球，再将火罐扣置于上。此法较为安全，适合在卧位宾客胸或腹部操作。

（5）滴酒法

在火罐内滴入易燃的、浓度为95%的酒精2~3滴，摇晃几转使之较为均匀地覆于火罐内壁之上，但罐口附近保持干燥，然后迅速点燃，扣置于选定的操作部位上。

2. 操作流程

（1）准备工作 首先，检查被操作者是否符合适应症、有无相关禁忌，根据其具体情况，选定拔罐处方。其次，检查操作时需运用的器材及药品，消毒备用。最后，给被操作者讲述拔罐操作过程，舒缓其心理压力，增强其治疗信心。

（2）拔罐体位 拔罐效果与被操作者是否采取正确的体位密切相关。应使被操作者感到舒适，局部肢体放松，并且充分暴露操作部位，可采取以下几种体位：仰卧位、俯卧位、侧卧位及坐位。仰卧位便于治疗胸、腹、上肢、下肢前侧及头面和胁肋部的病症。俯卧位便于治疗背、腰、臀、下肢后侧及颈部的病症。侧卧位便于治疗肩、臂及下肢外侧的病症。坐位便于治疗颈、肩、背、上肢及下肢等处的病症。

（3）消毒 在准备进行治疗的部位上，可用浸洗的毛巾擦拭局部，再用纱布擦干，一般不用酒精或碘伏消毒，如需在毛发部位拔罐，为避免烫伤、烧伤，需剃毛后再行相关操作。

（4）温罐 在天气寒冷时，如初春、深秋或冬季，为避免寒冷对患者造成刺激，可先将罐底在火上烤热以达到温罐效果，不可烤炙罐口以免引起皮肤烫伤，温度与皮温相等为度。

（5）操作 将选取部位充分暴露，靠近宾客身边，顺手执罐，可采用密排法和疏排法进行治疗，密排法是指相邻两罐间的距离不超过 1 寸，该法常用于身体壮实兼有疼痛症状者；疏排法指罐间隔距离为 1~2 寸，常用于身体衰弱、肢体麻木且酸软不利者。拔罐后应询问患者的感觉，且需密切观察罐内皮肤情况变化，如患者主诉疼痛或吸力过大应指压罐口，放入少量空气，再扣好罐体。

（三）注意事项和异常情况的处理

1. 拔罐时间

拔罐操作时间基于中医基础理论的辨证论治为基础，如年轻、体质壮实者，操作时间可长，间隔时间可短；年老、体质较差者，操作时间宜短，且操作间隔延长。急性发作且病情重者，留罐时间宜长；慢性发病且病情轻者，留罐时间亦短。不留罐法采用实则泻之原则，留罐法采用虚则补之的原则，而闪罐法多用于平补平泻。

而对一些特殊部位而言，如面部一般不采用拔罐方法，胸部一般不留罐，而腹部多采用闪罐法，肩颈、腰背、臀部及上下肢可采用留罐法。

2. 操作要求

拔罐时室内需温度适宜，以避风向阳处为佳。患者以卧位为主，需充分暴露操作部位。注意及时调整拔罐时的吸力大小，以达到良好的治疗效果。拔罐顺序一般是从上到下，如需刺血拔罐，需等待消毒部位酒精完全挥发后方可操作，以免灼伤皮肤。留针拔罐要注意防止肌肉牵拉造成的折针、弯针，如发生要及时停止操作，拔出针具。

3. 拔罐禁忌

凝血机制障碍，孕产妇，患有传染性疾病，急重症者，皮肤病患者，以及过饱、过饥，情志不遂，醉酒等人群均不宜拔罐操作。

4. 紧急情况处理

拔罐操作时，如患者出现面色苍白、头晕、恶心呕吐、四肢发凉、出冷汗，甚至血压下降、呼吸气促等情况，应立即停止操作，取下罐具，让患者仰卧，垫高其头部给予少量的温水饮用，可予以针刺合谷、人中穴位。患者一般可缓解恢复。

二、刮痧调养

刮痧疗法以中医理论为基础，具有历史悠久的特点，是劳动人民不断吸取经验总结形成的治疗方法。该法可通过刮拭机体经络和刺激穴位，改善局部循环，进而起到活血化瘀、疏通经络的作用，具有良好的防病治病、养生保健的效果。并且具有简、效、廉、便，适用范围广的特点。刮痧养生保健是通过运用刮痧相关器具，采用刮、挤、拍等手法作用于具有治疗保健作用的局部穴位，从而起到调和气血，疏通经络，促进局部代谢，调整阴阳的作用。

（一）材料

主要包括刮痧板和润滑剂，古时多用铜钱、竹板等作为刮痧工具，并用水、油、酒作为润滑剂，但因其简陋，治疗效果差，现运用较少。如今多选用有药物治疗作用且无副作用的工具，介绍如下：

1. 刮痧板

刮痧板是刮痧常用的操作工具，材质有水牛角、玉制和玛瑙制品。水牛角味辛、咸、寒，具有清热解毒、活血化瘀的作用。玉质刮痧板性味甘平，具有润心肺、清肺热的作用，形状多为长方形，边缘光滑，四角弧度圆钝。为避免交叉感染，需严格消毒或专人专板使用。水牛角刮痧板可用75%的酒精、0.5%的碘伏，或1:1000的新洁尔灭进行擦拭消毒，也可采用煮沸或高温高压消毒。

2. 润滑剂

可选用具有疏通气血、活血化瘀的药物配合植物油加工制成药油使用，刮痧时辅以润滑剂，可保护皮肤，减轻局部疼痛，促进经络疏通。

（二）操作方法

1. 刮痧的分类

主要包括器具操作和徒手操作，器具操作又包括刮痧、挑痧、放痧三种方法；徒手操作又称为搓痧法，包括挤痧、扯痧、揪痧、焠痧、拍痧等方法。

（1）刮痧法

该法包括直接法和间接法两种。直接法：宾客取坐位或俯卧位，局部皮肤可用热毛巾擦拭，然后在操作部位涂以刮痧介质后直接用刮痧工具在体表进行反复的刮拭操作，直至皮下出现痧痕为止。间接法：先在刮拭部位放置一块薄布，然后再进行刮拭操作即可。此法可以保护皮肤，适用于儿童、老年体弱者、发热、中枢神经系统感染者及皮肤病患者。患者体位无特殊要求，可根据具体操作部位而定。

（2）挑痧法

消毒操作部位，左手捏起挑刺处的皮肤，右手持挑刺针具如三棱针，迅速将针体横刺入皮，挑破0.2~0.3厘米，再将针体深刺进入皮下，挑断皮下纤维组织3次，用手辅助挤出瘀血，然后碘伏消毒局部并置无菌纱布固定。此法需严格遵循无菌操作技术，非专业人士慎用。

（3）放痧法

放痧法包括泻血法和点刺法。泻血法：常规消毒，橡皮管扎于待刺部位上方，左手拇指压于待刺部位下方，右手持三棱针迅速刺入被刺部位静脉0.5~1厘米后出针，使血液少量流出后以消毒干棉球按压针孔。本方法适用于肘窝、腘窝及太阳穴等部位浅表的静脉，常用于治疗暑热、急性腰扭伤等人群。点刺法：先用手推挤被刺部位，使血液聚集于局部后，常规消毒，左手夹持被刺部位，右手持针，迅速刺入0.1~0.2厘米后退出，挤压使少量出血，用消毒干棉球按压针孔。此方法多用于四肢末端穴位，如急性热症选用的十宣穴或十二井穴。

（4）揪痧法

在操作部位上涂以介质，用食指及中指两指的第二指节揪起操作部位的皮肤及肌肉，再迅速用力向外滑动松开，反复多次发出"叭叭"的声音。可连续操作6~7次，局部皮肤会出现痧点。

（5）扯痧法

用食指及大拇指提扯操作部位的皮肤，待皮肤出现痧点或痧斑为止。本方法可应用于头、面、颈项、背部。

（6）挤痧法

食指及大拇指用施力挤压操作部位4~5次，以局部出现痧斑为度。本法多用于头面部的腧穴。

（7）焠痧法

点燃浸有油的灯芯草，在皮肤表面的红点处点燃，动作要迅速，轻触到局部皮肤立即离开，此时可闻及灯火燃爆的响声。本方法适用于寒证，如手足冰冷或腹中冷痛者。

（8）拍痧法

用拍痧板或虚掌施以一定力度拍打局部操作部位。本方法可用于肘、膝关节及大腿内侧，多用于局部痒痛或胀麻感觉者。

当刮痧板长边横卧在掌心、五指和其余四指分别握持刮痧板两侧刮痧时，使用掌心的力量向下按压，不要来回刮拭，采用单方向运行，使刮痧板与皮肤形成30°~60°夹角为宜，可增强被操作者的舒适体验度。刮拭方向可以从颈背、腹部、上肢到下肢的顺序进行，均匀发力，每个部位 3~5 分钟，且操作时不可强行出痧，以患者舒适为度。刮痧 3~5 天后方可进行二次刮治。

2. 操作流程

可从头部、项部、背部、腰部、胸部、腹部到下肢、上肢的顺序进行，每个部位先刮阳经和左侧，再刮阴经和右侧。

头部：刮拭时不可采用润滑剂、刮痧板刮拭，力度适宜，以头皮微有热感为度。

面部：从前额正中线向两侧刮拭，上至前发际，下至眉毛，并可点丝竹空、鱼腰等穴位。颧部由内侧向外侧刮拭，可循承泣、四白、下关、听宫、耳门等穴位。下颌部以承浆为起始点向两侧刮拭至地仓、颊车穴位。

项部：可循项部正中线，从哑门刮至大椎穴；刮拭项部两侧至肩角，循风池到肩井穴。

背部：从上至下循督脉刮至两侧的膀胱及夹脊穴；腰骶部刮拭方向多由下至上。也可根据病变在背部的全息反射对应区域进行刮拭按揉操作。

腹部：方向由上往下，从左至右，对于内脏下垂者宜由下往上进行操作。

（三）痧象的观察

刮痧后局部会产生痧痕，包括局部皮下的充血、潮红或紫黑瘀斑、紫红疹子，可伴有灼热疼痛感，也就是所谓"痧象"，这是内在脏腑疾病在体表的反应。随着时间的推移，痧象颜色由暗变红，由大面积块状斑转为散在瘀点。一般痧象颜色深、范围大，反映病情重、病程长，且预后差；如痧象呈散在点状多为表证，说明病情多轻、病程短，且预后较好。

三、敷贴调养

同其他的中医传统疗法一样，敷贴有着悠久历史。人们早在原始社会就运用草叶等涂敷患处，发现有些植物外敷能够减轻疼痛，促进伤口愈合，这就是穴位贴敷的雏形。穴位贴敷法是中医临床治疗中常用的一种外治方法，同样是以中医经络学说为基础，将不同的药物根据相应的治疗需求做成对应的剂型，贴敷于患处穴位上，借助药力作用，通过肌表逐步传入经络、脏腑，从而起到治疗作用。

（一）材料

1. 贴敷药物

（1）气味药力较猛或有毒之品

可选用口服药中具有毒性或对皮肤有刺激性的药物，如巴豆、斑蝥、马钱子、南星等，此类药物具有药性猛烈、气味厚重、透皮力强特点，可直达病所起到治疗效果。

（2）芳香走串、通窍活络之品

可选用花椒、大蒜、生姜、葱白、丁香、肉桂、麝香、乳香、没药等中药。此类药物通经活络，因性味芳香走窜，所以走而不守，可促进药物透皮渗透的功能，起到良好的效果。

（3）血肉有情之品

可选用一些具有补益功效的药物，如龟板、鳖甲、鹿茸、羊肉等。在膏剂中，多用此类药品。

2. 赋形剂

（1）蜂蜜。蜂蜜不易蒸发，吸收较快，并可保持药性湿度，且无刺激性，被誉为"天然吸收剂"，是较多用的赋形剂之一。

（2）蛋清。蛋清含有天然蛋白质，且黏附性好，可促进药物释放，但是容易干燥、霉变。

（3）凡士林。凡士林具有良好的黏稠性，便于调敷粉末状的药物，吸收性、穿透性较佳。并且与动物性油脂类赋形剂相较而言不易变质。

（4）植物油。如日常居家可见的香油、麻油、花生油等，也便于粉末状药物的调敷，但不如凡士林穿透性佳。

（5）水溶液。包括醋、酒、姜汁、清水，盐水等水溶液。此类剂型也可调敷药粉制作成糊剂并贴敷。醋、酒、姜汁具有活血化瘀、散寒驱邪等作用，同清水、盐水一样可维持药物湿度，帮助药物渗入吸收。

3. 贴敷剂型

常用的贴敷剂型包括生药剂、散剂、丸剂、饼剂、糊剂、膏剂、锭剂、酊剂、水煎剂，可根据需求进行选用。

（二）操作方法

穴位贴敷疗法根据八纲辨证进行药物配伍，并在经络学说的指导下进行选穴贴敷操作治疗。

1. 选穴原则

（1）局部选穴　选取疾病发生部位或邻近部位的穴位进行贴敷治疗，多用于治疗体表较浅部位或较为局限的病证。

（2）远端取穴　选取疾病部位较远但经络相关的有关部位或穴位进行贴敷治疗。如脏腑疾病治疗时可选用经络相应的郄穴，是远端取穴的较好选择。

（3）随证取穴　选取全身症状针对性较强的穴位进行治疗。如脏腑疾病，可选择脏腑之气输注于背部的俞穴和胸腹部的募穴进行治疗。

（4）按神经分布规律取穴　可根据机体解剖基础，按照脊神经及所形成的神经丛、神经干的分布进行取穴治疗，如五脏六腑对应的膀胱夹脊穴。

2. 常用方法

（1）敷法

敷法是最常用的方法之一，刚制好的药糊敷于穴位，以塑料薄膜被覆，用纱布固定。如药物干燥可予以更换。

（2）贴法

贴法也是较为常用的方法，用药糊或药丸置于胶布上贴于穴位处，此法操作简便，患者可自行进行。一般2~4天换药一次。

（3）填法

本法适用于神阙穴，当药膏或药丸填于肚脐中并以胶布固定，隔日换药一次为宜。

（4）覆法

适用于药量较多、操作范围较广的部位。多用于阿是穴。

（5）涂法

将药膏、药糊或药汁涂擦于局部的方法。本法多用于对皮肤有一定刺激性的药物应用。

（6）滴法

将药物缓缓滴入穴位，如滴药于神阙穴。

（7）叩法

运用蘸有药汁的特制药棒，反复多次叩击穴位的方法。叩法具有贴敷治疗和机械刺激的双重功效。

（8）掺法

将研细的药粉掺于药膏之上，再贴敷于穴位的方法。本法由于采用辨证论治的方法制作药膏，多由专业人员进行操作。

（9）熨烫法

采用炒热的药物或粗盐置于布包内，趁热外敷于穴位处。本法具有药物治疗及温热疏通的双重功效。

3. 适应证

穴位贴敷调养可广泛应用于内、外、妇、儿、皮肤、五官等诸多病证，可单独应用，也可与内治法及其他治疗方法结合应用。

（三）注意事项及异常情况处理

1. 注意事项

（1）操作部位严格消毒，皮肤破损或红肿处应慎用；

（2）注意贴敷药膏软硬度适宜，防止药膏干硬损伤皮肤；

（3）注意贴敷时药膏的温度，预防药膏过热烫伤皮肤或药膏过凉引起贴敷操作粘贴不牢导致脱落；

（4）穴位贴敷操作为防止药物移位及脱落可进行外固定，头面部操作时要注意贴敷药物不要落入眼部；

（5）皮肤、关节、颜面等皮肤薄弱或神经表浅处避免使用强刺激性药物，以免引起发泡导致瘢痕，影响美观及功能活动；

（6）穴位贴敷时间适宜，不可过长，且贴敷面积不可过大，以免引起不良反应；

（7）冬季进行穴位贴敷操作时应注意防寒保暖，保证室内相应的温度；

（8）孕妇、小儿及过敏体质者操作应谨慎。

2. 异常情况处理

（1）中毒

某些穴位贴敷药物可能含有有毒成分，应妥善保存，防止误食；外用贴敷某些毒性药物时不宜久用及过量应用，以防中毒。

（2）水疱

该情况穴位贴敷时较为常见，主要由于药物刺激及胶布过敏所致，水疱的大小也与机体体质强弱、年龄均有一定的关系。在临床上有时会专门运用一些刺激性药物进行贴敷刺激皮肤发疱起到防病治病的疗效，又称为天灸疗法。而日常操作为防止发疱可在预操作部位擦植物油或石蜡，亦可缩短贴敷时间。如已造成皮肤发疱，需除去贴敷物，小的水疱涂龙胆紫自行吸收，水疱大者可消毒后用三棱针在水疱最下端刺破排液，或用一次性注射器抽吸液体，局部涂龙胆紫，外用消毒敷料。

（3）过敏

轻者可适当缩短穴位贴敷时间或延长治疗时间，对胶布过敏者可采用纱布或绷带固定，严重过敏者一般少见。在操作前应详细询问接受穴位贴敷的患者有无过敏或家族过敏史。

（4）疼痛

一些人群在穴位贴敷后会感觉疼痛或痒感，多为个体差异所致，多属正常现象，如患者无法忍受，诉烧灼或刺痛感剧烈，可提前除去贴敷药物结束治疗。

（5）感染

一般穴位贴敷疗法药物本身具有一定的抗感染疗效，发生概率较低。一般多为产生水疱后创面感染所致，贴敷后局部有丘疹、水疱者需保护好贴敷面，防止继发感染，一旦出现感染问题，需到医疗机构及时对症处理。

<<< 案例 9-3 >>> ....

　　女性，45 岁，职业为钢琴老师，诉左手腕关节背面发现 2 处腱鞘囊肿，已有 3 年，未予处理，近三月自觉增大并有轻微痛感。选取活血化瘀药物贴敷患处阿是穴，贴敷药物：生栀子 10g、川芎 10g、桃仁 9g、红花 12g、土鳖虫 6g、薄荷 10g。均研末，用 75% 酒精浸湿 1 小时后予以醋调为糊状，放在纱布上置患处，胶布固定。隔日一换，6 次为 1 疗程。

....

本章小结

　　本章主要介绍了灸推养生法的相关概念，重点介绍了艾灸调养、按摩调养的概念、具体操作方法、常用养生穴位（部位）、注意事项及异常情况的处理，以及简要介绍了其他养生法。其重点和难点为艾灸调养和按摩调养的操作要点和常用养生穴位（部位），要初步具有操作艾灸调养和按摩调养的基本能力和具体在各体质人群调养的运用，了解其他养生法及其运用。

思考与练习

一、单项选择题

1. 艾灸法作为艾灸养生法的主体，应用广泛，根据操作方式不同，分为多种灸法，其中最为常用的是（　　　）。

A. 艾炷灸和艾条灸　　　　　　　　B. 温针灸

C. 温灸器灸　　　　　　　　　　　D. 特殊灸

E. 以上说法均误

2. 以下灸法中，属于直接灸的是（　　　）。

A. 隔姜灸　　　　B. 隔盐灸　　　　C. 隔蒜灸　　　　　D. 铺灸

3. 以下腧穴中，说法错误的是（　　　）。

A. 关元和气海宜于气虚质人群。

B. 合谷位于手背，当第一、二掌骨间，当第二掌骨桡侧的中点处。

C. 强壮穴只有三里和膏肓。

D. 肾俞属膀胱经穴，肾背俞穴。

4. 以下关于手法操作要领，描述错误的是（　　　）。

A. 揉法和摩法一样，都是环形运动。

B. 擦法是直线的往返运动。

C. 拿法是对向挤压。

D. 拨法是垂直于肌纤维方向的横向拨动。

5. 以下说法错误的是（　　　）。

A. 一指禅推法是摆动类手法，它的力量来源于前臂的摆动。

B. 揉法不需要吸定，可以与皮肤有摩擦。

C. 按法要求垂直逐渐用力，按而留之。

D. 推法要求保持一定按压力，顺着肌纤维方向，单方向直线推动。

二、思考讨论题

1. 请简要论述艾灸调养中艾炷灸的种类和艾条灸的种类。

2. 请简要论述艾灸调养的注意事项。

3. 请分析揉法和摩法操作的异同点。

3. 在调养过程中，宾客出现了晕厥现象，应该怎么处理？有哪些预防措施？

参考答案

参考文献

［1］邓铁涛．中国养生史［M］．南宁：广西科学技术出版社，2017.

［2］马烈光，蒋力生．中医养生史［M］．北京：中国中医药出版社，2016.

［3］顾一煌，王金贵．中医养生方法技术学［M］．北京：中国中医药出版社，2020.

［4］郝万山．郝万山说健康：顺应自然和生命规律的养生智慧［M］．北京：军事医学科学出版社，2013.

［5］春之霖，小慈．《本草纲目》中的养生智慧、食疗良方、长寿方案大全集［M］．北京：中国华侨出版社，2010.

［6］樊孟．四季养生［M］．天津：天津科学技术出版社，2012.

［7］董峰．养心［M］．南京：江苏凤凰科学技术出版社，2015.

［8］田元祥．图解《黄帝内经》一看就懂［M］．杭州：浙江科学技术出版社，2013.

［9］曲黎敏．从头到脚说健康［M］．武汉：长江文艺出版社，2008.

［10］陈君石，黄建始．健康管理师［M］．北京：中国协和医科大学出版社，2007.

［11］赵之心．赵之心运动养生78讲［M］．长春：吉林科学技术出版社，2009.

［12］王楠．白岩松发声再次强烈建议！看看运动和不运动的人，差别有多大！［N］．健康时报，2020.9

［13］张萌．长寿其实有迹可循！记住5点，让你活得更久一些［N］．健康时报，2020.6

［14］马烈光，蒋力生．中医养生学［M］．北京：中国中医药出版社，2016.

［15］张子和．儒门事亲［M］．北京：人民卫生出版社，2005.

［16］魏之琇．续名医类案［M］．北京：人民卫生出版社，1982.

［17］马烈光.中医养生学——全国中医药行业高等教育"十二五"规划教材［M］.9版.北京：中国中医药出版社，2012.

［18］刘小君.服装材料［M］.北京：高等教育出版社，2016.

［19］陈东生.服装卫生学［M］.北京：中国纺织出版社，2000.

［20］马海瑞.关于有氧运动［J］.当代体育科技，2012，2（04）：83-84.

［21］《2020 ESC运动心脏病学和心血管疾病患者的体育锻炼指南》主要心血管病运动推荐［J］.实用心脑肺血管病杂志，2020，28（09）：15+20.

［22］肖刚.不同强度有氧运动对心率和血压的影响［J］.清远职业技术学院学报，2020，13（06）：56-59.

［23］孙子林，刘莉莉.《中国糖尿病运动治疗指南》解读［J］.国际内分泌代谢杂志，2013，33（06）：373-375+378.

［24］何友平.徒步运动对腰部、呼吸、心血管、免疫力的影响［J］.职业，2017（21）：127.

［25］叶菁菁，秦瑜，赵丽，杨玲.身体形态指数与新诊2型糖尿病合并非酒精性脂肪肝的关系［J］.临床荟萃，2021，36（02）：144-148.

［26］邹军，章岚，任弘，王国祥，卜淑敏，王勇.运动防治骨质疏松专家共识［J］.中国骨质疏松杂志，2015，21（11）：1291-1302+1306.

［27］宗博艺，李世昌，孙朋，袁子琪，刘媛.肌肉因子与运动对阿尔兹海默症的影响［J］.生命的化学，2019，39（06）：1055-1063.

［28］蒋志成.大众抗阻训练的价值［J］.体育世界（学术版），2019（11）：77-78.

［29］张军.有氧运动结合抗阻力量练习对中年人身体成分和骨密度的影响［D］.上海体育学院，2017.

［30］刘迪.老年患者下肢肌肉力量训练中弹力带抗阻训练的应用分析［J］.大众标准化，2020（24）：102-103.

［31］国家体育总局健身气功管理中心.健身气功：易筋经、五禽戏、六字诀、八段锦［M］.北京：人民体育出版社，2005.

［32］范欣生.音乐疗法［M］.北京：中国中医药出版社，2002.

［33］张日昇.音乐治疗导论［M］.北京：北京师范大学出版社，2019.

［34］徐家亮.中国古代棋艺［M］.北京：商务印书馆，1997.

［35］刘玉平，周晓琳.艺术的幽思：琴棋书画［M］.北京：文津出版社，2013.

［36］李子豪.防病高手［M］.延边：延边人民出版社，2006.

［37］孙永刚.弈棋也养生［J］.家庭中医药，2010，3（3）.

［38］静清和.茶与健康［M］.南京：江苏凤凰出版社，2019.

［39］陈文华，余悦.国家职业培训教程茶艺师［M］.北京：中国劳动社会保障出版社，2003.

［40］刘晴明.中国书画鉴赏［J］.学术研究，2019.（01）.

［41］王传东.摄影教程［M］.济南：山东教育出版社，2011.

［42］马烈光.中医养生保健学［M］.北京：中国中医药出版社，2019.

［43］周春祥.药浴养生［M］.上海：上海科学技术文献出版社，2010.

［44］许建阳.沐浴养生：祛病延年保健康［J］.益寿宝典，2017（20）：52-53.

［45］Sarah Knapton，王晓杰.一项历时20年的研究表明：常蒸桑拿可预防痴呆症（英文）［J］.大学英语，2017（04）：32-33.

［46］佚名.沐浴养生——温泉浴［J］.家庭医药·快乐养生，2019（06）：56-57.

［47］冬季冷水浴养生：科学方法很关键［J］.今日科苑，2014（01）：64-65.

［48］李秀增，王俊，李丽等.疗养院开展沙浴疗法对中老年干部的保健治疗意义［J］.中国疗养医学，2006（03）：201-202.

［49］陈静.中医药膳学［M］.北京：中国中医药出版社，2011.

［50］谭兴勇，黄傲，勾玲等.养生、膳食养生、营养概念辨析及膳食养生发展概略［J］.南宁职业技术学院学报，2019（2）：8-11.

［51］俞雪如.中医学食养、食治、药膳的起源与发展史［J］.中药材，2002（5）：359.

［52］赵婷，国大亮等.药酒的制备与应用研究［J］.工艺技术，2019（18）：96-99.

［53］罗才贵.实用推拿学［M］.成都：四川科学技术出版社，2004.

［54］张美林.推拿学［M］.北京：中国中医药出版社，2018.

［55］屈玉明，刘鹤鸣.针灸学［M］.北京：中国中医药出版社，2018.

［56］《针灸技术操作规范第1部分：艾灸》项目组.中华人民共和国国家标准（GB/T21709.1-2008）针灸技术操作规范第1部分：艾灸［J］.中国针灸，2010，30（06）：501-504.

［57］郭长青，陈幼楠，张雪梅.穴位贴敷［M］.西安：西安交通大学出版社，2010.

［58］杨克新.刮痧拔罐指南［M］.天津：天津科学技术出版社，2014.

图书在版编目（CIP）数据

常用养生法 / 夏丽娜主编. -- 北京 ： 旅游教育出
版社，2021.11

康养休闲旅游服务系列教材

ISBN 978-7-5637-4325-4

Ⅰ．①常… Ⅱ．①夏… Ⅲ．①养生(中医)－教材
Ⅳ．①R212

中国版本图书馆CIP数据核字(2021)第222589号

康养休闲旅游服务系列教材

常用养生法

夏丽娜　主编

总　策　划	丁海秀
执行策划	蔺　鑫
责任编辑	陈凤玲
出版单位	旅游教育出版社
地　　址	北京市朝阳区定福庄南里 1 号
邮　　编	100024
发行电话	（010）65778403　65728372　65767462（传真）
本社网址	www.tepcb.com
E - mail	tepfx@163.com
排版单位	北京旅教文化传播有限公司
印刷单位	北京柏力行彩印有限公司
经销单位	新华书店
开　　本	710 毫米 ×1000 毫米　1/16
印　　张	16.75
字　　数	298 千字
版　　次	2021 年 11 月第 1 版
印　　次	2021 年 11 月第 1 次印刷
定　　价	49.00 元

（图书如有装订差错请与发行部联系）